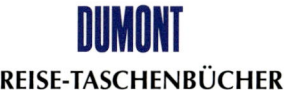

DUMONT
REISE-TASCHENBÜCHER

Medizinisches Handbuch
für Fernreisen

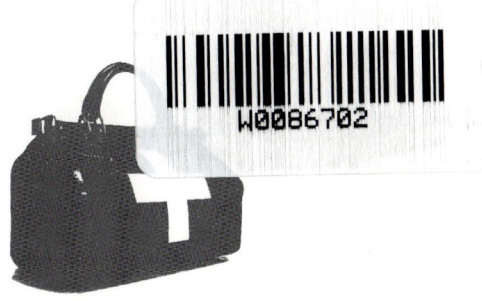

W0086702

In der vorderen Umschlagklappe: Malaria-Situation Amerika und Westafrika

In der hinteren Umschlagklappe: Malaria-Situation Ostafrika und Asien

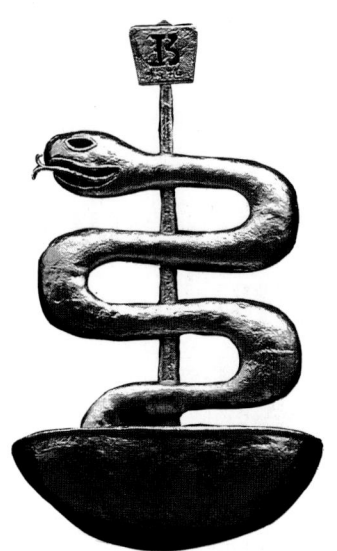

Medizinisches Handbuch für Fernreisen

Dr. med. Wolf Lieb

aktualisiert von
Dr. Gertrud Helling-Giese

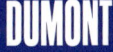

Umschlagvorderseite: Look (Helmut Rüffler), München
Umschlagrückseite: Helga Lade Fotoagentur, Frankfurt/M.
Innenklappe hinten: H.-J. Aubert (oben links); C. Schellemann, Eggenfel-
den (oben rechts); A. Sperber, Hamburg (oben rechts); G. Heil, Berlin
(Mitte, unten)

Über den Autor: Dr. med. Wolf Lieb, geboren 1945, beschäftigt sich seit
seiner Approbation intensiv mit Tropenmedizin sowie medizinischer
Selbsthilfe und stützte sich bei der Verfassung dieses medizinischen Hand-
buchs auf seine langjährigen Erfahrungen als Arzt und Fernreisender. Die
vorliegende Auflage wurde von Frau Dr. Gertrud Helling-Giese, Ärztin für
Tropenmedizin, bearbeitet.

Fremde Kulturen kennenlernen und gastfreundlichen Menschen begegnen
– wie sehr genießen wir das auf Reisen. Zu Hause bei uns jedoch wird
mancher Ausländer von einer kleinen Minderheit beschimpft, bedroht und
sogar mißhandelt. Alle, die in fremden Ländern Gastrecht genossen haben,
tragen hier besondere Verantwortung. Deshalb: Lassen Sie es nicht zu, daß
Ausländer diffamiert und angegriffen werden. Lassen Sie uns gemeinsam
für die Würde des Menschen einstehen.

Verlagsleitung und Mitarbeiter des DuMont Buchverlages

© DuMont Buchverlag, Köln
4., aktualisierte Auflage 1997
Alle Rechte vorbehalten
Satz und Druck: Rasch, Bramsche
Buchbinderische Verarbeitung: Bramscher Buchbinder Betriebe

Printed in Germany   ISBN 3-7701-2331-X

Inhalt

Hautparasiten

Augenkrankheiten

Hals-Nasen-Ohren-Krankheiten

Inhalt

Atemwegskrankheiten

Magen-Darm-Krankheiten

Spezielle infektiöse Darmerkrankungen

Erkrankungen der inneren Organe

Geschlechtskrankheiten

Aids

Allgemeine Infektionskrankheiten

Tropische Infektionskrankheiten

Eingeweideparasiten

Würmer

Bisse durch Gifttiere

Selbsthilfe unterwegs

Akutmedizin

Notfälle

Symptomkatalog von A bis Z

Adressen und Länderinformationen

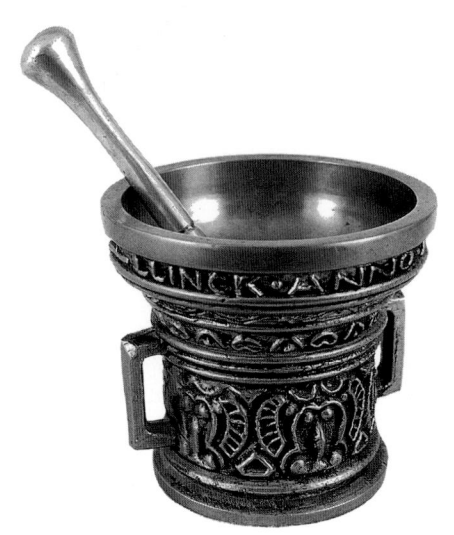

Wissens-
wertes vor
Reiseantritt

Reisevorbereitungen

Versicherungsfragen

Alle Überlegungen zur Gesundheitsvorsorge auf Reisen müssen mit dem Versicherungsschutz beginnen. In der Bundesrepublik sind durch Krankheit oder Unfall entstehende Kosten durch die gesetzliche oder private Krankenversicherung abgedeckt, doch die Haftungspflicht der Kassen endet im allgemeinen mit dem Überschreiten der Grenze. Sie sollten daher auf jeden Fall Kontakt mit Ihrer Krankenkasse aufnehmen, Reisedauer sowie Ziel nennen und die Kostenübernahme abklären. Für Reisen in europäische Länder, mit denen ein Sozialversicherungsabkommen besteht, benötigt man das Formular ›E 111‹ der gesetzlichen Krankenversicherer, mit dem die Kasse die Kostenübernahmeverpflichtung eingeht. Alle Leistungen von Auslandskrankenhäusern können mit diesem Formular kostenlos in Anspruch genommen werden; Auslagen erstatten die gesetzlichen Kassen auch bei Vorlage der Rechnung nicht mehr.

Bei Reisen nach Übersee oder in tropische Länder besteht jedoch kein gesetzlicher Krankenversicherungsschutz, auch viele Privatkassen versichern im Ausland nur gegen zusätzlichen Tarif. Einige Privatkassen sind allerdings kompromißbereit und prüfen bei Vorlage spezifizierter und quittierter Rechnungen für ärztliche Behandlung im Ausland, ob und in welchem Umfang eine Erstattung möglich ist. Als Privatkasse ist etwa die Vereinte Krankenversicherung nach schriftlicher Vereinbarung bereit, bis zu einem Jahr ohne Aufpreis eine Krankenversicherung mit Weltgeltung zu übernehmen.

Auch wenn es Ihre Reisekasse noch so sehr belastet, gehen Sie nie ohne gültige Krankenversicherung auf Reisen ins außereuropäische Ausland, denn eine einzige medizinische Hilfeleistung im Reiseland kann bereits den Betrag ausmachen, den Sie vor Reisebeginn sparen wollten. Übernimmt die Krankenkasse den Versicherungsschutz im Ausland nicht, sollte immer eine Reise-Krankenversicherung abgeschlossen werden. Solche Versicherungen, die auch einen notwendigen Rücktransport einschließen, werden häufig schon in den Reisebüros angeboten. Sowohl bei gesetzlichen wie auch bei privaten Krankenversicherungen gibt es häufig die Möglichkeit, die bestehende Versicherung während einer längeren Reisezeit ruhen zu lassen und nur einen geringfügigen Ruhebeitrag weiterzuzahlen. Fragen Sie bei Ihrer Versicherung nach und achten Sie darauf, daß die Versicherungspflicht der Auslandsreise – Krankenversicherung und der ständigen Krankenversicherung nahtlos aneinanderschließt.

Den Notfall-Service eines Ambulanzrückflugs können Sie auch direkt in Anspruch nehmen, wenn Sie für DM 48,– pro Jahr Mitglied bei der Deutschen Rettungsflugwacht werden. Die DRF übernimmt die Kosten eines Rückflugs, falls es sich um eine lebensbedrohliche Erkrankung (oder Unfall) handelt und der im Gastland behandelnde Arzt die stationäre Weiterbehandlung in einer deutschen Klinik für notwendig hält. Adresse:

Deutsche Rettungsflugwacht
Postfach 230423
70624 Stuttgart
✆ 07 11/70 10 70

Bei der Kalkulation Ihrer Reisekasse berücksichtigen Sie bitte, daß Sie medizinische Hilfeleistungen im Ausland in jedem Fall sofort bar bezahlen müssen. Die Höhe der Rechnung kann sehr unterschiedlich ausfallen. Während medizinische Behandlungen in manchen Ländern der Dritten Welt recht preiswert sind, fallen Arztkosten in den USA erfahrungsgemäß besonders hoch aus. Lassen Sie sich über alle Leistungen stets eine detaillierte Bescheinigung bzw. Rechnung mit der Unterschrift des Arztes ausstellen, die folgende Daten enthält:
– Voller Name der behandelten Person
– Krankheitsbezeichnung
– Angabe der ärztlichen Leistung (z. B. Beratung, Untersuchung, Injektion)
– Datum der Behandlung
– Bezahlter Betrag (in Landeswährung)

Die Sprache darf die Landessprache sein, Englisch oder Französisch sind jedoch vorteilhafter für die Abrechnung. Das gleiche gilt für Laboruntersuchungen (Blut, Urin, Stuhl); auf Rezepten müssen neben dem Medikament auch der Name des Patienten sowie der Stempel oder die Unterschrift des Arztes stehen.

Auslandsreise-Krankenversicherungen mit Weltgeltung bieten folgende Gesellschaften an:
Barmenia (Wuppertal), Central (Köln), Continentale (Dortmund), Deutscher Ring (Hamburg), Europa (Köln), Gilde-Victoria (Düsseldorf), Nova (Hamburg), Süddeutsche Krankenversicherung (Stuttgart), Union-Krankenversicherung (Saarbrücken), Vereinte Krankenversicherung (München).

Die Aufzählung erhebt keinen Anspruch auf Vollständigkeit.

Vorkrankheiten

Zahnärztliche Behandlungen sind auf Reisen doppelt unerfreulich, zumal wenn mehrere Sitzungen eine Unterbrechung der Reise erzwingen sollten. Darüber hinaus können Vereiterungen der Zähne auch viele andere Krankheiten hervorrufen oder das körperliche Allgemeinbefinden empfindlich beeinträchtigen. Deshalb sei Ihnen dringend angeraten, Ihre Zähne vor Reiseantritt gründlich sanieren zu lassen.

Weiterhin sollten Sie bei allen bestehenden Krankheiten oder unklaren Krankheitssymptomen noch vor den Impfungen einen Arzt aufsuchen, dies gilt im besonderen für Personen mit chronischen Erkrankungen. Krankheiten wie etwa leichter Bluthochdruck, Über- oder Unterfunktion der Schilddrüse, Zuckerkrankheit, Bronchialasthma und Nierensteinleiden machen eine Tropenreise nicht prinzipiell unmöglich, bedürfen aber besonderer Vorsichtsmaßnahmen, die mit einem Arzt besprochen werden sollten (z. B. Mitnahme spezieller Medikamente, Teststreifen für Diabetiker, starke Flüssigkeitszufuhr bei Nierensteinleidenden). Treten Sie jedoch auf keinen Fall eine Reise in warme Länder an bei offener Tbc, schweren Herzkrankheiten (Klappenfehler, Rhythmusstörungen), weniger als sechs Monate nach einem Herzinfarkt, weniger als sechs Monate nach größeren Operationen und nach allen schweren Infektionskrankheiten mit Fieber.

Schwangerschaft

Die Frage, ob man bei einer Schwangerschaft auf große Reise gehen soll oder nicht, kann nicht prinzipiell beantwortet werden. Bis zum sechsten Monat ist eine normale Schwangerschaft nicht unbedingt ein Hinderungsgrund für Fernreisen, jedoch sollten bestimmte Impfungen in dieser Zeit nicht durchgeführt werden. Hierzu gehören vor allem die Impfungen gegen Gelbfieber sowie alle anderen Impfungen mit Lebendimpfstoffen. Auch vorbeugende Medikamente gegen Malaria bergen während der Schwangerschaft besondere Risiken, als einziges Mittel kommt *Chloroquin* (RESOCHIN®) in Frage (vgl. S. 26). Von Reisen in Länder mit *Choloroquin*-resistenten Malaria-Erregern sowie in Länder, die einen Gelbfieber-Impfnachweis bei der Einreise verlangen, sei Schwangeren daher abgeraten. Empfehlenswert ist dagegen eine Tetanus-Impfung (Wundstarrkrampf), die auch das Kind schützt. Im allgemeinen gilt, in den ersten drei Monaten so wenig Medikamente wie möglich zu nehmen.

Nützlich kann es auch sein, sich die Adressen von Krankenhäusern und (deutschsprachigen) Ärzten zu notieren, die durch die Botschaft des Reiselandes, die Krankenkassen und den ADAC (München, ☎ 0 89/76 76 28 60) zu erhalten sind. Auf alle Fälle sollten Sie sich vor der Abreise gründlich von einem Arzt untersuchen lassen, darüber hinaus auch unterwegs die monatlichen Kontrolluntersuchungen (Blutdruckmessung, Urinuntersuchung auf Eiweiß, Gewichtsmessung) nicht versäumen und über die Ergebnisse Buch führen. Nehmen Sie immer den Mutterpaß mit!

Flugreisen

Auf allen interkontinentalen Flügen liegt die Flughöhe bei 12 000 m und mehr. Durch den Druckausgleich wird im Inneren der Kabine ein Luftdruck hergestellt, der etwa 2000 bis 2500 m über Meeresspiegel entspricht. Die Sauerstoffsättigung des Blutes liegt hier nur noch bei ca. 90 %. Entsprechend den Vereinbarungen der meisten Fluggesellschaften dürfen Personen mit folgenden Leiden nicht fliegen:

Schwere Anämie (Blutarmut), Angina pectoris (Durchblutungsstörungen der Herzkranzgefäße), andere schwere Herzkrankheiten, schwerer Bluthochdruck. Herzinfarktpatienten dürfen bis zum sechsten Monat danach, Schwangere in den letzten vier Wochen vor dem errechneten Geburtstermin nicht mehr fliegen. Im Notfall muß ein ärztliches Attest eingeholt werden.

Zur Klärung solcher Fragen wenden Sie sich an den Vertrauensarzt Ihrer Fluggesellschaft, der eventuell auch eine Untersuchung auf Flugtauglichkeit durchführt. Bei den meisten größeren Gesellschaften können Sie zudem beim Kauf des Tickets eine von Ihnen benötigte Diät bestellen (auch vegetarisch!).

Im allgemeinen ist bei Flugreisen zu beachten, daß der Körper in der trockenen Luft der Kabine viel Flüssigkeit durch Transpiration und Atmung verliert. Man sollte deshalb mehr als gewöhnlich trinken, am besten Fruchtsäfte, weil Tee und Kaffee unerwünscht wassertreibend wirken. Auf langen Flügen stellen sich durch mangelnde Bewegung mitunter Blähungen ein, die auch zu unangenehmem Druck auf das Herz mit Herzstechen und Engegefühl führen können. Hier helfen meist schon das Lockern von Gürteln, Hosenbund oder beengender Unterkleidung und ein wenig Bewegung.

Häufig kommt es durch unzureichenden Druckausgleich im Mittelohr, vor allem bei schnellen Druckveränderungen während des Starts und der Landung, zu einem dumpfen Druck auf die Ohren oder gar zu Ohrenschmerzen. Häufiges Schlucken und Gähnbewegungen helfen, die Verbindungsröhre in der Mundhöhle zu öffnen und den Druckausgleich herzustellen. Säuglinge oder kleine Kinder kann man mit Bonbons oder der Flasche zum Schlucken anhalten.

Impfungen

Kurzüberblick

Welche Schutzimpfungsnachweise bei der Einreise vom Zielland verlangt werden (Pflichtimpfungen), entnehmen Sie bitte dem Länderapparat im Gelben Teil (vgl. S. 175 ff.). Das Verzeichnis entspricht dem Stand von 1997, eventuell ist es also notwendig, bei der Botschaft des Landes oder dem städtischen Gesundheitsamt die aktuelle Situation nachzuprüfen. Eine jedes Jahr auf den neuesten Stand gebrachte Broschüre gibt auch das Deutsche Grüne Kreuz in Marburg (✆ 0 64 21/29 30) heraus.

Bei längeren Reisen sollten Sie zusätzlich zu den vorgeschriebenen Impfungen noch eine Impfung gegen Tetanus, Diphterie sowie Schluckimpfungen gegen Kinderlähmung und gegen Typhus durchführen. Für Kinder sind weiterhin Impfungen gegen Tuberkulose, Masern, Röteln, Mumps und Keuchhusten ratsam.

Darüber hinaus muß auf allen Reisen in tropische und subtropische Zonen der Erde eine vorbeugende Tabletteneinnahme gegen Malaria durchgeführt werden. Da sich Resistenzen gegen Malariamittel sehr schnell entwickeln, ist es besonders wichtig, vor Antritt jeder Reise aktuellen Rat zur Malariaprophylaxe beim Hausarzt oder einem Tropeninstitut einzuholen. Zur Vorbeugung gegen Hepatitis A ist für Erwachsene eine Impfung zu empfehlen. Bei Gegenanzeigen gegen eine aktive Impfung, z. B. in der Schwangerschaft, steht auch die Gabe von Gammaglobulinen zur Verfügung. In den ersten Tagen nach jeder Impfung sollten körperliche Belastungen vermieden werden.

Die Pflichtimpfungen müssen, die anderen Impfungen sollten in Ihrem gelben ›Internationalen Impfpaß‹ eingetragen sein; dieser wird von allen tropenmedizinischen Instituten, den niedergelassenen Tropenmedizinern und Gesundheitsämtern ausgestellt und ist für Sie auf Reisen so wichtig wie der Paß. Lassen Sie daher bei der Impfstelle Ihren Namen und Adresse sowie Unterschrift zurück, damit Sie bei Verlust des Impfpasses im Ausland eine Zweitschrift anfordern können und nicht erneut geimpft werden müssen. Besser noch, Sie lassen sich ein Duplikat ausstellen, das Sie bei Freunden deponieren.

Mit den Impfungen sollte sechs Wochen vor Abreise begonnen werden, da die Durchführung Zeit kostet, bestimmte Impfungen sich nicht miteinander vertragen und man im Falle einer nicht ausreichenden Impfreaktion einen Nachimpftermin wahrnehmen kann. Eine nach der Abreise auftretende Impfreaktion kann sehr unangenehme Beeinträchtigungen Ihres körperlichen Allgemeinbefindens auslösen.

Pocken

1980 erklärte die WHO (Weltgesundheitsorganisation) die Welt für pockenfrei. Die Pockenschutzimpfung ist also nicht mehr nötig.

Gelbfieber

Die Impfung gegen Gelbfieber ist für viele Länder Mittel- und Südamerikas sowie Zentralafrikas vorgeschrieben. Dabei sind die Anforderungen der einzelnen Länder unterschiedlich streng: Während in einigen Ländern jeder Reisende ein Impfzertifikat nachweisen muß, fordern andere einen Impfnachweis nur von Reisenden, die aus Gebieten kommen, in denen Gelbfieber endemisch, also weit verbreitet ist (vgl. Übersichtskarten).

Allen Reisenden, die sich in Infektionsgebieten aufhalten wollen, ist eine Impfung zu empfehlen. Bei

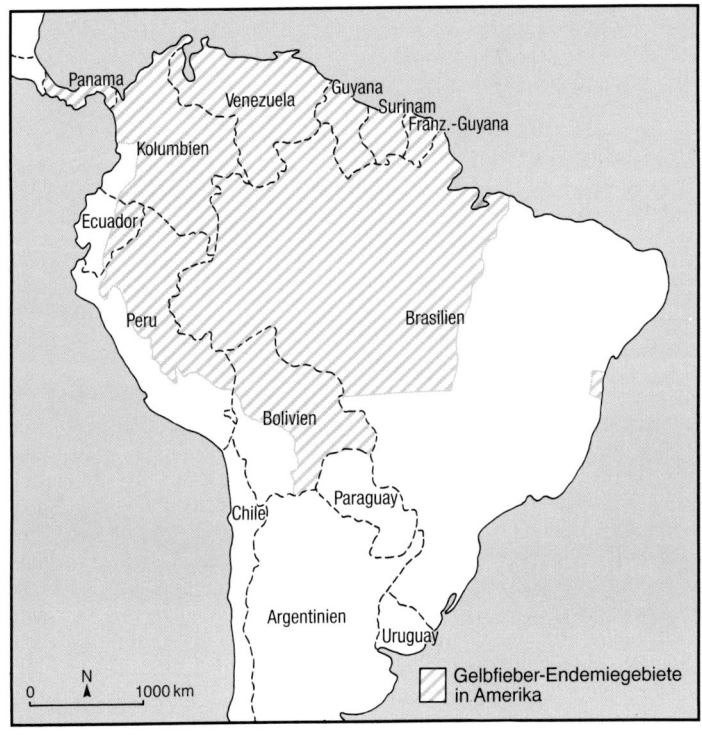

Gelbfieber-Endemiegebiete in Amerika

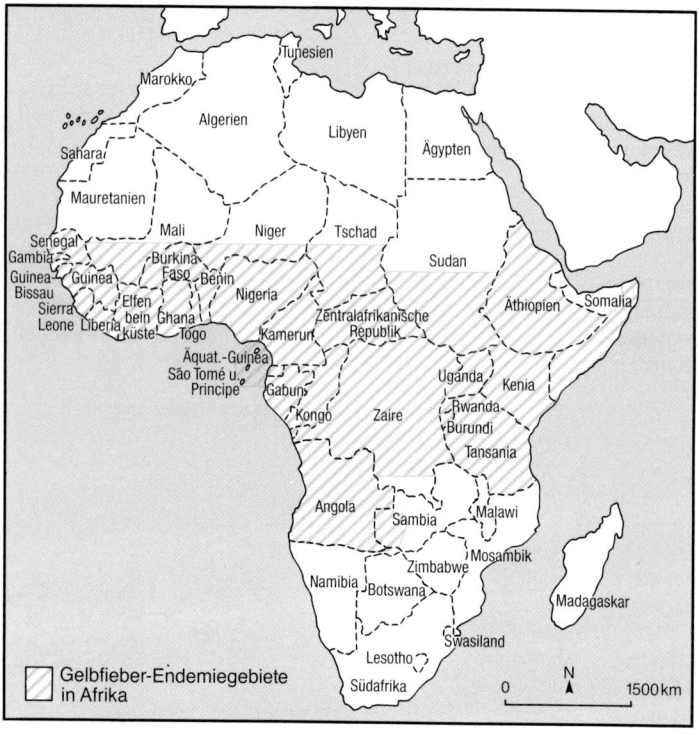

Gelbfieber-Endemiegebiete in Afrika

Kindern liegt die absolute Altersgrenze für die Impfung bei zwölf Monaten, auch eine Pflichtimpfung ist in der Regel erst ab dem ersten Lebensjahr erforderlich. Die Impfung besteht in einer einmaligen Injektion und wird in der Regel gut vertragen.

Während der Schwangerschaft darf die Gelbfieber-Impfung nicht durchgeführt werden; eventuell sollten Sie sich eine Impfbefreiungs-Bescheinigung ausstellen lassen. Der Impfschutz beginnt zehn Tage nach der Injektion und hält zehn Jahre an. Beginnen Sie bei Mehrfachimpfungen stets mit der Gelbfieber-Impfung, da eine Hepatitis-A-Vorsorge mit *Gammaglobulin* weder vier Wochen vor noch zwei Wochen nach dieser Impfung durchgeführt werden kann. Die Gelbfieber-Impfung dürfen nur bestimmte Ärzte vornehmen.

Cholera

Die Cholera ist weltweit verbreitet, und immer wieder kommt es zu örtlichen Epidemien. Die sicherste Verhütung einer Infektion mit Cholera erfolgt durch Sauberkeit, Hygiene und Vorsicht bei der Ernährung (vgl. S. 37 ff.).

Schon 1973 stellte die WHO die Impfpflicht in das Ermessen der einzelnen Länder. Eine Choleraimpfung ist für alle Reisenden nach Zanzibar und Pemba vorgeschrieben.

Einige Länder verlangen einen gültigen Choleraimpfausweis entgegen der offiziellen Impfvorschriften, z. B. bei Einreise aus Infektionsgebieten und wenn man nicht über die Flughäfen der Hauptstädte einreist (Einzelheiten im Länderapparat).

Der Grund für diese unterschiedliche Handhabung besteht darin, daß eine Cholera-Impfung keinen ausreichenden Schutz vor Erkrankung bietet. Bei einer Infektion kommt es dann zwar nur zu einer leichten Erkrankung, jedoch kann auch ein Geimpfter, ohne selbst krank zu sein, Keime ausscheiden und die Cholera in ein anderes Land verschleppen.

Falls Sie sich bei Reisen in Endemiegebiete für eine Impfung entscheiden, sollten Sie diese auf jeden Fall schon in der Bundesrepublik durchführen. Da der neue Internationale Impfausweis ›International Certificate of Vaccination‹ keine spezielle Rubrik mehr für die Cholera-Impfung enthält, genügt in diesem Fall eine einmalige Impfung, die in der Rubrik ›Other Vaccinations‹ eingetragen werden kann. Sie müssen mit leichteren lokalen und allgemeinen Unverträglichkeitserscheinungen (örtliche Schwellung, Muskelschmerz, Fieber, Abgeschlagenheit) rechnen, die wenige Stunden nach der Impfung einsetzen und manchmal drei Tage anhalten können. Vermeiden Sie in dieser Zeit Alkohol, Sonnenbäder und körperliche Anstrengungen, weil sich die Reaktion dadurch noch verstärken kann. Eine Wiederholungsimpfung ist nach sechs Monaten erforderlich, sie muß bei entsprechender Reisedauer im Ausland vorgenommen werden. Aus diesem Grunde empfehlen wir Ihnen, mehrere Einmalspritzen und Injektionsnadeln (Einmalspritze 2 ml, Nadelgröße Nr. 2) mitzunehmen.

In der Schweiz ist inzwischen ein Schluckimpfstoff gegen Cholera zugelassen worden. Es handelt sich um einen Impfstoff mit inaktivierten Bakterien, der über internationale Apotheken beschafft werden kann. Als Nebenwirkungen sind nur leichte Verdauungsbeschwerden bekannt.

Typhus

Diese Impfung sollten Sie vor allen Reisen in Länder mit unzureichenden hygienischen Standards vornehmen. Seit 1982 steht in der Bundesrepublik die Schluckimpfung TYPHORAL L® in Tablettenform zur Verfügung. Die Impfung erfolgt durch Einnahme von 3 × 1 Kapsel im Abstand von je zwei Tagen. Eine Woche vor Abreise sollte die Impfung abgeschlossen sein; die Schutzwirkung hält etwa ein Jahr an (danach eventuell Auffrischung!). In jedem Fall sollten Sie die Einnahme von TYPHORAL L® mit einem Arzt abklären. Da Antibiotika und Malaria-Mittel die Wirksubstanz unwirksam machen, ist ein Abstand von drei Tagen zur letzten Einnahme dieser Medikamente einzuhalten. Auch zur Polio-Schluckimpfung (Kinderlähmung) müssen Fristen eingehalten werden, und zwar darf die Typhus-Vorbeugung erst zwei Wochen nach der Polio-Impfung beginnen oder muß drei Tage vorher abgeschlossen sein.

Tetanus

Diese Krankheit gibt es in der ganzen Welt, doch in tropischen Ländern tritt der Wundstarrkrampf gehäuft auf, da dort nur wenige Menschen geimpft sind. Sie sollten sich auf jeden Fall auch für Ihr Alltagsleben vorbeugend impfen lassen. Im Grunde können schon winzige Verletzungen der Haut zu einer In-

fektion führen, die immer als lebensbedrohend anzusehen ist. Im Fall von Verletzungen ohne vorbeugenden Impfschutz gibt es auch eine passive Impfung. Die vorbeugende Impfung wird im Regelfall durch dreimalige Injektionen von z. B. TETANOL® durchgeführt, wobei die zweite Gabe vier bis acht Wochen nach der Erstimpfung und die dritte nach etwa zwölf Monaten erfolgt.

Mit dieser Grundimmunisierung bedürfen Sie für einen Zeitraum bis zu zehn Jahren im Verletzungsfalle nur einer Auffrischung (vgl. S. 94 f.). Lassen Sie sich im Einzelfall, wenn Sie schon einmal geimpft wurden und keine genauen Angaben mehr wissen, von einem Arzt oder beim Gesundheitsamt beraten. Die Impfungen müssen unbedingt mit dem genauen Datum in den Impfausweis eingetragen werden. Sie brauchen keine Nebenwirkungen oder Risiken durch die TETANOL®-Injektion zu befürchten, auch nicht während der Schwangerschaft.

Diphtherie

Die Diphtherie, eine stark ansteckende Infektion der Atemwege, ist heute keine Kinderkrankheit mehr. In der Bundesrepublik wurden zwischen 1975 und 1982 etwa 100 Diphtherie-Erkrankungen registriert, die Todesrate betrug dabei 22 % mit einem überdurchschnittlichen Anteil Erwachsener. In tropischen Ländern ist die Diphtherie wesentlich häufiger, so daß sich insbesondere Personen, die intensiven Kontakt zur einheimischen Bevölkerung haben, impfen lassen sollten. Während die Immunität nach einer Erkankung nur kurz anhält, gilt die Impfung als gut verträglich und mit einer Schutzdauer von zehn Jahren auch als recht sicher. Die Grundimmunisierung erfolgt durch zweimalige intramuskuläre Injektion des Impfstoffes im Abstand von mindestens vier Wochen und einer dritten Injektion nach etwa einem Jahr. Eine Auffrischung sollte alle zehn Jahre erfolgen. Der Diphterieimpfstoff wird häufig mit der Tetanusimpfung zusammen verabreicht.

FSME

Diese Infektionskrankheit, vollständig ›Frühsommer-Meningo-Enzephalitis‹, löst ein Virus aus, das durch Zeckenbisse übertragen wird (vgl. S. 55f.). Sie kann Lähmungen unterschiedlicher Schweregrade hervorrufen, sehr selten endet sie auch tödlich. Eine Impfung kommt in Betracht bei Reisen in den Süden Deutschlands, nach Österreich, Ungarn, in die Gebiete des ehemaligen Jugoslawiens, in die Tschechische Republik und die Slowakei. Die Impfung gilt als wirksam und sicher. Die Grundimmunisierung erfolgt durch zwei Injektionen im Abstand von mindestens vier Wochen und einer dritten nach etwa einem Jahr. Eine Auffrischung sollte alle drei Jahre erfolgen. Bei Zeckenbefall ohne Schutzimpfung in FSME-Endemiegebieten kann eine passive Immunisierung noch drei bis vier Tage nach dem Zeckenbiß durchgeführt werden.

Meningitis

Die Hirnhautentzündung, eine ernsthafte Erkrankung mit häufig tödlichem Ausgang, wird durch verschiedene Bakterien (z. B. Meningokokken) verursacht und kommt in allen Teilen der Welt vor. Gegen einige Bakterien stehen gut verträgliche Impfstoffe mit hoher Wirksamkeit zur Verfügung, jedoch schützen diese Stoffe nicht gegen alle Erregerstämme. Eine Impfung ist ratsam für Personen, die in hochendemische bzw. epidemische Gebiete reisen und engeren Kontakt zur einheimischen Bevölkerung haben. Solche Gebiete liegen vornehmlich in der Sahelzone Afrikas. Zu den Endemiegebieten zählen darüberhinaus auch die Golfstaaten und Lateinamerika, ebenso Afghanistan, Indien, Nepal und Pakistan. Die Impfung erfolgt durch einmalige intramuskuläre Injektion, die Wirkungsdauer beträgt drei Jahre. Kinder unter zwei Jahren sollten nicht geimpft werden. Saudi-Arabien verlangt von Pilgern, insbesondere während der Haji, aber auch von Besuchern der Pilgerstätten eine Impfung gegen Meningokokken-Meningitis.

Tollwut

Die nach ihrem Ausbruch absolut tödlich verlaufende Krankheit wird durch Viren ausgelöst, die mit dem Speichel erkrankter Tiere über Biß- und Kratzverletzungen den Menschen infizieren. Sie ist weltweit verbreitet (Ausnahme sind Großbritannien, Malta und einige andere Inseln), in den Tropen allerdings stärker. Streunende Hunde und Katzen stellen die größte Gefahr für den Menschen dar und sollten aus diesem Grund unbedingt gemieden werden. Eine Vorsorgeimpfung ist ratsam für bestimmte Risikogruppen, etwa Jäger und Tierärzte. Sie sollte aber auch erwogen werden vor Reisen in abgelegene Gebiete, in denen Wildtiere vorkommen – also etwa für Outdoor-Camper oder Wanderer. (Zum Verhalten nach Kontakt mit tollwutverdächtigen Tieren vgl. S. 97 f.)

Kinderlähmung

Der Name ist irreführend, da nicht nur Kinder, sondern auch Erwachsene sich mit dem weltweit verbreiteten Virus infizieren können. Die Polio-Schluckimpfung verleiht einen sicheren Schutz von sieben bis zehn Jahren, ist harmlos und im allgemeinen gut verträglich. Nehmen Sie also ruhig an der nächsten Schluckimpfung bei den Gesundheitsämtern Ihrer Stadt teil. Grundimmunisierung: zweimalige Schluckimpfung im Abstand von sechs bis acht Wochen; die dritte Dosis soll nach einem Jahr verabreicht werden. Alle zehn Jahre ist eine Wiederauffrischung nötig. Da die Schluckimpfung nach ›Sabin‹ durch lebende Erreger erfolgt, kann in seltenen Fällen eine Erkrankung auftreten. Personen, die durch Medikamente oder eine Erkrankung (AIDS) in ihrer Immunabwehr geschwächt sind oder mit solchen Menschen zusammenleben, sollten statt dessen eine Impfung nach ›Salk‹ (Tot-Impfung) durchführen.

Hepatitis

Eine Hepatitis-Infektion (Gelbsucht) wird von vielen Reisenden am meisten gefürchtet. Man unterscheidet heute drei Hauptformen: Hepatitis-A, Hepatitis-B und Hepatitis-C (vgl. S. 92 ff.).

Die **Hepatitis-A**, ist in tropischen Ländern besonders stark verbreitet und stellt mit das größte Infektionsrisiko für Fernreisende dar. Die Erreger werden mit Urin, Stuhl und Speichel ausgeschieden und über Trinkwasser und Lebensmittel übertragen. Gegen Hepatitis-A gibt es eine aktive Impfung sowie eine passive Immunisierung mit Gammaglobulinen. Die Gammaglobuline verbessern die Abwehrlage des Körpers gegen Hepatitis-A-Viren. Erkrankungen sind prinzipiell noch möglich, der Verlauf ist aber meistens von leichterer Form. Zu anderen Impfungen muß bei der aktiven

Immunisierung kein Abstand gehalten werden. Der Impfschutz hält ca. 10 Jahre an, während die Wirksamkeit der Gammaglobuline nach 3 Monaten nachläßt.

Auch die **Hepatitis-B** (früher Serumhepatitis genannt) kommt in tropischen und subtropischen Ländern häufiger vor, allerdings ist das Risiko der Ansteckung durch die Art der Übertragung geringer als bei der Hepatitis-A (Einzelheiten vgl. S. 92 f.). Mehrere Institute haben inzwischen Impfstoffe gegen Hepatitis-B entwickelt (HEVAC® des Institut Pasteur, Paris, HEPATOVAX® von MSD Sharp & Dohme, USA, oder GEN H-B-VAX®). Die Anwendung ist vor allem für Infektions-Risikogruppen wie medizinisches Personal, Blutdialyse-Patienten, Ärzte, Partner von Hepatitis-B-Kranken sowie Drogensüchtige oder Prostituierte vorgesehen. Erst in zweiter Linie wird bisher die Impfung für Entwicklungshelfer und Tropenreisende in Ländern mit hohem Hepatitis-B-Risiko (Subsahara-Regionen, Teile Südostasiens, Amazonasbekken) empfohlen. Der Hepatitis-B-Impfstoff ist auch in Deutschland erhältlich. Bei uns wird die Impfung für Säuglinge empfohlen. Für eine komplette Impfung sind drei Injektionen erforderlich. Ist eine Impfung gegen Hepatitis A und Hepatitis B gleichzeitig nötig, kann man auch einen kombinierten Impfstoff einsetzen.

Gegen Hepatitis-B und -C wirkt das genannte *Gammaglobulin* nicht, da es die entsprechenden Antikörper nicht im erforderlichen Maße enthält.

Vorbeugung: Gegen die Hepatitis-A steht eine Impfung zur Verfügung. Die Impfung muß zweimal wiederholt werden, allerdings besteht schon nach der ersten Injektion ein Impfschutz. Die beiden Impfungen werden im Abstand von 6–12 Monaten verabreicht. Ein Impfschutz besteht für ca. 10 Jahre. Gammaglobuline werden erst kurz vor der Abreise in die Gesäßmuskulatur gespritzt, um die kurze Schutzdauer von drei Monaten möglichst gut auszunutzen. Säuglinge und Kleinkinder erkranken nur selten und brauchen normalerweise keine Zusatzimmunisierung.

Sollten Sie bereits eine Hepatitis-A durchgemacht haben, so besteht mit großer Wahrscheinlichkeit eine lebenslange und weltweite Immunität gegen Hepatitis-A-Viren. Sie brauchen dann keine *Gammaglobulin*-Injektion mehr. Ob Sie über entsprechende Antikörper verfügen, läßt sich bei einem immunologischen Bluttest feststellen.

Vor Hepatitis-B und -C schützen Sie sich am besten dadurch, im Ausland – soweit möglich – Injektionen mit unsterilen Nadeln und Spritzen (auch Akupunkturnadeln!) sowie engen Körperkontakt mit erkrankten oder infektionsgefährdeten Menschen zu vermeiden. Eine Übertragung kann auch durch sexuelle Kontakte erfolgen.

Gehen Sie zur Aufbesserung Ihrer Reisekasse nicht zu Blutspenden, und akzeptieren Sie Infusionen und Bluttransfusionen nur in echten Notfällen. Bisher wird eine Routineimpfung gegen Hepatitis-B bei Tropenreisen nicht empfohlen.

Malaria-Prophylaxe

Die Malaria ist heute die bedeutendste Infektionskrankheit, der jedes Jahr etwa eine Million Menschen zum Opfer fallen. Das Risiko, an Malaria zu erkranken, hängt von der jeweiligen Jahreszeit und auch der geographischen Lage ab. In Höhen über 2000 m übertragen die Mücken (auch wenn es entsprechende Arten dort gibt) Malaria nur noch selten. Während der Regenzeit ist das Infektionsrisiko in jedem Fall größer.

Da die weibliche Anopheles-Mücke, die den Erreger überträgt, nachtaktiv ist, kann man durch folgende einfache Maßnahmen (Expositions-Prophylaxe) das Infektionsrisiko deutlich vermindern:

● ab dem späten Nachmittag lange Hosen, langärmelige Blusen, feste Schuhe oder Stiefel tragen;
● den Schlafraum mit Fliegengittern vor Fenstern und Türen versehen oder unter dem Moskitonetz schlafen; noch besser gegen Mücken haben sich mit insektentötenden Mitteln (z. B. Pyrethrine oder Pyrethroide) imprägnierte Bettnetze bewährt.

● im Schlafraum Insektenvertilgungsmittel anwenden und die Haut mit mückenabwehrenden Mitteln wie AUTAN® einreiben.

Die medikamentöse Vorsorge (Chemoprophylaxe) ist in den letzten Jahren problematisch geworden, weil die Erreger der Malaria tropica, der gefährlichsten Malaria-Form (vgl. S. 100 f.), gegen Medikamente, speziell gegen *Chloroquin*-Präparate, immer widerstandsfähiger (resistent) werden. Seit 1969 sammelt die Weltgesundheitsorganisation (WHO) regelmäßig Daten über die Malaria-Situation in den einzelnen Ländern und veröffentlicht die Ergebnisse in Karten, die die verschiedenen Risikoregionen aufzeigen (vgl. Klappenkarten). Da die geographischen Zonen, in denen die beschriebenen Risiken und Resistenzen vorkommen, sich ständig ausweiten, kann diese Auflistung nur kurze Zeit gelten. Sie sollten sich daher immer bei den Gesundheitsämtern über die aktuelle Situation im geplanten Reiseland informieren. Gegen die Erreger der Malaria tertiana (vgl. S. 101) ist *Chloroquin* nach wie vor wirksam. Jedoch wird der Schutzeffekt der Medikamente durch unregelmäßige Einnahme, Durchfall oder Erbrechen vermindert.

Chloroquin-Präparate sind nach wie vor die wichtigsten Mittel zur Malaria-Vorsorge, Entsprechend den drei Zonen A, B und C empfiehlt die WHO zum gegenwärtigen Zeitpunkt folgende medikamentöse Prophylaxe:

Malaria-Chemoprophylaxe

● **Zone A** – Im Allgemeinen geringes Malariarisiko. Länder und Gebiete ohne *Chloroquin*-Resistenz oder ohne P. falciparum
Chloroquin (z. B. RESOCHIN®): 2 Tabl. à 150 mg, regelmäßig einmal pro Woche stets am gleichen Wochentag (unzerkaut nach dem Essen). Zusätzlich eine Tabl. pro Woche für Personen über 70 kg.

Für Kinder: Juniortabletten à 50 mg, Dosierung nach Körpergewicht: bis 10 kg 1 Tabl., bis 20 kg 2 Tabl., bis 30 kg 3 Tabl., bis 40 kg 4 Tabl. pro Woche, über 40 kg wie Erwachsene.

Beginn der Einnahme stets eine Woche vor Erreichen des Malaria-Gebiets, Beendigung erst sechs Wochen nach Verlassen des Gebietes. Als Alternative kann in diesen Gebieten ganz auf die Einnahme von Chloroquin verzichtet werden. Dann muß Chloroquin als Notfallmedikament mitgenommen werden.

● **Zone B** – Geringes Malariarisiko in den meisten Gegenden. Aber Länder und Gebiete mit *Chloroquin*-Resistenz
Die Chemoprophylaxe erfolgt auch in den Ländern der Zone B mit *Chloroquin* wie für Zone A angegeben. Der Schutz kann verbessert werden durch die zusätzliche Einnahme von *Proguanil* (PALUDRINE®): 2 Tabl. à 100 mg, regelmäßig einmal tägl. (nach dem Essen).

Für Kinder Dosierung nach Alter: bis 2 Jahre 25–50 mg tägl. ($^1/_4$–$^1/_2$ Tabl.), bis 6 Jahre 50–75 mg tägl. ($^1/_2$–$^3/_4$ Tabl.), bis 10 Jahre 100 mg (eine Tabl.), über 10 Jahre wie Erwachsene.

Diese kombinierte Einnahme von *Chloroquin* und *Proguanil* ist empfehlenswert bei längerfristigen Aufenthalten in Ländern der Zone B sowie bei hohem Infektionsrisiko (z. B. afrikanische Länder).

Reisende in Länder der Zone B sollten als Notfallmedikament (›stand by treatment‹) LARIAM® *(Mefloquin)* mitführen (vgl. S. 103).

Dieses Medikament darf nur eingenommen werden, wenn Fieber auftritt, dringender Verdacht auf Malaria besteht und kein Arzt in erreichbarer Nähe ist! Zur Selbstbehandlung wird in begründeten Ausnahmefällen, unter strenger Indikationsstellung nach vorheriger EKG-Kontrolle durch den Arzt auch Halofantrin, Halfan (R) empfohlen. Es werden zur Notfall-Selbstbehandlung 3 × 2 Tabletten (= 1500 mg) im Abstand von jeweils 6 Stunden eingenommen.

● **Zone C** – Länder und Gebiete mit hochgradiger *Chloroquin*-Resistenz oder Multiresistenzen und hohem Infektionsrisiko.
Bei Kurzzeitaufenthalt (bis zu 3 Monaten) *Mefloquin* (LARIAM®):

1 Tabl. à 250 mg, regelmäßig einmal pro Woche stets am gleichen Wochentag (unzerkaut nach dem Essen).

Kinder und Jugendliche nehmen je nach Körpergewicht bei 15–12 kg $^1/_4$ Tabl. pro Woche, bei 13–24 kg $^1/_2$ Tabl. pro Woche, bei 25–35 kg $^3/_4$ Tabl. pro Woche, bei 36–50 kg 1 Tbl pro Woche und ab 50 kg die gleiche Dosis wie Erwachsene.

Beginn spätestens 1 Woche vor Erreichen des Malaria-Gebietes, je eine weitere Tbl. 4 Wochen nach Verlassen des Gebietes. Erwachsene über 80 kg Körpergewicht nehmen $1^1/_4$ Tabl. pro Woche ein.

Die Einnahme von Lariam wird nicht empfohlen in den ersten drei Monaten einer Schwangerschaft, in der Stillzeit und für Kinder, die weniger als 5 kg wiegen.

Die Weltgesundheitsorganisation empfiehlt abweichend von der Deutschen Tropenmedizinischen Gesellschaft noch andere Medikamente zur Notfallbehandlung bei Malaria: Doxycyclin, Fansidar® und Metakelfin®. Diese Medikamente sind teilweise in Deutschland nicht (mehr) zugelassen, bzw. nicht für diese Indikation vorgesehen.

Bei Langzeitaufenthalt (über 12 Wochen) Prophylaxe wie bei Zone B, d. h. Kombination *von hloroquin* und *Proguanil* in der angegebenen Dosierung. Hier empfiehlt sich die Mitnahme von *Mefloquin* (LARIAM®) als Notfallmedikament, zur Einnahme vgl. S. 103.

Alle angegebenen Medikamente sind rezeptpflichtig und sollten nur nach Rücksprache mit einem Arzt verwendet werden. Dabei sind die Ärzte der Gesundheitsämter meist am besten über die aktuelle Situation informiert. Trotz Vorbeugung und Schutzmaßnahmen muß nach der Rückkehr aus Malaria-Gebieten immer (auch 1–2 Jahre später), wenn unklares Fieber auftritt, an Malaria gedacht werden.

Impfpläne

Impfungen stellen grundsätzlich eine Belastung des Körpers dar. In jedem Fall müssen alle gesundheitlichen Faktoren, Vorerkrankungen, der aktuelle Gesundheitszustand sowie Reiseziel und Reisedauer berücksichtigt werden. Es handelt sich um eine persönliche Entscheidung, die Sie mit Ihrem Impfarzt absprechen sollten. Daher können hier keine pauschalen Impfpläne aufgestellt, sondern nur allgemeine, wichtige Hinweise gegeben werden. Beginnen Sie mindestens sechs bis acht Wochen vor der Abreise mit den Impfvorbereitungen. Bestehen schon frühere Impfungen und sind Sie gesundheitlich auf der Höhe, so lassen sich die wichtigsten Impfungen meist auch in einem Zeitraum von drei Wochen unterbringen.

Poliomyelitis: Die Impfung sollte außerhalb der Reiseimpfung durchgeführt werden – am besten während der öffentlichen Impftermine der Gesundheitsämter.

Gelbfieber: Am besten immer zu Beginn der Impfungen.

Tetanus: Die dritte Injektion muß ein Jahr nach der Erstimpfung erfolgen.

Hepatitis A: Nach Injektion der ersten Dosis am Tag 0 wird die zweite Dosis 6 bzw. 6–12 Monate später gegeben. Ein Zeitabstand zu anderen Impfungen ist nicht einzuhalten.

Hepatitis B: Die Impfung wird dreimal im Abstand von 0–1–6 Monaten intramuskulär verabreicht. Ein Zeitabstand zu anderen Impfungen ist nicht einzuhalten.

Hepatitis A und B (Kombinationsimpfstoff): Die Impfung muß dreimal im Abstand von 0–1–6 Monaten wiederholt werden.

Cholera: Wiederholung jeweils nach sechs Monaten. Erstimpfung kurz vor der Abreise.

Typhus: Wiederholung der Schluckimpfung etwa nach zwölf Monaten.

Malaria: Tabletteneinnahme eine Woche vor Abreise beginnen und bis sechs Wochen nach Reiserückkehr fortsetzen, bei *Mefloquin* (LARIAM®) nur vier Wochen nach Rückkehr.

Ausrüstung

Viele Malaisen lassen sich schon durch die richtige Ausrüstung verhindern. Um Wärmestauungen zu vermeiden, sollten Sie auf alle Reisen in heiße Länder prinzipiell nur reine Baumwoll- oder Leinenkleidung mitnehmen und vor allem darauf achten, daß die Unterwäsche keine Nylon- oder Kunstfaseranteile enthält, die Schweiß nicht aufsaugen können. Ins Gepäck gehört auch wenigstens ein Paar feste Schuhe (am besten Stiefel); leichte Bade- oder Turnschuhe sind an unbekannten Meeresküsten sowie Korallenriffen ein guter Schutz für die Füße, der auch beim Schwimmen nicht belastet. Da die Moskitonetze der Hotels häufig durchlöchert sind, sollte man auf ein eigenes Netz nicht verzichten. Ein solcher

Insektenschutz nimmt nicht mehr Platz ein als ein Trainingsanzug – und Sie werden ihn schätzen lernen. Autoreisende sollten darüber hinaus handelsübliche Insektenpulver mitführen, um Insekten abzuschrecken.

Eine kleine Reisetaschenlampe kann unschätzbare Dienste leisten, sei es, um in der Dunkelheit Schlangen, Skorpione oder offene Kanaldeckel auszumachen, sei es, um die richtige Tür zur Toilette zu finden. Denken Sie außerdem an eine Sonnenbrille; wenn Sie Brillenträger sind, auch an eine Ersatzbrille, oder merken Sie sich zumindest die Stärker Ihrer Gläser, um im Notfall Ersatz anfertigen lassen zu können. Frauen sollten einen Vorrat an Monatshygiene mitnehmen sowie einige Packungen der Pille (falls sie diese einnehmen). In außereuropäischen Ländern ist die Pille zwar preiswerter, aber Sie können nicht sicher sein, das gewohnte Präparat zu erhalten.

Ein ausreichender Sonnenschutz ist in allen südlichen Ländern besonders wichtig. Dazu gehören eine Kopfbedeckung, leichte, luftige Kleidung und eine Sonnenschutzcreme für alle unbedeckten Körperteile. Hellhäutige Menschen sind sehr viel empfindlicher als dunkelhäutige und auch weit mehr durch Hautkrebs gefährdet. In Äquatornähe sollten Sie ein Sonnenschutzmittel benutzen, das mindestens einen Schutzfaktor von 10 bis 15 besitzt, für die der Sonne besonders ausgesetzten Körperteile (Gesicht, Nase, Ohren) sind sogenannte Sonnenblocker mit einem Schutzfaktor über 20 empfehlenswert. Zu den notwendigen Pflegemitteln gehört auch ein Fettstift mit Lichtschutzfaktor gegen aufgesprungene Lippen.

Reiseapotheke

Es ist selbstverständlich, daß die Auswahl der Medikamente für eine Reiseapotheke den individuellen Bedürfnissen des Reisenden angepaßt sein wird. So müssen natürlich alle Medikamente, die zu Hause regelmäßig eingenommen werden, auch in der Reiseapotheke vertreten sein. Ebenso wird der, der schon zu Hause mit bestimmten Beschwerden zu tun hat oder für bestimmte Erkrankungen anfällig ist, entsprechende Mittel einpacken müssen (beispielsweise bei chronischer Verstopfung oder bei Neigung zu Harnwegsinfekten, Magenschleimhaut- oder Gallenblasenentzündung, Nahrungsmittelunverträglichkeit, Neigung zu Pilzbefall u. a.). Darüber hinaus kann jemand, der noch nie an Verstopfung litt, auf einer Reise damit plötzlich Last haben, jemand, der noch nie im Leben Hämorrhoiden hatte, gerade bei langen Autofahrten davon geplagt werden. Es gilt daher, für Eventualitäten ein wenig vorzusorgen. Für den, der mit eigenem Fahrzeug unterwegs ist, kein Problem – der Rucksackreisende wird die Auswahl strenger treffen müssen.

In diesem Sinn soll die Empfehlung unserer Reiseapotheke den Versuch eines Kompromisses zwischen dem Notwendigen und dem Nützlichen darstellen. Für eine spezifische oder langdauernde Behandlung muß ein Arzt im Gastland weiterhelfen.

Einige der empfohlenen Medikamente sind rezeptpflichtig, bei allen handelt es sich um eine Auswahl aus einem breiten Angebot. Einen Ersatz für eine intensive ärztliche Beratung kann die Medikamentenliste insofern nicht bieten. Klären Sie Ihre persönliche Gesundheitsvorsorge auf jeden Fall mit Ihrem Hausarzt oder einem Arzt des städtischen Gesundheitsamtes. Diese Ärzte können eine persönliche Beratung vornehmen und rezeptpflichtige Medikamente verschreiben. Wollen Sie sterile Spritzen und Nadeln mitnehmen, sei es als Diabetiker oder zur allgemeinen Vorsorge, empfiehlt es sich, den Grund vom Arzt bestätigen zu lassen (am besten in Englisch!).

Die Reiseapotheke ist im Baukastensystem aufgeführt, wobei Apotheke A den notwendigen Standard, Apotheke B eine empfehlenswerte, Apotheke C eine mögliche Zusatzausrüstung darstellt. In der Medikamentenliste finden sich eingetragene Handelsnamen (mit ® gekennzeichnet) sowie die chemischen Freinamen der Medikamente. Sofern in der BRD verschiedene Hersteller ähnliche Präparate anbieten, wurde als Beispiel ein kostengünstiges Mittel mit Handelsnamen genannt. Bei der Angabe von Medikamenten bezieht sich der Text auf diese Liste. Meist kann man die Präparate auch erst im Ausland kaufen, dann allerdings häufig unter anderem Handelsnamen. In diesem Fall genügt es, einfach den chemischen Freinamen zu nennen.

Reiseapotheke A

Die Standard-Fernreise-Apotheke für den, der sein Gepäck selbst tragen muß (Rucksack- oder Kofferreisen). Die Mengenangaben beziehen sich in der Regel auf eine Person und für drei Monate Reisedauer.

● **Malaria:**   Vorbeugung: *Chloroquin*, z. B. RESO-CHIN®, 40 Tbl.; je nach Resistenzlage (vgl. S. 26) zusätzlich PALUDRINE®, Menge je nach Reisedauer

Als Notfall-Medikament: LARIAM® (oder Halofantrin), je 1 Päckchen
(Aktuellen Stand der jeweiligen Resistenzlage und notwendige Medikamente beim Gesundheitsamt erfragen!)

● **Antibiotika:**

(immer 6 Tage lang einnehmen!)
Doxycyclin (Tetracyclin), z. B. AZUDO-XAT®, 10 Tbl.
Amoxycillin (Penicillin), z. B. AMOXIL-LAT®, 20 Tbl.
Alternative bei Penicillin-Unverträglichkeit: ERYTHROMYCIN-WOLFF®, 20 Tbl.
Cotrimoxazol (Sulfonamid), z. B. CO-TRIM FORTE-RATIOPHARM®, 20 Tbl.

Salbe: FURACIN-SOL®, 20 g *(Nitrofurazon)*
Puder: NEBACETIN-Puder®, 5 g (*Neomycin* und *Bacitracin*)

● **Schmerz-Fieber-Medikamente:**

Paracetamol, z. B. PARACETAMOL RATIOPHARM® 500, 30 Tbl. oder *Acethylsalicylsäure*, z. B. ASPIRIN®;
TALVOSILEN FORTE®, 20 Kapseln;
bei krampfartigen Schmerzen (Koliken): BUSCOPAN PLUS®, 10 Zäpfchen

● **Darmmedikamente:**

Loperamid, IMMODIUM®, 20 Kapseln

● **Insektenschutz:**

AUTAN®

● **Allergie:**

TAVEGIL®, 20 Tbl.

● **Reisekrankheit:**

SCOPODERM TTS®, Pflaster

● **Juckreiz, Stiche:**

SOVENTOL-Gel®, 50 g Tube *(Bamipin-Lactat)*

● **Augentropfen:**

REFOBACIN®-Tropfen, 4 ml *(Gentamicin)*

● **Wundsalbe:**

BEPANTHEN®-Salbe, 20 g Tube *(Panthenol)*

● **Hautpilz:**

Clotrimazol, z. B. FUNGIZID-RATIOPHARM®-Creme, 20 g

- **Trinkwasser-desinfektion:** MICROPUR® oder CLORINA®, Menge je nach Reisedauer

- **Elektrolytlösungen:** z. B. ELOTRANS®, 20 Beutel

- **Verbandszeug/Sonstiges:** Sonnencreme, Schutzfaktor 10–15; 5–10 Mullbinden, verschiedene Breiten; Heftpflaster; Hansaplast, verschiedene Breiten; 2–3 elastische Binden, ca. 8 cm breit; Fieberthermometer; Einmalspritzen (2 ml, 5 ml, 10 ml; jeweils mehrere); Einmalkanülen (Nr. 1, Nr. 2, Nr. 12; je 5–10 Stück); Alkoholtupfer (steril verpackt); 2 Dreieckstücher

- **Desinfektion:** MERCUROCHROM®, 15 ml Lösung

Reiseapotheke B

Zusatzausrüstung zur Apotheke A bei Reisen im eigenen Fahrzeug:

- **Übelkeit, Erbrechen:** *Metoclopramid*, z. B. GASTROSIL®-Tropfen, 20 ml

- **Magen:** *Antacidum*, z. B. MAALOXAN FORTE®, 20 Tbl.

- **Trichomonaden, Amöben, Lamblien:** *Metronidazol*, z. B. ARILIN® 500, 20 Tbl.

- **Augensalbe:** REFOBACIN®-Salbe, 1 Tube

- **Cortisonhaltige Salbe:** z. B. TOPIFUG®-Salbe, 15 g

- **Cortisonhaltige Ampulle zur Injektion:** z. B. SOLU-DECORTIN H®, 2 Ampullen, 250 mg

- **Abschwellende Nasentropfen:** OLYNTH®-Nasenspray, 10 ml

- **Verbandszeug/Sonstiges:** 10–20 sterile Mullkompressen verschiedener Größe; Watte; Klammerpflaster; Pinzette; Schere; Sicherheitsnadeln; Rasierklingen; provisorische Zahnfüllungsmittel, z. B. GUTTA PERCHA®

Reiseapotheke C

Zusatzausrüstung zu A und B:

- **Vitamine:** 9-Vitaminekomplex RATIOPHARM®, 50 Kapseln

- **Würmer:** *Mebendazol*, z. B. VERMOX®, 1 Packung

- **Halsschmerzen:** z. B. IMPOSIT®, 20 Tbl.

- **Malaria:** *Primaquin*, PRIMAQUIN®, 15 Tbl. (zur Nachtherapie der Malaria tertiana)

- **Husten:** mit Auswurf: *Ambroxol*, z. B. AMBRO-XOL-RATIOPHARM® 30, 20 Tbl. trockener Reizhusten: Codeinhaltiges Präparat, z. B. CODIPRONT®, 10 Kapseln

- **Hautparasiten:** JACUTIN®-Emulsion, 1 Flasche

- **Hämorrhoiden:** PROCTO-KABAN®, Salbe, 15 g oder Zäpfchen

- **Herpes (Fieberbläschen):** VIRUDERMIN®, Gel, 5 g; weltweit erhältlich, aber teurer: ZOVIRAX®, Salbe 2 g

- **Pilzbefall der Scheide:** *Clotrimazol*-Vaginal-Tbl., z. B. FUNGI-ZID RATIOPHARM 200®, 6 Stück

- **Sonstiges:** Gummi- oder Plastikschlauch (50 cm lang, 1 cm stark) zum Abbinden; Breites Heftpflaster (6 cm)

- **Im Einzelfall:** Schlangenserum-Ampullen, je nach Reiseziel (vgl. S. 199) in Kombination mit Cortison-Ampullen: SOLU-DECORTIN H®, 250 mg; Verwendung nur bei lebensbedrohlichen Notsituationen außerhalb ärztlicher Reichweite

Achtung: Wer mit dem Wagen reist und Platz hat, dem sei die Mitnahme von Medikamenten zum Verschenken empfohlen. Auch Zöllner fragen manchmal nach Medikamenten. In Frage kommen Schmerztabletten, Vitamine, Antibiotika-Salben, Augentropfen und Wundsalben.

Untersuchung nach der Reise

Sind auf einer kürzeren Reise keine ernsthaften Gesundheitsprobleme aufgetreten, ist eine spezielle Nachuntersuchung nicht unbedingt notwendig. Viele Krankheiten brechen jedoch erst Wochen nach der Infektion aus und können, wenn der Arzt nicht über die Tropenreise informiert wird, falsch diagnostiziert und behandelt werden. Dies gilt etwa für Malaria, Amöbenruhr, Hepatitis, Typhus und Paratyphus, Geschlechtskrankheiten sowie für jeglichen Parasitenbefall.

Eine ärztliche Untersuchung – am besten durch ein tropenmedizinisches Institut – sollte dagegen stattfinden nach allen längeren Tropenaufenthalten, nach Aufenthalten in Risikogebieten (etwa für Filariosen oder Trypanosomiasis) und wenn in den Wochen nach der Rückkehr Fieber, Durchfall, Erbrechen oder sonstige unklare Beschwerden auftreten. Bei jedem Fieber muß auch noch nach Monaten auf Malaria untersucht werden, bei Durchfällen sind Stuhluntersuchungen auf Darmparasiten notwendig. Eine Gelbfärbung der Haut dagegen deutet auf eine Hepatitis oder gar einen Leberabszeß durch Amöbenbefall hin. Im Fall einer Behandlung durch den Hausarzt sollte man ausdrücklich auf die Tropenreise hinweisen, damit auch eventuelle exotische Erkrankungen überprüft werden können.

Verhalten unterwegs

In diesem Abschnitt soll es vor allem darum gehen, was ein europäischer Tourist auf Reisen, vor allem natürlich in tropischen Ländern, beachten sollte.

Sie werden zwar durch keine Vorsichtsmaßnahme eine sichere Garantie für eine Reise ohne Erkrankung erhalten, aber Sie können das Risiko erheblich verringern, wenn Sie einige einfache Regeln beachten.

Kleidung

Es ist eine erstaunliche Tatsache: Die häufigsten Reiseerkrankungen, bereits vor Magen-Darmkrankheiten und bakteriellen Infektionen, sind Erkältungen. Das werden Sie spätestens auf Flugreisen in tropischen Gebieten feststellen, wenn Sie Ihr Gepäck abgegeben haben und einige Zeit in der Abfertigungshalle oder im Flugzeug sitzen, ohne sich einen Pullover im Handgepäck mitgenommen zu haben. Die Klimaanlage unterkühlt Sie kräftig: der Temperaturunterschied macht in den Tropen häufig 20–25 °C aus. Solche Temperaturstürze führen schnell zu Erkältungen, wobei es auf die tatsächlichen Werte gar nicht ankommt. Neben einer leichten, luftigen Baumwollkleidung, die den Schweiß gut aufsaugt und die Sie zugleich vor Sonne schützt, sollten Sie sich daher auch in der größten Hitze mit warmer Wechselkleidung versehen.

Für die Füße reichen bei Reisen im eigenen Verkehrsmittel Sandalen aus. Gehen Sie jedoch nie barfuß, wenn Sie mit öffentlichen Verkehrsmitteln quer durchs Land reisen oder zu Fuß in den Städten oder gar in abgelegenen Gebieten unterwegs sind. Dann bieten feste Schuhe – am besten leichte Lederstiefel – einen optimalen Schutz vor Insekten- und Parasitenbefall (Sandflöhe vgl. S. 56 f., Hakenwürmer vgl. S. 116).

Bei längerem Aufenthalt in der Sonne sollten Sie eine luftdurchlässige Kopfbedeckung tragen, z. B. einen leichten Strohhut. Die festen Tropenhelme führen zu Hitzestau und sind daher nicht zu empfehlen.

Akklimatisation

Klimawechsel und Zeitverschiebungen auf Flügen zwischen den Kontinenten stellen für den Biorhythmus des Körpers eine schwere Belastung dar (Jet-Lag). Die Akklimatisation, die Anpassung an veränderte Lebensumstände, braucht einige Zeit, während der jede körperliche und geistige Leistungsfähigkeit mehr oder minder eingeschränkt ist. Gönnen Sie Ihrem Körper daher einen Anpassungsspielraum von einigen Tagen. Müdigkeit, Abgeschlagenheit und manchmal Kopfschmerzen müssen während der Akklimatisation als Übergangsphänomene in Kauf genommen werden.

Bei Frauen bewirken Klima- und Zeitwechsel häufig größere Verschiebungen des Monatszyklus, und auch die Einnahme der Antibabypille ist dem veränderten Tagesablauf anzupassen. Im Fall von Flügen über 12 Stunden nimmt man eine Pille zusätzlich, unter 12 Stunden verschiebt man nur den Einnahmezeitpunkt entsprechend.

Auf die neuen Bedingungen einstellen muß sich auch der biologische Regelkreis zur Wärmeregulation des Körpers, wobei Muskulatur, Kreislaufsystem und die Schweißdrüsen eine wichtige Rolle spielen. Körperliche Untätigkeit erschwert die Anpassung genauso wie schwere körperliche Bewegung. Der Körper versucht, vor allem durch den Vorgang der Wasserverdunstung über Atemluft und Schweißbildung, seine Temperatur zu senken. Die Fähigkeit, tropische Temperaturen zu ertragen, ist wenigstens zum Teil auch ein psychisches Phänomen, sie kann weitgehend erlernt werden. Finden Sie sich also damit ab, daß Sie sehr viel stärker schwitzen als die einheimische Bevölkerung, aber trinken Sie reichlich, und lassen Sie die Ernährung nicht zu kurz kommen.

Ebenso erfordert der Umgang mit tropischer Sonne Vorsicht und Erfahrung: Muten Sie sich in den ersten Tagen maximal eine halbe Stunde intensive Bestrahlung zu; steigern Sie diese Dosis nur langsam. Sonnenschutzcreme nicht vergessen! Besonders gefährlich ist leicht bedeckter Himmel, der über die weiterhin intensive UV-Strahlung hinwegtäuscht, so daß es bei Unvorsichtigen rasch zum Sonnenbrand kommt.

Reisekrankheit

Schwindel, Übelkeit und Erbrechen entstehen durch Störungen des Gleichgewichtsorgans im Ohr, die von ständigen Lageveränderungen, schlingernden Bewegungen oder auch Höhenveränderungen hervorgerufen und durch visuelle Reize und unangenehme Gerüche noch verstärkt werden. Bevorzugen Sie daher Plätze, an denen Bewegungen weniger spürbar sind:

im Flugzeug zwischen den Tragflächen, auf dem Schiff in der Mitte und im Autobus auf den vorderen Sitzplätzen. Günstig wirken sich ebenso Frischluftzufuhr und die Orientierung an einem festen Punkt des Horizonts aus. Kleinere leichte Mahlzeiten vor und während der Fahrt sind nützlich, denn auch ein leerer Magen kann Schwindelgefühle verursachen. Zur medikamentösen Vorbeugung gibt es das SCOPODERM TTS®-Pflaster, das hinter das Ohr geklebt wird. Wirksam sind ebenso antiallergische oder durchblutungsfördernde Mittel, die Sie jedoch nur nach Rücksprache mit einem Arzt nehmen sollten.

Essen und Trinken

Der Gedanke an eisgekühlte Limonade ist in der Hitze eines tropischen Landes wirklich sehr verführerisch, doch wäre die Freude nur kurz, wenn Sie der Versuchung erliegen. Da der Magen abhängig vom Organismus arbeitet, muß die Temperatur des ganzen Körpers durch verstärkte Durchblutung erhöht werden, um den Magen wieder zu erwärmen. Vermehrtes Schwitzen, Hitzegefühl, Mattigkeit, eventuell Bauchschmerzen sind die Folgen. Orientieren Sie sich an den Trinkgewohnheiten der Bevölkerung heißer Länder: Gegen Durst sind warme Getränke die beste Lösung, etwa ungesüßter Pfefferminz- oder Schwarztee mit Zitrone. Nehmen Sie stets ausreichend Flüssigkeit zu sich, zwei bis drei Liter pro Tag sind in tropischen Ländern das Minimum. Wer mehr schwitzt, muß entsprechend mehr trinken.

Faustregel: Der Urin sollte stets von hellweißer oder hellgelber Farbe sein, dunkelgelbe Farbe zeigt eine zu hohe Konzentration des Harns an (Gefahr von Nierensteinbildung). Dunkler bis bräunlicher Urin, der auch nach der Aufnahme größerer Flüssigkeitsmengen nicht aufhellt, kann Anzeichen für eine Gelbsucht (Hepatitis, vgl. S. 92 ff.) sein!

Trinkwasser sollte stets für mindestens fünf Minuten sprudelnd abgekocht werden oder gefiltert sein, chemische Entkeimungsmittel (Chlortabletten, Silbersalze oder Jodzusatz, vgl. S. 41 f.) bieten für den Rucksackreisenden eine geeignete Alternative. Die Getränke großer internationaler Limonadenhersteller sind in der Regel bakteriologisch einwandfrei, ebenso auch die Marken großer nationaler Limonadenhersteller. Das sogenannte ›local soda‹ sollte man jedoch meiden. Dies ist meist einfaches, mit Kohlensäure versetztes Leitungswasser.

Heißer Tee oder Kaffee sind im allgemeinen risikolose Getränke; Milch dagegen ist stets abzukochen, denn Rohmilch enthält oft die Erregerkeime der Brucellose (vgl. S. 106).

Zusätze von Alkohol desinfizieren ein Getränk nicht im geringsten, zudem fördert Alkohol die Hautdurchblutung, was zu Schweißausbrüchen, Schwächegefühlen und Müdigkeit führt. Eine allgemeine, bewährte Faustregel lautet: keinen Alkohol vor Sonnenuntergang!

Selbstgebraute Alkoholika der Einheimischen (z. B. Palmwein, Kokosschnaps, Kaktusschnaps) können den giftigen Methyl-Alkohol enthalten, der zu Erblindung führt – hier ist Zurückhaltung angebracht. Rotweine aus Nordafrika sind oft mit Rizin versetzt und können zu schweren Durchfällen führen.

Nehmen Sie stets nur gut gekochte Speisen, durchgebratenes oder gegartes, niemals rohes oder halbrohes Fleisch zu sich. Vorgekochte Speisen müssen jedoch heißer als 60 °C bewahrt werden, um die Entwicklung von Bakterien zu verhindern. Zubereitete Speisen, die über vier Stunden bei Raumtemperatur stehen, sind eine der häufigsten Ursachen von Reisedurchfällen. Heben Sie daher keine zubereitete Nahrung auf, und meiden Sie – soweit möglich – alle wiedererwärmten Speisen. Das gilt besonders für einfache Lokale und Straßenstände, wo vorgekochte Gerichte verkauft werden. Wenn möglich, sollte man saubere Restaurants vorziehen und gängige Speisen wählen.

Achten Sie auch auf das Verfallsdatum verpackter Lebensmittel. Die Haltbarkeitsdauer europäischer Waren verkürzt sich in den Tropen, wenn der Proviant bei hohen Temperaturen gelagert wird. Aufgetriebene Konserven sowie solche, die beim Öffnen zischen, sollten Sie aussortieren. Scharfe Gewürze wie Pfeffer, Chili, Curry sind zwar gewöhnungsbedürftig, aber durchaus empfehlenswert, weil dadurch die Produktion des Magensaftes, der auch keimtötend wirkt, erhöht wird.

Salzen Sie alle Speisen zusätzlich nach, um Ihren Kochsalzbedarf abzudecken, da der lebenswichtige Salzgehalt in den Körperflüssigkeiten durch starkes Schwitzen gefährlich absinken kann (vgl. Hitzekrämpfe, S. 144). Die Einnahme von Kochsalztabletten ist in diesem Fall nicht mehr notwendig.

Fisch sollte nur gegessen werden, wenn feststeht, daß er frisch gefangen ist, Schalentiere wie Hummer, Krabben, Austern müssen beim Einkauf auf dem Markt oder vor dem Verzehr im Lokal noch leben, denn ihr Körpereiweiß zersetzt sich in der Hitze besonders schnell. Rohe Schalentiere und Fische dürfen niemals gegessen werden, auch wenn sie in Ostasien oftmals als Spezialitäten angeboten werden, denn es besteht hohe Infektionsgefahr (vgl. S. 113f.). Beim Einkauf tiefgefrorener Lebensmittel ist in weniger entwickelten Ländern Vorsicht geboten. Wenn Schwankungen der Stromversorgung ein Kühlaggregat ausfallen lassen, verderben die angetauten Lebensmittel, doch werden sie mitunter nicht aus dem Sortiment genommen. Der Einkauf von Eiern sollte ebenfalls mit Bedacht geschehen: gerade die großen Eier auf dem Markt sind meist Enteneier, die besonders häufig mit Salmonellen verseucht sind. Unbedingt zu meiden sind Mayonnaise und alle Speisen, die damit hergestellt werden, wie etwa Kartoffelsalat. Ebenso sollte Speiseeis nur in Hotels mit europäischem Standard verzehrt werden.

Da die ›Naturdüngung‹ mit menschlichen Fäkalien noch weit verbreitet ist, sollten Sie Gemüse grundsätzlich nur gekocht essen und auf Salate ganz verzichten. Dagegen bestehen gegen Früchte mit fester Schale wie Bananen, Orangen, Ananas, Papaya oder Äpfel keine Bedenken. Vitaminmangel ist in der Regel kein Anlaß zur Besorgnis. Sie müssen schon ziemlich lange darben, bis sich wirklich Mangelerscheinungen bemerkbar machen. Wer sicher gehen will: Eine Multivitamintablette pro Woche (nach einer Mahlzeit eingenommen) deckt den Vitaminbedarf in ausreichendem Maß.

Desinfektionslösungen aus Kaliumpermanganat (eine Messerspitze – 0,5 g – pro Liter) oder kurzes Eintauchen in kochendes Wasser reduzieren zwar die Keimzahl, absolut infektionssichere Lebensmittel sind dadurch aber nicht herzustellen. Zur Vorreinigung von schälbarem Obst und Gemüse, das später gekocht wird, ist Kaliumpermanganat jedoch brauchbar: 20–30 Minuten in die Lösung einlegen, mehrmals wenden.

Baden/Hygiene

Vermeiden Sie es, unterwegs in Süßwasser (Seen, Flüssen, Oasen) zu baden, auch wenn das Wasser ganz klar aussieht und die Versuchung noch so groß ist. Tropische und subtropische Binnengewässer sind häufig mit den Erregern der Bilharziose verseucht. Die Larven dringen in die Haut ein, ohne daß man es spürt (vgl. S. 111 f.). Ein Infektionsrisiko besteht auch, wenn Sie dieses Wasser trinken oder zufällig schlucken. Am Meer baden Sie besser einige Kilometer von Flußmündungen entfernt, denn Flüsse führen in der Regel die Abwässer ganzer Landstriche mit sich und sind bakteriell verseucht.

Wenn zum Zähneputzen kein abgekochtes oder entkeimtes Wasser zur Verfügung steht, eignet sich statt dessen noch am besten ein Glas Tee, das überall erhältlich ist.

Achten Sie auch sonst auf peinliche Hygiene: häufig die Hände waschen – vor allem vor dem Essen, mit den Fingern nicht den Mund berühren oder die Augen reiben, keine Erde oder Gräser in den Mund kommen lassen!

In fast allen südlichen Ländern gilt die linke Hand als unrein, da traditionell zur Reinigung nach der Toilettenbenutzung verwendet. Passen Sie sich den Erwartungen der Einheimischen an: eine Begrüßung oder eine Berührung von Lebensmitteln oder Speisen mit der Linken gilt als äußerst unschicklich.

Trinkwasserdesinfektion

Die Herstellung von geeignetem Trinkwasser ist bei allen Reisen in Länder mit unzureichenden hygienischen Verhältnissen absolut notwendig. Die meisten Infektionen werden durch verseuchtes, unbehandeltes Wasser übertragen. Zur Wasserentkeimung gibt es vier Methoden.

Abkochen: Ganz klar die sicherste Methode, wenn auch für größere Wassermengen aufwendig und zeitraubend, da das Wasser mindestens fünf Minuten sprudelnd kochen muß. Für 1 l Wasser benötigt man etwa 1 kg Holz. Weil die Siedetemperatur von Wasser mit zunehmender Höhe sinkt, sollte es pro 1000 Meter über N. N. eine Minute länger kochen. Durch Abkochen wird auch stark verunreinigtes und trübes Wasser praktisch keimfrei gemacht. Trübes Wasser bleibt natürlich auch nach dem Kochen trüb.

Filtern: Als sehr sicher gelten auch spezielle Entkeimungsfilter aus Keramik, die so feine Poren haben, daß Verunreinigungen aller Art, einschließlich Bakterien (sogar einige Viren) zurückgehalten werden. Das Wasser ist somit frei von Schwebestoffen und keimfrei, es kann sofort getrunken werden.

Es gibt unterschiedlichste Systeme, vom Taschenfilter für den Rucksackreisenden (700 g Gewicht) über

Tropf- und Syphonfilter bis zum Kolbenpumpfilter für Expeditionen mit mehreren Personen. Die Anschaffung der Geräte ist nicht ganz billig (ab 50,– DM für das einfachste Syphonmodell bis zu mehreren 100,– DM für die aufwendigeren Systeme). Der Wasserdurchlauf durch den Filter ist systembedingt langsam, außerdem muß die Filterkerze von Zeit zu Zeit mit Hilfe einer Bürste gereinigt werden und nutzt sich dadurch ab. Für die Sicherheit der Methode lohnt der Aufwand auf alle Fälle. Sehr empfehlenswert sind in Deutschland die Filtersysteme der Firma Katadyn, 81825 München, Schäufelleinstr. 20. Dort bekommen Sie auch weiteres Informationsmaterial (weitere Filtersysteme von den Firmen Berkefeld in Celle, Seitz in Kreuznach und Schumacher in Bietigheim).

Elektrische anodische Oxydation: Nach diesem Prinzip arbeitet das »Filtron«-Gerät der Firma Fichtel & Sachs AG, Schweinfurt. Ein elektrischer Strom durchfließt das Wasser und tötet Bakterien (teilweise auch Viren) ab oder macht sie zumindest vermehrungsunfähig. Da das Prinzip nur sicher arbeitet, wenn eine ausreichende Menge Natriumchlorid im Wasser enthalten ist, sollte im Zweifelsfall etwas Kochsalz zugesetzt werden. Die Entkeimungsleistung des Gerätes ist außerdem beeinträchtigt, wenn das Wasser viele organische Schwebeteilchen (Schmutzstoffe) enthält. Die Desin-

fektionsleistung wird durch mehrfaches Filtrieren der Wassermenge deutlich erhöht. Das gereinigte Wasser hat systembedingt einen leichten Chlorgeruch.

Es gibt ein Taschengerät mit Batteriebetrieb von der Größe eines Rasierapparates sowie ein Gerät mit einem 20-l-Kanister. Dieses Gerät besitzt zusätzliche Schmutzwasserfilter und eine elektrische Pumpe und läßt sich stationär im Auto einbauen. Die Preise sind mit ca. 85,– DM bzw. 300,– DM ebenfalls nicht gerade niedrig.

Chemische Desinfektion: Die einfachste und praktischste Methode für den Rucksackreisenden ist die Desinfektion durch Zusatz chemischer Substanzen. Auf Bakterien wirken die angebotenen Desinfektionsmittel keimtötend, bei Viren ist die Wirkung jedoch nicht ausreichend sicher.

● Chlortabletten: Auch das Trinkwasser in Deutschland ist mit Chlor versetzt, allerdings in geringen Mengen. Die Wasseraufbereitung mit Chlortabletten führt dagegen zu einem deutlich ausgeprägten Chlorgeschmack. Eine Tablette (z. B. CHLORINA®) auf zehn Liter Wasser, etwa eine Stunde einwirken lassen. Vorsicht bei Chlorallergie!

● Silbersalze: Mit MICROPUR®-Tabletten läßt sich ausschließlich klares Wasser entkeimen, organische Schwebeteilchen in trübem Wasser schwächen die keimtötende Wirkung der Silberionen ab.

Die Einwirkzeit beträgt mindestens eine Stunde. Dieses Präparat ist vor allem gut geeignet, bereits gefiltertes oder abgekochtes Wasser über längere Zeit (bis zu sechs Monaten) keimfrei zu halten.

● Jodzusatz: Von der Anwendung von Jodtabletten (z. B. GLOBALINE®) oder dem früher häufig verwendeten Zusatz von zwei Tropfen Jodtinktur (2%ige Lösung) pro Liter Wasser sollte man Abstand nehmen. Allergische Reaktionen sind sehr häufig. Wirkungsweise und Wasserqualität entsprechen der Chlorierung.

● Inzwischen wird auch in Deutschland ein nach chemischem Prinzip arbeitender Wasserreiniger im Taschenformat angeboten (POCKET PURIFIER®). Er hat die Form eines langen Tablettenröhrchens, durch das Wasser nach dem Strohhalmprinzip direkt zum Trinken angesaugt wird. Die chemische Desinfektion erfolgt hier ebenfalls durch Jod, die mechanische durch einen Kohlefilter. Für jodempfindliche Menschen, Schwangere und Personen mit Schilddrüsenerkrankungen ist das Gerät nicht geeignet.

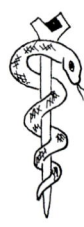

Erkrankungen, ihre Symptome und Behandlung

Hautkrankheiten

Sonnenbrand

Der Sonnenbrand ist eine Verbrennung der Haut durch ultraviolette Strahlen des Sonnenlichts. Man kann ihn grob in drei Stadien einteilen:

● Rötung der Haut mit Spannungsgefühl und Brennen, vor allem bei jeglicher Art von Berührung. Die oberflächlichen Hautschichten lösen sich später unter starkem Jukken ab.

Behandlung: BEPANTHEN®-Salbe dünn auftragen; weiche, nicht anliegende Baumwollkleidung tragen. Weitere Sonneneinwirkung vermeiden!

● Tiefere Verfärbung der Haut bis bläulich-rot, heftige Schmerzen und Bläschenbildung. Nach Eintrocknen der Blasen hebt sich die Haut in Fetzen ab.

Behandlung: Eine cortisonhaltige Salbe (TOPIFUG®) im Wechsel mit BEPANTHEN®-Salbe dünn auftragen.

● Blasenbildung wie beim zweiten Stadium, manchmal in Form richtiger Wasserkissen, dazu oft Schüttelfrost, Fieber und allgemeines Krankheitsgefühl. Diese Erscheinungen klingen nach zwei bis drei Tagen ab.

Behandlung: Bettruhe in einem schattigen Raum; wenn erträglich, mit einer leichten Decke aus Leinen oder Baumwolle zudecken. Bei starker Blasenbildung keine Salbe verwenden. Bei aufgeplatzten Blasen tägliche Wundreinigung; mit NEBACETIN®-Puder bestreuen und mit sterilen Kompressen abdecken. Die Blasen auf keinen Fall aufstechen oder aufschneiden! Das Wasserkissen und die unversehrte Blasenhaut stellen den besten Schutz vor Infektionen dar. In schweren Fällen Antihistamintabletten (TAVEGIL®, 2–3 Tabl. pro Tag).

Sonnenallergie

Manche der Sonne noch entwöhnte Haut reagiert auf intensive Sonnenbestrahlung allergisch. Es bilden sich auf nicht oder wenig geröteter Haut kleine Pickelchen bzw. Bläschen, die etwas jucken können.

Behandlung: Am besten fürs erste mit dem Sonnenbad Schluß machen, dünn mit SOVENTOL®-Gel eincremen. Die Haut am nächsten

Tag ruhig wieder der Sonne aussetzen, jeden Tag ein bißchen länger. Die Pickelchen werden ab dem vierten Tag mit großer Wahrscheinlichkeit nicht mehr auftreten.

schlag schmerzhaft wird. Nur bei solchen Überlagerungsinfektionen ist es nötig, mit antibiotischem Puder (NEBACETIN®) zu behandeln und die Stelle steril zu verbinden.

Schweißfrieseln

Ein Hautausschlag, der meist nur am Beginn eines Aufenthalts in heißem Tropenklima und bei starkem Schwitzen auftritt. Er bildet sich häufig an der Innenseite der Oberschenkel, an Ellen- und Kniebeugen, aber auch an Brust und Rücken. Besonders betroffen sind Hautpartien, denen Kleider direkt anliegen (Gürtelregion, Haaransatz beim Tragen von Hüten). Auf meist geröteter Haut stehen bis stecknadelkopfgroße Pickelchen bzw. Bläschen. Der Ausschlag juckt, kann auch nässen.

Behandlung: Am besten leichte, nicht anliegende Kleidung aus Baumwolle tragen. Da Coffein stark schweißtreibende Wirkung hat, Kaffee vorübergehend meiden. Wenn möglich, häufiger duschen und den Ausschlag ab und zu mit Hautpflegepuder bestreuen.

! Jeder Hautausschlag kann sich bakteriell infizieren. Dies ist dann der Fall, wenn die Rötung zunimmt, wenn die Haut anschwillt und sich heiß anfühlt, wenn sich Eiter bildet und der Aus-

Pilzerkrankungen

Haut- und Fußpilz

Auf feuchtwarmer und dadurch aufgeweichter Haut können sich Hautpilze gut vermehren – sie befallen deshalb vor allem die Füße, siedeln sich aber auch an anderen feuchten Hautpartien an (Achselhöhle, Leistenbeuge und Geschlechtsorgane). Da die Haut in tropischem Klima zur Regulierung des Wärmehaushalts ständig feucht ist, besteht die Gefahr einer Pilzinfektion (Mycose) dort in erhöhtem Maß. Häufigste Infektionsquellen sind etwa hölzerne Duschroste, in denen sich Pilze jahrelang halten können, aber auch Schwimmbäder, Handtücher oder direkter Hautkontakt. Beim Duschen in öffentlichen Kabinen sollten Sie deshalb möglichst immer Gummisandalen tragen. Zur Vorbeugung ein wenig Zitronensaft ins Waschwasser, denn die Pilze mögen das saure Milieu nicht.

● Der Fußpilz tritt meist zuerst zwischen den Zehen auf und breitet sich dann kreisförmig aus. Haut und Nägel quellen weißlich auf,

45

zwischen den Zehen können sich tiefe, zum Teil schmerzhafte Hautrisse bilden. Auch bei Pilzbefall anderer Hautschichten bilden sich weiße Ränder, die in Kreisform nach außen wachsen. Dort schält sich die obere Hornschicht der Haut ab, während das Zentrum zart gerötet erscheint.

Behandlung: *Clotrimazol*-Salbe (FUNGIZID – RATIOPHARM®) mehrmals täglich auftragen.

● Zu einer besonderen Art von Hautpilzerkrankung kommt es häufig in feuchtwarmem Klima und bei starkem Schwitzen. Die Haut von Brust, Hals, Nacken und oberem Rückenteil wird von leicht erhabenen, einzelnen oder auch zusammenfließenden rötlich-braunen Flecken befallen. Bei gebräunter Haut sind die Flecken heller als ihre Umgebung. Der Pilzausschlag kann nässen und sich entzünden. Er breitet sich in unangenehmer Weise über weite Hautbereiche aus.

Behandlung: Salizylhaltige Lösungen, in einigermaßen sortierten Apotheken auch in den Tropen erhältlich, sind etwa zehn Tage lang dünn mit einem Wattebausch auf die befallenen Hautstellen aufzutragen. Mit *Salizylsäure* werden die oberflächlichen Hornschichten der Haut und damit zugleich die Pilze abgeschält. Verlangen Sie in der Apotheke eine Lösung, in der ›Acidum salicylicum‹ enthalten ist. Sind

salizylsäurehaltige Lösungen nicht erhältlich, kann man die Behandlung auch mit *Clotrimazol*-Salbe vornehmen.

❗ Für die Behandlung aller Pilzerkrankungen gilt: Die Haut durch schweißaufsaugende Kleidung trocken halten und durch gut sitzende Unterkleidung vermeiden, daß Haut auf Haut anliegt.

Pilzbefall der Geschlechtsorgane

Es kommt zu weißlicher Abschuppung oder milchig-krümelndem Ausfluß, verbunden mit zum Teil heftigem Juckreiz. Bei Männern tritt häufig nur Juckreiz auf.

Behandlung: Scheide: Sechs Tage lang je eine *Clotrimazol*-Vaginaltablette einführen (Ausfluß durch Trichomonaden-Infektion vgl. S. 90). Männliches Glied: Clotrimazol-Salbe auftragen.

Gürtelrose

Die Gürtelrose ist ein oft in der Gürtelgegend oder am Brustkorb, aber auch an jeder beliebigen anderen Körperstelle auftretender Ausschlag mit pickligen Bläschen, die immer nur auf einer Körperhälfte erscheinen. Die Bläschen stehen gruppenförmig auf geröteter Haut, die betroffenen Stellen sind meist hochschmerzhaft. Die Schmerzen können den Ausschlag selbst, der schon nach fünf bis zehn Tagen abklingt, für Wochen überdauern.

Behandlung: Für die Zeit der heftigsten Schmerzen sollte ohne Bedenken ein Schmerzmittel eingenommen werden. Den Ausschlag selbst zum Schutz vor bakterieller Infektion mit antiseptischem Puder (NEBACETIN®) und leichtem Verband abdecken. Feuchte Kompressen sind angenehm.

Allergischer Ausschlag (Ekzem)

Das Ekzem ist durch Rötung, Bläschenbildung, Nässen, Verkrustung oder Schuppung der Haut gekennzeichnet, oft treten alle diese Stadien nebeneinander auf. Manchmal sind große zusammenhängende Hautpartien betroffen, oft erscheint ein pickliger Hautausschlag, fast immer mit starkem Juckreiz verbunden.

Es gibt kaum ein Nahrungsmittel, ein Medikament oder sonstige Stoffe, die keine allergische Körperreaktion hervorrufen können. So kommt es vor, daß der Verzehr größerer Mengen von Früchten (Ananas, Mango, Pfirsiche), deren Genuß zu Hause in kleinen Mengen problemlos möglich ist, zu heftigen Allergien führt. Ebenso können desinfizierende Zusätze zum Trinkwasser (z. B. Jodtabletten), Medikamente (z. B. Antibiotika) und andere chemische Stoffe juckende, oft lange anhaltende allergische Ekzeme auslösen. Das sogenannte ›Kontaktekzem‹ ist ein Ausschlag, der nach Kontakt mit bestimmten Stoffen, etwa Seifen, Pflegemitteln oder auch äußerlich angewendeten Medikamenten auftritt.

In der Regel gelingt es nur mit Hilfe eines langwierigen Ausschlußverfahrens, den allergieauslösenden Stoff herauszufinden. Wenn eine allergische Reaktion während der Reise auftritt, bedenken Sie alles, womit Sie neu in Berührung gekommen sind, und meiden Sie alle ungewohnten Substanzen (Nahrung, Medikamente, Salben, Waschmittel, Kosmetika, Seifen).

Behandlung: Cortisoncreme (TOPIFUG®) und SOVENTOL®-Gel im Wechsel dünn auftragen. Bei über den ganzen Körper verstreutem Ausschlag oder bei großflächigem Ekzem besser ein antiallergisches Mittel (TAVEGIL®, 2–3 × tägl. 1 Tabl.) einnehmen, äußerlich weiterhin mit SOVENTOL®-Gel behandeln. Eine großflächige Anwendung von Cortisonsalben sollte auf jeden Fall nur unter ärztlicher Aufsicht vorgenommen werden, weil die in der Salbe enthaltenen Hormone durch die Haut aufgenommen werden und auf den ganzen Körper wirken.

Antiallergische Tabletten machen meist müde und sind deshalb vor allem für die Nacht gut geeignet, da der Juckreiz nachts besonders quälend ist. Nässende Ekzeme zur Verhinderung bakterieller Infektionen mit antiseptischem Puder (NEBACETIN®) bestreuen!

Furunkel/Karbunkel

Der Furunkel ist eine eitrige Haarbalgentzündung unter Beteiligung der umgebenden Hautgebiete (Rötung, Schwellung, Schmerzhaftigkeit). Normalerweise entsteht ein Eiterknötchen, das sich nach Einschmelzen der Haut nach außen entleert. Wenn dieser Prozeß zu spät oder gar nicht stattfindet, kann der Eiter in das umgebende Gewebe und in die Blutbahn eintreten und zu Fieber und Störungen des Allgemeinbefindens führen.

Besonders bei einem Karbunkel (ein großer, schmerzhafter Furunkel im Nacken oder in der oberen Rückenregion) tritt diese Komplikation häufig auf.

Behandlung: Vor allem niemals daran herumdrücken, aufstechen oder ähnliche Manipulationen vornehmen. Antibiotische Salbe (FU-RACIN-SOL®) auftragen und mit Pflaster abdecken.
● Bei einem Karbunkel oder einem großen Furunkel zusätzlich Antibiotica-Tabletten einnehmen *(Doxycyclin)*. Bei allen Karbunkeln, aber auch bei Furunkeln, die nicht

in wenigen Tagen von selbst aufbrechen, oder bei Auftreten von Fieber sofort einen Arzt aufsuchen. Die Haut muß unter Betäubung aufgeschnitten und der Eiter abgeleitet werden.
● Ganz besonders vorsichtig sollte man bei einem Furunkel im Gesichtsbereich sein, da bei Einbruch des Eiters in die Blutbahn die Gefahr einer Gehirnhautentzündung besteht. Strenge Bettruhe und in jedem Fall einen Arzt aufsuchen! Bei Wangen- und Lippenfurunkeln sprechen und kauen möglichst vermeiden.

Schweißdrüsenabszeß

Diese eitrige Entzündung in den Schweißdrüsengängen der Haut, die einem Furunkel ganz ähnlich sieht, tritt meist in der Achselhöhle, prinzipiell aber auch an anderen Körperteilen auf. Ein Schweißdrüsenabszeß äußert sich in schmerzhafter, geröteter Schwellung, z. B. in der Achsel: ein Krankheitsbild, das den Betroffenen für einige Tage reiseunfähig machen kann.

Behandlung: Zunächst wie beim Furunkel mit Zugsalbe und einer antibiotischen Salbe (FURACIN-SOL®). Wenn Schwellung und Entzündung trotzdem anwachsen, sollte der Arm in einer Armschlinge ruhiggestellt werden (vgl. Abb. 1). Darüber hinaus müssen jetzt Antibiotika-Tabletten für mindestens sechs Tage eingenommen werden, und es sollte unbedingt ein Arzt aufgesucht werden.

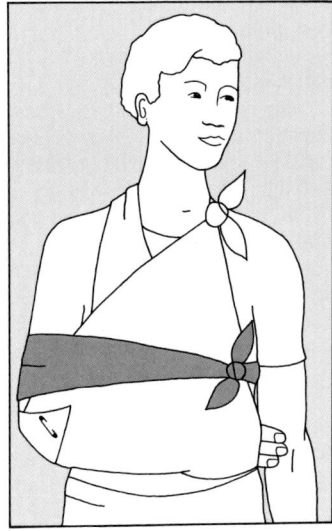

Abb. 1 Armschlinge mit zwei Dreieckstüchern zur Entlastung von Schultern und Arm

! Bei allen Hauterkrankungen, auch bei eitrigen Ausschlägen, Furunkeln und Abszessen braucht man – wenn nicht Bettruhe erforderlich ist – auf ein Bad im Meerwasser nicht zu verzichten. Das Baden in Süßwasser sollte man generell, im Falle einer Hauterkrankung jedoch unbedingt vermeiden.

Fieberbläschen (Herpes simplex)

Dieser harmlose Bläschenausschlag, meist an der Lippe oder um Mund und Nase, manchmal an den Geschlechtsorganen, tritt häufig in Zusammenhang mit einer fieberhaften Erkrankung, mit intensiver Sonneneinwirkung auf das Gesicht oder auch nach dem Genuß ungewohnter Speisen auf.

Die Bläschen stehen in kleinen Gruppen auf geschwollener Haut, nach Aufplatzen bilden sich oft blutige Schorfe. Es kommt dabei meist zu schmerzhafter Anschwellung der Lymphknoten der Umgebung. Im allgemeinen verläuft die Abheilung der Fieberbläschen ohne größere Komplikationen.

Behandlung: VIRUDERMIN®-Gel (nur in Europa erhältlich, weltweit ZOVIRAX®) gleich zu Beginn vor Aufplatzen der Bläschen mehrmals täglich auftragen. Das Gel verhindert ein weiteres Aufblühen des Ausschlages und führt zu rascherem Abklingen.

● Herpesbläschen an den Geschlechtsteilen: vgl. S. 89.

Mundschwamm (Aphten)

Aphten sind schmerzhafte, kleine Entzündungen der Mundschleimhaut. Auf der Innenseite der Wangen, den Lippen, auf der Zunge und dem Zahnfleisch entstehen oberflächliche Geschwüre mit einem leicht erhöhten, gelblichen Rand, umgeben von einer stark geröteten Zone. Die Geschwüre überziehen sich nach kurzer Zeit mit einem gelblich-grauen Belag und behindern durch ihre Schmerzhaftigkeit in den ersten drei bis vier Tagen fast jegliche Aufnahme fester Speisen. Es kann leichtes Fieber, verbunden mit allgemeinem Krankheitsgefühl, bestehen. Etwa nach dem fünften Tag lassen die Beschwerden nach, die Aphten heilen auch unbehandelt ohne Narbenbildung ab.

Den Erreger dieser Krankheit, die einmalig, aber auch wiederholt auftreten kann, hat man noch nicht mit Sicherheit festgestellt. Ob es sich um dasselbe Virus handelt, daß die Fieberbläschen (Herpes simplex) verursacht, ist bisher noch nicht erforscht.

Behandlung: In den ersten Tagen mit einem Strohhalm flüssige Nahrung zu sich nehmen, z. B. Bouillon, Suppe, dünnen Pudding oder Kakao. Eine spezielle Behandlung gibt es allerdings nicht, doch unterstützen Spülungen und Gurgeln mit warmer Kamillelösung den Heilungsprozeß.

! Es besteht Ansteckungsgefahr! Deshalb nach Möglichkeit keine gemeinsamen Trinkgefäße oder Bestecke verwenden.

Orientbeule

Der Einzeller *Leishmania tropica* (vgl. S. 108) wird durch den Stich einer Sandfliegenart übertragen und ruft, meist an unbedeckten Körperteilen wie Armen, Beinen und Gesicht, ein münzgroßes Geschwür, die Orientbeule, hervor. Infektionsgefahr besteht in Südeuropa, Kleinasien, im Nahen Osten, in Indien, West- und Ostafrika.

Nach einer Inkubationszeit von drei bis sechs Wochen kommt es zur Ausbildung eines braun-roten Knotens, der geschwürig zerfällt. Die Geschwüre sind von einem wallartigen Rand umgeben, manchmal von weiß-grauen Schuppen umsäumt. Die Lymphknoten der Umgebung schwellen schmerzhaft an. Nach Abheilung bleibt eine flach eingesunkene, im Gesicht oft unschöne Narbe zurück.

Behandlung: Eine Behandlung beschleunigt den Heilungsprozeß (etwa ein Jahr), doch heilt das Geschwür ebenso, wenn auch sehr langsam, unbehandelt ab. Für eine schnellere Heilung und bei mehrfachem Befall wird eine Behandlung mit *Antimon*-Präparaten unter ärztlicher Kontrolle empfohlen.

Insektenstiche

● Moskitostiche sind sehr lästig, in der Regel jedoch harmlos, solange sich die Einstichstelle nicht infiziert. Wenn der Juckreiz nicht anders zu ertragen ist, sollten Sie nicht direkt auf der Einstichstelle kratzen, sondern ein wenig daneben (was fast genauso gut tut!). Ein schmutziger Fingernagel trägt sehr schnell Infektionen in die verletzte Hautstelle. Auf stark juckende Stiche kann man SOVENTOL®-Gel auftragen.

Vorbeugung: Der einzig sichere Schutz ist ein gut angebrachtes Moskitonetz (Maschenbreite 1 mm). Ein solches Netz kann man aus einfachem Synthetik-Fensterstore auch selbst herstellen. Synthetik eignet sich in diesem Fall besser, weil Baumwolle leicht feucht und dann zusammengepackt sporig wird. Das Netz muß sorgfältig, am besten unter der Matratze, eingeschlagen und vorher auf bereits vorhandene Eindringlinge und auch auf Löcher (in Hotels) abgesucht werden.

● Bienenstiche sollte man ebenso wie Wespen- oder Hornissenstiche nach der Entfernung des eventuell zurückgebliebenen Stachels sofort mit SOVENTOL®-Gel bestreichen oder mit feuchten Umschlägen kühlen. Bei einer ausgeprägten allergischen Reaktion (Anschwellen der Umgebung des Stiches oder sogar eines ganzen Gliedes) zusätzlich für ein bis zwei Tage Antihistamin-Tabletten (TAVEGIL®, bis zu 3 × tägl. 1 Tablette) einnehmen.

Quallenkontakt

Das Gift, das Quallen bei der Berührung ihrer Tentakeln freisetzen, gleicht dem Wespengift, die Symptome sind ähnlich. Bei den meisten Arten kann es nur zu Rötung und juckender Quaddelbildung, mitunter zu Schüttelfrost, Fieber und allergischen Reaktionen kommen. Wirklich gefährlich ist dagegen die Kastenqualle, die hauptsächlich vor Nordaustralien auftritt. Kontakt mit ihren Tentakeln kann im schlimmsten Falle durch Atemlähmung und Herzrhythmusstörungen tödlich sein. Bei Verdacht sofort ein Krankenhaus aufsuchen!

Behandlung: Kleinere Reizungen werden mit SOVENTOL®-Gel behandelt. Auch kalte Umschläge mit Kamillenlösung lindern den Schmerz und unterstützen die Heilung. Bei größeren Quallen oder wenn Reste der Tentakeln zurückgeblieben sind, kann man das Gift mit Haushaltsessig neutralisieren. Bei stärkeren Reaktionen muß mit Antihistamin-Tabletten (3 × tägl. 1 Tabl.) behandelt werden. Wenn es sich um schwache Menschen oder Kleinkinder handelt, sollte ein Arzt konsultiert werden.

Nagelwallentzündung

Durch kleine Verletzungen des Nagelbettes können Keime oder Pilze eindringen und zunächst zu einer einfachen, oberflächlichen Infektion führen. Zu einer unangenehmen Komplikation kommt es, wenn die Entzündung sich entlang des Nagelrands unter den Nägeln ausbreitet und vereitert (Umlauf). Die Ansammlung von eitrigem Sekret verursacht, da kein Abfluß möglich ist, starke, klopfende Schmerzen.

Behandlung: Den betroffenen Finger (oder Zeh) zwei- bis dreimal täglich abwechselnd in heißer Seifenlauge und Kamillentee für jeweils zehn Minuten baden. Mit antibiotischer Salbe und Mullverband abdecken. Auf diese Weise kann es von allein zum Eiterdurchbruch und dadurch zur Abheilung kommen.

Dringt die Infektion jedoch tiefer in den Finger oder Zeh vor, so besteht die Gefahr, daß die Eiterung auf Sehnen und Knochen übergreift. Bei Anhalten oder Fortschreiten der Entzündung mit klopfenden Spannungsschmerzen und Schwellung, Hitze und Rötung des ganzen Endgliedes muß die Stelle vom Arzt aufgeschnitten und der Eiter nach außen abgeleitet werden.

Hautparasiten

Verlausung oder sonstiger Befall mit Ungeziefer ist in Ländern mit einwandfreier Hygiene selten geworden. Aber auch hier sieht man Krätze und Verlausung häufiger, als man annehmen möchte. Bei Reisen in außereuropäische, gar tropische Länder begegnet man diesen Krankheitsbildern sehr oft. Gerade der Reisende, der dort mit öffentlichen Verkehrsmitteln unterwegs ist, läuft durchaus Gefahr, kleine ›Haustiere‹ dieser Art aufzufangen. Bei der Entdeckung mag man möglicherweise in eine gelinde Panik geraten – wirklich nicht nötig: Bei richtiger Behandlung sind Sie die Parasiten in zwei bis drei Tagen wieder los!

Läuse

Kopfläuse

Die Kopflaus ist etwa 3 mm lang und klebt ihre Eier (Nissen) nahe der Kopfhaut an den Haarschaft. Die weißlich-grauen, etwa 0,5 bis 1 mm großen Nissen rücken mit dem Haarwachstum allmählich vom Haarboden weg. Wie bei allen Läusearten saugen die nach zehn Tagen geschlüpften Larven und das ausgewachsene Tier etwa alle zwei bis drei Stunden Blut. Die Speichelfermente, die beim Biß in die Haut gelangen, erzeugen einen langandauernden Juckreiz. Oft wird die Kopfhaut an vielen Stellen aufgekratzt, es entstehen kleine Blutungen, Krusten und sogar Eiterherde, wenn sich die Verletzungen infizieren. Ohne Behandlung kann sich das Haar unentwirrbar verfilzen.

Behandlung: Unter einem dicht geschlossenen Kopfverband (am besten eine Bademütze) den Kopf mit JACUTIN®-Emulsion tränken, und zwar an drei aufeinanderfolgenden Nächten. Am anderen Morgen den Kopf mit warmem Essigwasser (2 Eßl. Essig auf 1 l Wasser) waschen. Anschließend mit einem feinen Kamm die Nissen von den Haaren streifen. Kopfläuse sind keine Krankheitsüberträger, können aber sehr hartnäckig sein.

Kleiderläuse

Die Kleiderlaus befällt nicht den Menschen selbst, sondern seine Kleider – ihre Nissen klebt sie an die Fäden der Kleidungsnähte. Die Larven schlüpfen nach zehn Tagen; die Lebenszeit der Läuse auf dem Wirt beträgt etwa 35 Tage, wobei es zu rascher und enormer Vermehrung kommt. Die Bisse rufen heftigen Juckreiz und Quaddelbildung hervor und massieren sich vor allem dort, wo Kleider der Haut dicht aufliegen (Gürtelbereich, Kragen, Brust, Leistenbeugen). Auch hier können durch heftiges Kratzen kleine Verletzungen und Schürfungen der Haut, Vereiterungen und Krusten entstehen. Es bleiben kleine Närbchen oder auch Über- bzw. Unterpigmentierungsflecken zurück. Die Kleiderlaus überträgt Fleckfieber, Rückfallfieber und Wolhyn'sches Fieber (vgl. S. 104).

Behandlung: Kompletter Kleiderwechsel und gründliche Reinigung der Haut nach einem genauen Absuchen auf Läuse. Die Wäsche fünf Minuten über 50° C erhitzen – das tötet die Eier und die ausgewachsenen Parasiten sicher ab.

Filzläuse

Die Filzlaus ist kleiner (2 mm) als die Kopf- oder die Kleiderlaus und von schildförmiger Gestalt. Auch sie legt Nissen am Haar ab. Die Läuse sitzen meist im Bereich der Schambehaarung, können aber auch den Körper hinauf in Achselhöhlen, Bart, Augenbrauen, Nakken (Haaransatz) und Wimpern gelangen. Die Übertragung erfolgt meist durch intimen Kontakt, aber auch über Toiletten und Bettwäsche.

Die Stiche der Filzlaus jucken nicht übermäßig, so daß die Verlausung oft einige Zeit unbemerkt bleibt. Mit dem Speichel der Laus gelangt ein Ferment in die Bißstelle, das den roten Blutfarbstoff zu einem blaugrünen Produkt umwandelt. Diese dunklen oder häufig blauschwarzen Flecken der Haut werden in der Regel als erstes bemerkt.

Behandlung: Zuerst die betroffenen Körperregionen absuchen und die Läuse, soweit man sie sieht, mit der Pinzette entfernen. Danach drei Tage mit JACUTIN®-Emulsion behandeln und 48 Stunden einwirken lassen (keine Dusche). Die Behandlung muß so lange fortgesetzt werden, bis alle Nissen geschlüpft sind, kann jedoch durch eine Totalrasur der betroffenen Stellen beschleunigt werden.

Bettwanzen

Bettwanzen sind etwa 5 mm lang, die Männchen jedoch kleiner. Nur die in nüchternem Zustand flachen, gelblich-durchsichtigen Weibchen saugen Blut und treiben dann dunkel auf. Wanzen sind ausgesprochen lichtscheu, verkriechen sich tagsüber in dunkle Ritzen und Matratzen, Möbel, Bettgestelle, hinter Bilder und Wandlampen und werden erst nachts aktiv. Wie bei allen Hautparasiten erzeugt das Speichelferment nach dem Biß Juckreiz und starke Quaddelbil-

dung, manchmal sogar Bläschen. Die Stiche können über Tage jukken. Bei Menschen, die über lange Zeit nachts von Wanzen attackiert werden, flauen Juckreiz und Hautreaktion immer mehr ab, so daß zuletzt nichts mehr von der Anwesenheit der Wanzen bemerkt wird (es handelt sich um einen Immunisierungsvorgang). Die südamerikanischen Raubwanzen (3 cm groß) übertragen die Chagas-Krankheit (vgl. S. 107 f.).

Behandlung: Bisse mit Antihistamingel bestreichen (SOVENTOL®). In dubiosen Unterkünften empfiehlt es sich, auf Wanzensuche zu gehen und gegebenenfalls Insektenspray anzuwenden. Gegen alle nicht in Bett- und Matratzenritzen sitzenden Wanzen schützt auch ein gut angebrachtes Moskitonetz.

Flöhe

Flöhe sind auf ihre Wirte spezialisiert und wechseln sie nur ausnahmsweise. So kann der Hundefloh kurzfristig auf den Menschen übergehen. Flöhe können Infektionskrankheiten übertragen; der Floh der Ratte beispielsweise verbreitet die Pest.

Der Menschenfloh ist bis zu 4 mm lang und kann mit seinen ausgezeichneten Sprungbeinen bis zu 50 cm hoch und 60 cm weit springen. Flöhe werden daher auch ohne engeren Kontakt in öffentlichen Verkehrsmitteln, Kinos, Theatern oder Kneipen übertragen. Die Flohstiche – oft mehrere nebeneinander, die sogenannte ›Flohleiter‹ – rufen Juckreiz, Quaddelbildung und manchmal Bläschen hervor und sitzen fast immer an kleiderbedeckten Körperstellen.

Behandlung: Stiche mit Antihistamin-Gel bestreichen (z. B. SOVENTOL®). Verflohte Kleidung, Unterwäsche und Bettwäsche wechseln und heiß waschen.

Krätze/Milben

Die Krätze, ein Parasitenbefall der Haut mit Milben, ist in den letzten Jahren weltweit wieder häufiger geworden. Während die Männchen bald nach der Begattung absterben, bohren sich die Weibchen in die Hornschicht der Haut ein und graben parallel zur Hautoberfläche Gänge von 5 mm pro Tag, in die sie ihre Eier legen. Die nach drei bis fünf Tagen geschlüpften Larven entwickeln sich in etwa drei Wochen zur ausgewachsenen Milbe, die nachts in der Bettwäsche die Haut verläßt. Eine Übertragung von Mensch zu Mensch findet daher meist nachts statt. In Asien ist die sogenannte Laufmilbe Überträger der Rickettsie, einer Bakterienart, die etwa das Tsutsugamushi-Fieber verursacht (vgl. S. 104).

Symptome: Der Befall führt zu heftigem Juckreiz, besonders in der Nacht, wenn die Milbe sich regt. Durch heftiges Kratzen und Infektionen der Gänge bilden sich Pusteln und Krusten. Befallen werden hauptsächlich die Zwischenfingerspalten und Ellbeugen, die vordere Achselfalte bis zur Brust, Nabel- und Gürtelbereich sowie die inneren Fußränder und die Zehenzwischenräume. Rücken, Nacken und Kopf bleiben meist frei.

Behandlung: JACUTIN®-Emulsion über mehrere Tage in die Haut einmassieren.

Zecken

Die Zecke läßt sich von Bäumen oder Sträuchern auf vorbeistreifende Tiere wie Menschen fallen und bohrt sich in die Haut ein. Häufig wird man auf den Blutsauger erst nach ein bis zwei Tagen durch leichtes Brennen oder Juckreiz aufmerksam und findet ihn vollgesogen, braunschwarz und fest in der Haut haftend auf einem meist, schon etwas geschwollenen, geröteten Hof.

● Die Schildzecke, eine Zeckenfamilie mit vielen Unterarten wie etwa dem Holzbock, kommt hauptsächlich in feuchten Gebieten der nördlichen Hemisphäre vor. In den USA übertragen diese

Parasiten die sogenannte ›Lyme disease‹, eine seltene, durch Bakterien hervorgerufene Fieberkrankheit. Schildzecken sind außerdem Virusüberträger der sogenannten Frühsommer-Meningo-Enzephalitis (FSME), einer bestimmten Form der Gehirnhautentzündung. Bei Reisen in Risikogebiete sollte eine FSME-Impfung erwogen werden (vgl. S. 23).

Die FSME-Infektion macht sich mit folgenden **Symptomen** bemerkbar: Einige Tage bis zu vier Wochen nach Zeckenbiß treten Abgeschlagenheit, Fieber (unter 39 °C), Kopf-, Kreuz- und Gliederschmerzen wie bei einem Grippeinfekt auf. Diese Erscheinungen klingen innerhalb einer Woche wieder ab, und oft ist damit alles überstanden. Eine Gehirnhautentzündung liegt dann vor, wenn es zu schweren Krankheitserscheinungen mit hohem Fieber (über 39 °C), starken Kopf- und Rückenschmerzen sowie Nackensteife, eventuell auch Lähmungserscheinungen kommt. Bei unklaren Beschwerden in der Folge eines Zeckenbisses muß auf alle Fälle ein Arzt aufgesucht werden.

● Lederzecken kommen in trockenen Gebieten vor. Sie befallen den Menschen nur kurzzeitig und nachts, dabei übertragen sie häufig das Afrikanische Rückfallfieber (vgl. S. 104 f.).

Behandlung: Niemals versuchen, die Zecke ohne Vorbehandlung abzureißen, da der Kopf mit ziemlicher Sicherheit in der Haut steckenbleibt und sich entzündet. Man entfernt den Holzbock nach Auftragen von Öl oder Petroleum. Das Tier muß von der Flüssigkeit vollständig bedeckt und damit von jeglicher Luftzufuhr abgeschnitten sein. Nach zehn Minuten ist es möglich, die Zecke mit einer Pinzette als Ganzes zu entfernen.

Ist durch falsches Handhaben der Kopf bereits in der Haut steckengeblieben, bitte keine weiteren Manipulationen durchführen! Eine örtliche Entzündung, die mit großer Wahrscheinlichkeit entsteht, bildet sich nach Tagen meist von allein zurück. Starke entzündliche Reaktion oder Abszeßbildung sind Anlaß zu einem kleinen operativen Eingriff durch den Arzt.

Sandfloh

Der Sandfloh ist im tropischen Amerika, Afrika und in Indien beheimatet. Unter den Zehennägeln, zwischen den Zehen oder an den Fersen dringt der Parasit in die Haut ein, schwillt durch Blutsaugen an und stößt durch die Hautöffnung seine Eier ab. Der Befall zeigt sich in der Ausbildung eines kleinen Knötchens mit einer zentralen Öffnung, in der man den Floh gelegentlich noch sieht. An der durchbohrten Hautstelle treten Juckreiz, eitrige Infektionen in

Form von Pusteln und Furunkeln sowie Schmerzen auf. Zur Vorbeugung in den Tropen niemals barfuß gehen!

Behandlung: Wird der Floh rasch bemerkt, kann man ihn mit einem benzingetränkten Tupfer oder einem dicken Öltropfen über der Öffnung abtöten und danach mit einer sterilen, ausgeglühten Nadel oder Pinzette entfernen. Wenn dies nicht mehr möglich ist, kommt es zu geschwürigem Zerfall des Knötchens, so daß ein chirurgischer Eingriff notwendig wird. Nicht vergessen, den Tetanus-Impfschutz aufzufrischen, wenn die letzte Impfung entsprechend lange zurückliegt!

Blutegel

Der Blutegel ist mit über 300 Arten (0,5–30 cm lang) weltweit verbreitet. Er lebt in stehenden Gewässern und auf feuchter Erde und wird besonders während der Monsunzeit in tropischen Ländern eine echte Plage. Das wurm- oder eiförmige Tier trägt am Kopfende einen Saug- und Haftnapf, in dem sich drei Hornkiefer mit Zähnchen befinden. Der Parasit befällt zum Blutsaugen Menschen und Tiere. Mit dem Speichel des Egels wird das Hirudin in die Wunde gebracht, ein Ferment, das die Blutgerinnung verhindert.

Behandlung: Nach Befall den Kopf des Tieres sofort mit einer hochkonzentrierten Salzlösung, Alkohol oder Essig einreiben. Auch der Kontakt mit Hitze (Streichholzflamme oder eine glühende Zigarette) führt zum Ablassen des Egels. Die Wunde noch ein wenig ausbluten lassen, danach mit Mulltupfern einen festen Druckverband anlegen, weil es wesentlich länger blutet als bei einer gewöhnlichen Verletzung (bis zu 10 Stunden). Wenn nötig, Tetanus-Impfung auffrischen.

Gnitzen

Gnitzen (Bartmücken) sind kleine, dunkelgefärbte Blutsauger (0,5–2 mm), die meist in Mengen auftreten und nur tagsüber stechen. Ihre medizinische Bedeutung liegt in der Übertragung von verschiedenen Filarien (s. u.). Ihre Stiche hinterlassen heftigen Juckreiz, bei sensiblen Menschen allergische Quaddelbildung. Die Abwehr ist schwer, denn die Tiere schlüpfen selbst durch die gebräuchlichen Moskitonetze. Guten Schutz bietet jedoch die Verwendung insektenabwehrender Mittel (AUTAN®). Die Stiche mit einem antiallergischen Gel (SOVENTOL®) einreiben!

Filariosen

Unter dem Begriff Filariosen werden Infektionen mit Fadenwürmern (Filarien) zusammengefaßt. Die Würmer vermehren sich im Menschen durch Larven, den sogenannten Mikrofilarien, die von blutsaugenden Insekten aufgenommen und übertragen werden. Nach dem jeweiligen Krankheitsbild werden die ›Elephantiasis‹ (Aufschwellung von Gliedmaßen im Spätstadium), die ›Wanderfilarie‹ (wechselnde Schwellung an verschiedenen Gliedmaßen) und die ›Flußblindheit‹ (Hornhauttrübung im Spätstadium) unterschieden.

Elephantiasis

Diese Form der Filariose (lymphatische Filariose) wird durch die Wurmparasiten *Wuchereria* und *Brugia malayi* hervorgerufen und kommt im feuchttropischen Afrika sowie in den Küstenzonen und Flußniederungen Süd- und Mittelamerikas (besonders in Südmexiko und Guatemala) sowie Südostasiens (Indien bis Nordaustralien) vor. Sonderbarerweise können die Mikrofilarien dieser Arten nur nachts im Blut der Erkrankten nachgewiesen werden, so daß man vermutet, daß auch die Übertragung nur in der Nacht stattfinden kann.

Symptome: Die herangewachsenen Parasiten befallen Lymphgefäße oder Lymphknoten und verursachen dort unter Fieber schmerzhafte Entzündungen, die mit Lymphknotenschwellungen sowie anfänglichem Juckreiz einhergehen und später zur Verlegung der Lymphbahnen führen. Ein besonders typisches, frühes Krankheitszeichen sind bei Männern Hodenschmerzen, im allgemeinen auch Entzündungen der Lymphgefäße, die von geschwollenen Leisten- oder Achsellymphknoten ausgehen, also in umgekehrter Richtung als bei der Blutvergiftung. Spätere Folgen sind unförmige Schwellungen einzelner Körperteile (Arme, Beine oder äußere Geschlechtsteile), die durch eine entzündliche Verstopfung der Lymphwege hervorgerufen werden.

Wanderfilarie (Loasis)

Der Wurmparasit Loa Loa kommt ausschließlich im afrikanisch-tropischen Regenwald vor, wo er von bestimmten Bremsenarten übertragen wird. Die Larven (Mikrofilarien) sind auch tagsüber im Blut nachweisbar. Die Würmer können bis zu 7 cm lang werden. Sie wandern ins Unterhautzellgewebe, wo sie circa vier bis zwölf Monate nach der Infektion die charakteristischen Beulen (›Kalabar-Schwellungen‹ oder ›Kamerun-Schwellungen‹) verursachen.

Symptome: Die Schwellungen sind prall-elastisch mit einem Durchmesser von 2–8 cm, oft gerötet, sie jucken oder schmerzen häufig. Charakteristisch ist, daß die Beulen einige Tage oder auch nur Stunden bestehen, dann verschwinden, um an einer anderen Körperstelle erneut aufzutauchen. Sie erscheinen häufig an den Knöcheln, den Handgelenken und im Gesicht, können jedoch auch am Rumpf auftreten. (Der Ort der Schwellungen kennzeichnet jedoch nicht unbedingt den augenblicklichen Sitz der Parasiten.) Die Würmer wandern manchmal in die Bindehaut der Augen, was mit heftigen Schmerzen, Tränenfluß, Juckreiz und krampfhaftem Lidschluß verbunden ist.

Flußblindheit (Onchocercose)

Die Filarienart Onchocerca ist im tropischen Afrika (vor allem Westafrika) und in Süd- und Zentralamerika sowie in Indien verbreitet. Die weiblichen Würmer können bis zu 50 cm (!) lang werden. Überträger und Zwischenwirt ist die Kriebelmücke, die auf Wasserläufen brütet. Der ausgewachsene Parasit macht sich mit meist schmerzlosen, erbsen- bis haselnußgroßen Knoten in der Haut bemerkbar, meist an Stellen, die dicht auf den Knochen aufliegen (Beckenkamm, Schienbein, Knöchel). Die Knoten bestehen aus einer Bindegewebshülle, in der die aufgerollten, ausgewachsenen Würmer liegen. Es sind aber mehr die winzigen Larven und ihre Ausscheidungsprodukte, die die Beschwerden verursachen.

Symptome: Anfänglich kommt es zu den Zeichen einer Dermatitis, chronischer Entzündung der Haut an Rumpf, Gesäß und Oberschenkel mit starkem, quälendem Juckreiz. Die Larven können darüber hinaus auch in die Vorderkammer des Auges einwandern und dort zu Hornhauttrübung und -entzündung und im weiteren Verlauf dann zur Erblindung führen (Flußblindheit).

Behandlung: Nach Aufenthalten in Risikogebieten sollte man sechs Wochen nach der Rückkehr bei einem tropenmedizinischen Institut eine Kontrolluntersuchung vornehmen lassen. Filariosen können mit *Ivermectin* behandelt werden. Zur Vorbeugung sollte in den Infektionsgebieten ein intensiver Insektenschutz betrieben werden.

Medinawurm (Drakunkulose)

Infektionsgefahr durch den Medinawurm (Drakunkulus) besteht in relativ regenarmen Gebieten Afrikas (Westafrika, Südsudan, Nordkenia), im Nahen Osten (Iran, Saudi-Arabien, Jemen) und in Asien (Pakistan, Indien).

Die Übertragung auf den Menschen erfolgt durch unbehandeltes

Trinkwasser, in dem winzige, mit bloßem Auge unsichtbare Krebse Zwischenwirte der Wurmlarven sind. Die Larven durchbrechen die Darmwand, wandern durch die Bauchmuskulatur in das Unterhautgewebe des Rumpfes, meist der Beine, und wachsen dort innerhalb eines Jahres zu Würmern heran. Die Weibchen sind etwa 2 mm dick und bis zu 1 m lang. Der Wurm durchbohrt die Haut, um seine Larven abzustoßen, was vor allem dann geschieht, wenn die Hauttemperatur, etwa im Wasser, sinkt. Später stirbt der im menschlichen Gewebe liegende Wurm ab; die Larven werden wiederum von ihren Zwischenwirten aufgenommen.

Symptome: Die Hautbereiche über dem Wurm können stark jucken und brennen. Bevor der Wurm zur Larvenablage die Haut durchstößt, kommt es bei 30–80 % der Befallenen zu schweren allergischen Reaktionen in Form von Schwindel, Atemnot, Erbrechen, Fieber und juckendem Hautausschlag. Dort, wo der Wurm die Haut von innen durchbricht, entsteht zunächst unter Jucken und brennendem Schmerz eine Blase, die sich nach etwa 3 Tagen öffnet und dann in ein rundes Geschwür übergeht, in dessen Mitte der Wurmkopf sichtbar wird. Das Geschwür heilt in den folgenden Tagen vom Rande her zu, bis nur die kleine Öffnung um den Wurmkopf übrig bleibt.

Behandlung: Die Einheimischen entfernen den Wurm, indem sie ihn nach Erscheinen an der Hautoberfläche langsam über ein bis zwei Wochen auf ein Hölzchen aufwickeln. Schneller und sicherer geht es, wenn der Arzt nach Einspritzen eines örtlichen Betäubungsmittels und einer wurmtötenden Lösung die Entfernung vornimmt. Zusätzlich wird die Einnahme von *Metronidazol* (z. B. ARILIN®) empfohlen.

! Reißt bei Eigenmanipulation der Wurm ab, so kann es zu schweren Entzündungen kommen.

Fliegenmaden (Myiasis)

Die Larven mancher Fliegenarten, etwa der Tumbu-Fliege, dringen in die Haut ein und reifen dort in einigen Tagen heran. Die Tumbu-Fliege kommt in der Subsahara-Region vor, aber auch im Süden Spaniens. Sie legt ihre Eier an Stellen ab, die mit Urin und Kot verschmutzt sind, auf verschmutzte oder am Boden trocknende Kleider. Vorbeugend sollten die Kleider nach dem Trocknen beidseitig gebügelt oder in geschlossenen Räumen getrocknet werden. Zu Beginn der Larvenentwicklung finden sich an den Armen, dem Rücken oder anderen von Kleidern bedeckten Körperstellen kleine Knötchen, die sich zu erbsengroßen Geschwüren entwickeln können.

Behandlung: Die Therapie besteht darin, den unter der Haut liegenden reifen Larven durch Öl-, Vaseline- oder Glycerinbeschichtung des Geschwürs die Sauerstoffzufuhr abzuschneiden. Dadurch werden die Larven gezwungen, sich auf der Haut herauszuwinden, so daß der verbleibende Restkörper leicht herausgedrückt werden kann.

Ein Zerreißen der Larvenkörper sollte unbedingt vermieden werden, da schwere Entzündungen die Folge sein können. Frühere Entwicklungsstadien kann man heranreifen lassen und dann entsprechend behandeln.

Augenkrankheiten

Bindehautentzündung

Eine entzündliche, schmerzhaft brennende Rötung der Augenbindehaut kann durch einen Fremdkörper, durch Luftzug oder Schwimmen unter Wasser mit offenen Augen hervorgerufen werden. Allergische Reaktionen gehen häufig ebenfalls mit Bindehautentzündungen einher. Sie ist meist verbunden mit Tränenfluß und Lichtempfindlichkeit. An den Lidrändern können schmierige Krusten haften.

Behandlung: Drei bis viermal täglich einige Tropfen REFOBACIN® in die Augen geben. Hierzu das Unterlid vom Augapfel wegziehen und in die so entstehende Bindehauttasche zwischen Lid und Augapfel das Medikament einträufeln. Die Flüssigkeit des Medikaments verteilt sich dann durch die Bewegung der Lider von alleine über die gesamte Augenbindehaut. Bei eitriger Absonderung einige Male REFOBACIN®-Salbe in die Augen streichen und die Lidränder vorsichtig von krustigen Absonderungen säubern. Dazu nimmt man am besten ein frisch gewaschenes, befeuchtetes Taschentuch, das man über eine Streichholzspitze stülpt.

Gerstenkorn

Ein Gerstenkorn zeigt sich zuerst als Rötung und Schwellung am Unter- oder Oberlid. Innerhalb dieser Schwellung bildet sich ein leicht verhärtetes Zentrum, das vereitert und sich in der Regel von selbst entleert.

Behandlung: Feuchtwarme Kamilleumschläge unterstützen den Heilungsprozeß. Darüber hinaus eventuell mehrmals täglich REFOBACIN®-Tropfen oder Salbe anwenden.

Verätzung des Auges

Bei einer Verätzung des Auges durch Chemikalien oder Laugen muß das Auge sofort mit Wasser gespült werden: wenn möglich, unter fließenden Hahn halten. Dabei sollten die Lider gegen den Schließreflex mit den Fingern offengehalten werden. Am besten aber abgekochtes Wasser in einer 20 ml-Einmalspritze aufziehen und damit gezielt und in mehrfacher Wiederholung spülen. Mit der Spritze nicht das Auge berühren!

Verätzungen durch Laugen sind gefährlicher als durch Säuren. Sie können schon bei kürzerer Einwirkungszeit (einige Minuten) oder wenn trotz Spülung Reste im Auge zurückbleiben, noch nach Tagen zu Trübungen der Hornhaut führen. In jedem Fall wird auch nach hinreichender Durchspülung für einige Stunden eine Bindehautreizung zurückbleiben. Man deckt das Auge daher nach Einträufeln von Augentropfen mit Verbandmull und Augenklappe ab.

! Diese Sofortmaßnahme im Fall einer Augenverätzung stellt nur eine erste Hilfe dar. Danach muß wegen der Gefahr der Hornhauttrübung immer ein Arzt aufgesucht werden.

Fremdkörperentfernung

Erste Anweisung: Nicht reiben! Um einen Fremdkörper aus einem Auge zu entfernen, läßt man sich von einem anderen helfen. Dazu müssen sich Patient wie Helfer ein wenig Geduld und Ruhe nehmen. Es erfordert Konzentration, weder zu blinzeln noch das Auge zusammenzukneifen, während der andere sich müht, den Fremdkörper herauszubekommen – dies ist jedoch wichtig, um größere Verletzungen der Hornhaut zu vermeiden.

Der Bindehautsack des Unterlides ist relativ einfach einzusehen, indem man das Unterlid herunterzieht, während der Behandelte nach oben blickt. Kann man in diesem Bereich einen Fremdkörper erkennen, so sollte man ihn nicht mit den Fingern, sondern mit einer Streichholzspitze herauswischen, um die ein sauberes, befeuchtetes Taschentuch gelegt wird.

Schwieriger ist es, wenn der Fremdkörper sich unter das Oberlid geschoben hat. Das Auge zunächst kräftig tränen lassen. Der Tränenstrom spült das Teilchen manchmal von selbst in einen gut zugänglichen Bereich. Gelingt dies nicht, faßt man die Lidkante an den

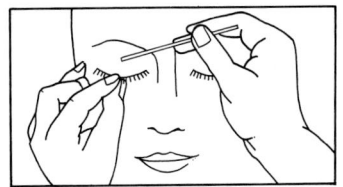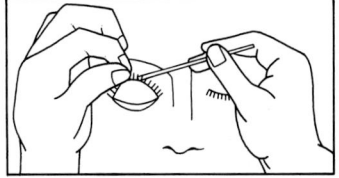

Abb. 2   Fremdkörperentfernung; Handgriff zum Umstülpen des Oberlides

Wimpern in der Mitte des Oberlids, zieht zunächst ein wenig nach vorn und kippt sie dann nach oben über ein blankes Streichholz (vgl. Abb. 2). Den Fremdkörper jetzt vorsichtig wie beim Unterlid herauswischen. Dabei die Hornhaut des Auges nicht berühren! Dann das Auge nach Einträufeln von Augentropfen für zwei bis drei Stunden ruhigstellen (Augenklappe). Sind scharfe Splitter (Metall, Glas), die die Hornhaut verletzen können, in das Auge gelangt, auf alle Fälle einen Arzt aufsuchen! Nach Betäubung des Auges kann der Arzt den Fremdkörper in Ruhe entfernen. Nur im äußersten Notfall darf selbst behandelt werden. Dabei den Fremdkörper nicht herauswischen, sondern mit abgekochtem Wasser (lauwarm) und einer Einmalspritze vorsichtig herausspülen.

Trachom

Diese durch Bakterien hervorgerufene Augenkrankheit (auch als Ägyptische Körnerkrankheit bekannt), ist nicht nur in Ägypten, sondern auch in vielen anderen Ländern mit schlechten hygienischen Standards verbreitet und wird durch Fliegen oder den Kontakt mit Bindehautsekret eines Erkrankten übertragen.

Symptome: Es bilden sich auf der Schleimhaut des Oberlides glasigkörnige Wucherungen. Die Entzündungen trüben im weiteren Verlauf die Hornhaut des Auges. Der Entzündungsprozeß geht mit einem quälenden Fremdkörpergefühl, Tränenfluß, Lichtscheu, Rötung der gesamten Augenbindehaut und Absonderung eines schleimig-eitrigen Sekrets einher. Wenn keine Behandlung erfolgt, werden mit der Zeit beide Augen betroffen. Fortschreitende Trübung der Hornhaut führt dann zur Erblindung.

Behandlung: Durch eine rechtzeitige Antibiotika-Therapie und im Spätstadium durch operative Eingriffe ist heute gute Heilung möglich.

Hals-Nasen-Ohren-Krankheiten

Schnupfen

Diese Virusinfektion des Nasen-Rachen-Raumes, gegen die man leider ein Leben lang nicht immun wird, zeigt sich zuerst in Halsschmerzen, zuschwellender oder laufender Nase, manchmal mit Kopfschmerzen, Lichtscheu und Augentränen, oft auch mit Symptomen des Tubenkatarrhs (vgl. S. 67) verbunden. Ein einfacher Schnupfen dauert nicht länger als fünf bis sechs Tage.

Behandlung: Mehrmals täglich ein abschwellendes Nasenspray (OLYNTH®) anwenden, damit nicht mit offenem Mund geatmet werden muß, vor allem auch zur Nacht. Kamillendampfbäder und eventuell 1–2 Tabl. ASPIRIN® pro

---

Kamillendampfbad:

Für ein Kamillendampfbad werden Kamillenblüten oder Kamillentee in einer flachen Schüssel mit heißem Wasser übergossen. Den Kopf über der Schüssel mit einem Handtuch abdecken und die aufsteigenden Dämpfe möglichst heiß durch Mund und Nase einatmen.

Tag lindern die Beschwerden ebenfalls.

Die Einnahme von Schnupfenmitteln empfehlen wir nicht. Die Symptome des Schnupfens erscheinen zwar gemildert, er dauert dafür aber um so länger. Für Personen, die anfällig sind, empfiehlt sich besondere Vorsicht in ›air-conditioned rooms‹. Hier holt man sich besonders gern einen Schnupfen, auch wenn die Temperatur zunächst als angenehm empfunden wird. Am besten in diesen Räumen einen dünnen Pullover überlegen!

Heuschnupfen

Es zeigen sich dieselben Krankheitserscheinungen wie beim Schnupfen, jedoch handelt es sich nicht um eine Erkältungskrankheit. Die Krankheitserreger sind nämlich keine Viren, sondern Pollen verschiedener Pflanzen oder andere staubfeine Partikel (Hausstaub), die eine allergische Reaktion der Nasenschleimhaut hervorrufen.

Behandlung: Abschwellende Nasentropfen wie beim Schnupfen, zusätzlich bei schweren Fällen Einnahme eines Antihistaminikums (TAVEGIL®, 3 × 1 Tabl. pro Tag).

Nasenbluten

Nasenbluten ist ein alltäglicher, kleiner Notfall, der durch viele Ursachen entstehen kann: direkte mechanische Verletzungen, zu heftiges oder häufiges Schneuzen; bei manchen Menschen können oft ganz geringfügige Anlässe zu Nasenbluten führen. In seltenen Fällen kann es auch Begleiterscheinung einer Allgemeinerkrankung (Lebererkrankung, Bluthochdruck) oder einer Infektionskrankheit (Typhus) sein. Die Blutungsquelle sitzt meist ganz vorn an der Nasenscheidewand. Eine Verblutungsgefahr besteht im allgemeinen nicht; schließt sich die Wunde jedoch über Tage nicht, kann es zu beachtlichem Blutverlust kommen.

Behandlung: Aufrechte Sitzhaltung, Kopf leicht vorbeugen, jedes Schneuzen oder Wischen unterlassen. In das entsprechende Nasenloch einen Mullstreifen oder ein Stückchen sauberen Stoff von der Dicke eines Bleistiftes einführen. Die beiden Nasenflügel mit Daumen und Zeigefinger gegen den eingelegten Mullstreifen drücken, wodurch ein blutungsstillender Druck auf die Nasenscheidewand und damit auf die Blutungsquelle hervorgerufen wird. Kalte Umschläge auf Nasenrücken und Nakken! Die Tamponade kann für einige Stunden in der Nase gelassen werden. Häufiges oder über mehrere Stunden anhaltendes Nasen-

bluten ist Anlaß, zur Diagnose einen Arzt aufzusuchen.

Ohrschmalzpfropf

Normalerweise wird das im Gehörgang gebildete Ohrschmalz durch eine Flimmerbewegung des feinen Haarbesatzes im Gehörgang nach außen transportiert. Oft trocknet das Ohrschmalz zu rasch ein und verklebt zu einem zähen Klumpen – der Selbstreinigungsmechanismus funktioniert nicht mehr. Besonders beim Duschen oder Baden, wenn Wasser in das Ohr kommt, quillt der Schmalzpfropf ein wenig auf und verschließt den Gehörgang. Das Ohr fühlt sich auf einmal dumpf, taub und schwerhörig an, wie mit Wasser gefüllt.

Behandlung: Eine 20 ml-Einwegspritze mit lauwarmem Wasser aufziehen. Die Ohrmuschel nach hinten ziehen, die Spritze (ohne Nadel) an die Gehörgangsöffnung führen und das Wasser unter kräftigem Druck einspritzen. Das Wasser schiebt sich dabei unter den Pfropf und treibt ihn meist nach mehreren Spülungen heraus. Das dumpfe, taube Gefühl ist damit schlagartig beseitigt.

! Diese Art von Behandlung auf keinen Fall ausführen, wenn früher eine Mittelohrentzündung durchgemacht wurde oder wenn Verdacht auf einen Trommelfelldefekt besteht! Wenn keine Spritze zur Verfügung steht, sollte auf keinen Fall versucht werden, den Pfropf auf andere Weise zu entfernen. Eine Verletzung des Gehörganges ist sehr schmerzhaft und gefährlich.

In Indien wird man häufig von einem regelrechten Heer von ›Earcleaners‹ belästigt, die Sie wortgewandt zu einer Ohrreinigungsprozedur überreden wollen. Der rostige Draht, mit dem die Reinigung vorgenommen werden soll, kann zu Verletzungen und schweren Eiterungen führen.

Gehörgangentzündung

Eine Entzündung des Gehörgangs macht sich in Jucken, Brennen, Schmerzen und Absonderung einer übelriechenden, wäßrigen, manchmal eitrigen Flüssigkeit bemerkbar.

Behandlung: Einlegen von Mullstreifen, die mit antibiotischer Salbe (FURACIN-SOL®) bestrichen sind. Mehrmals täglich den Streifen wechseln. Bei besonders starken Schmerzen, vor allem auf Druck am Ohr, besteht Verdacht auf einen Gehörgangsfurunkel. Unbedingt den Arzt aufsuchen!

Mandelentzündung/ Angina

Eine Mandelentzündung (Tonsillitis) kann durch eine Infektion mit den verschiedensten Krankheitserregern entstehen. Die Mandeln sind gerötet, schwellen an und bedecken sich ein- oder beidseitig mit fleckförmigen oder zusammenhängenden Belägen und kleinen Geschwüren.

Symptome: Anfänglich führt die Angina zu Schmerzen beim Schlucken und Sprechen, belegter Zunge, Mundgeruch und kloßiger Sprache, dann zu Kopfschmerzen, Fieber (oft über 39 °C) und Schüttelfrost, manchmal auch zu Übelkeit und Erbrechen.

Behandlung: Halswickel, mehrmals täglich mit Salbeitee gurgeln, am besten nur flüssige Nahrung. Wenn das Fieber für zwei Tage über 39 °C steigt oder wenn gar Schüttelfrost auftritt, müssen mindestens sieben Tage lang *Amoxycillin*-Tabletten (3 × 1–2 g pro Tag) eingenommen werden. Solange Fieber besteht, unter allen Umständen Bettruhe einhalten.

! Eine trotz Antibiotika-Einnahme nach sieben Tagen nicht abgeheilte Angina ist Anlaß, einen Arzt zur Weiterbehandlung aufzusuchen. Gelenkschmerzen im Anschluß an eine Angina müssen an akuten Gelenkrheumatismus denken lassen (vgl. Symptomkatalog: Gelenkschmerzen, S. 166 f.).

Nasennebenhöhlenentzündung

Wenn ein Schnupfen länger als zehn Tage anhält oder in kurzen Abständen immer wieder auftritt, handelt es sich oft um eine Nasennebenhöhlenentzündung (Sinusitis). Dabei greift der Entzündungsprozeß auf die Nebenhöhlen im Oberkiefer oder in der Stirn über und führt von hier immer wieder zu Infektionen.

Symptome: Das Nasensekret ist dann oft gelblich-grünlich und sehr reichlich. Kopfschmerzen, Lichtscheu oder Druck im Oberkiefer oder Stirnbereich sind stärker als beim Schnupfen. Die Beschwerden treten morgens oft recht heftig auf und nehmen im Laufe des Tages ab.

Behandlung: Mehrmals täglich abschwellende Nasentropfen. Feuchte, heiße (so heiß wie eben noch erträglich) Umschläge auf Gesicht und Stirn, heiße Kamillendampfbäder (vgl. S. 64). Bleibt dies ohne Erfolg, kann mit Antibiotika behandelt werden: sieben Tage 3 × 1–2 g *Amoxycillin*-Tabletten. Bei wiederholter Sinusitis sollten Sie sich spätestens nach Reiseende zu einem Hals-Nasen-Ohrenarzt begeben.

Tubenkatarrh

Die Tube ist eine röhrenartige Verbindung zwischen Mittelohr und Rachenraum, durch die gleiche atmosphärische Druckverhältnisse zwischen Umgebung und Mittelohr hergestellt werden. Nur unter diesen Bedingungen können die Gehörorgane im Mittelohr den Schall zum Zentralnervensystem des Gehirns weiterleiten. Bei einem Katarrh der Tube, oft Folge eines Katarrhs der Nase oder des Rachenraums, schwillt die Schleimhaut der Röhre – ähnlich wie die Nasenschleimhaut bei Schnupfen – zu. Dadurch entwickelt sich ein Unterdruck im Mittelohr, der dumpfe Druckgefühle, Ohrensausen und Schwerhörigkeit verursacht. Nach Abklingen der entzündlichen Erscheinungen verschwinden die Beschwerden völlig.

Behandlung: Kamillendampfbäder (S. 64) und schleimhautabschwellendes Spray (OLYNTH®), durch die Nase angewendet, beschleunigen den Heilungsprozeß.

Akute Mittelohrentzündung

Eine Entzündung des Mittelohres (hinter dem Trommelfell) äußert sich in heftigen, oft klopfenden Ohrenschmerzen, Fieber sowie Hörminderung bis zum Hörverlust auf der betroffenen Seite. Nach einiger Zeit (Stunden bis Tage) entleert sich eine eitrige Flüssigkeit aus dem Ohr, wonach die Ohrenschmerzen oft schlagartig nachlassen. Das Trommelfell ist durch den Druck des Eiters im Mittelohr geplatzt, das Sekret kann abfließen, die Schmerzen lassen nach. Sobald die Entzündung abklingt, hört der Eiterfluß allmählich auf, das Trommelfell heilt oft von selbst zu. Die Hörfähigkeit wird in der Regel zurückgewonnen.

Behandlung: Unter Einhaltung von Bettruhe Einnahme eines Antibiotikums (6–7 Tage 3 × 1–2 g *Amoxycillin*-Tabletten). Mehrfach täglich abschwellende Nasentropfen anwenden, damit die Verbindung zwischen Mittelohr und Rachenraum (die Tube) zum Sekretabfluß offenbleibt. Gegen die heftigen Ohrenschmerzen ein Schmerzmittel einnehmen! Bei beständig wachsendem Schmerz, Fieber, zunahme des Hörverlustes oder Schwindel sollte ein Arzt aufgesucht werden, der durch einen kleinen Einschnitt in das Trommelfell dem gestauten Eiter zu freiem Abfluß verhilft.

Atemwegskrankheiten

Grippe

Die Grippe (Influenza) ist eine Virusinfektion, bei der hauptsächlich die oberen Luftwege betroffen sind.

Symptome: Sie beginnt ein bis drei Tage nach der Infektion mit Frösteln, plötzlichem Aufteten von Fieber (38–40 °C), manchmal von Schüttelfrost begleitet. In kurzer Zeit stellt sich ein mehr oder weniger schweres Krankheitsbild mit Kopf-, Glieder- und Rückenschmerzen ein. Die Augen sind in hohem Maß druck- und lichtempfindlich. Bald gesellen sich auch verschiedene Krankheitszeichen der oberen Luftwege hinzu: Halsschmerzen, Heiserkeit, trockener Husten, Schmerzen hinter dem Brustbein und nach zwei bis drei Tagen häufig Schnupfen. Oft zeigen sich während oder nach der Grippe Fieberbläschen (vgl. S. 49) um Mund und Nase.

Treten diese Erscheinungen in leichterer Form ohne hohes Fieber (unter 38° C) auf, so spricht man meist von einer Erkältung oder einem grippalen Infekt.

Behandlung: Vier oder fünf Tage sollte man Bettruhe einhalten. Gegen Kopf- und Gliederschmerzen können bei Bedarf Schmerztabletten eingenommen werden. Kamillendampfbäder (vgl. S. 64) sind nützlich. Die Einnahme eines Antibiotikums ist bei einer unkomplizierten Grippe nicht angezeigt.

⚠ Achtung: Hinter jeder ›Grippe‹ kann sich eine Malaria verstecken!

Bronchialkatarrh

Eine Grippe oder ein Schnupfen gehen häufig, insbesondere bei starken Rauchern, in einen Bronchialkatarrh über.

Symptome: Luftröhre und Rachen brennen stark, dann stellt sich zunächst trockener, vor allem nachts oft quälender Reizhusten ein. Erst nach einigen Tagen löst sich der Husten, und es kommt zu Auswurf. Nur sehr selten besteht Fieber.

Behandlung: Jetzt hustenlösende Tropfen oder Lutschbonbons nehmen! Die besten schleimlösenden Mittel sind heiße Milch oder Tee mit Honig. Das Rauchen in dieser Zeit unbedingt einstellen; es schmeckt sowieso nicht. Bei trockenem Reizhusten eventuell Einnahme eines codeinhaltigen Mittels gegen Hustenreiz (AMBROXOL®).

Der Bronchialkatarrh ist manchmal ausgesprochen hartnäckig und neigt vor allem bei Rauchern zu einem chronischen Verlauf mit morgendlichem heftigen Husten.

Lungenentzündung

Eine Lungenentzündung (Pneumonie) kann sich als Komplikation nach einer vorhergehenden Erkrankung (Grippe) entwickeln, sie tritt jedoch ebenso häufig bei gesunden Personen auf.

Symptome: Es kommt zu plötzlich ansteigendem Fieber und Schüttelfrost, dann zu schwerem Krankheitsgefühl und oft stechenden Schmerzen beim Atmen, schmerzhaftem Husten mit hellem oder rötlich-braunem Auswurf sowie Appetitlosigkeit. Häufig treten auch Schweißausbrüche und Fieberbläschen auf. In schweren Fällen folgen Atemnot und Erstickungsgefühle, die zur Beschleunigung von Atem und Herzschlag führen. Beim Ein- und Ausatmen werden die Nasenflügel deutlich bewegt. Später wird der Husten lockerer, der Auswurf nimmt zu und kann sogar eitrig werden.

Behandlung: Auf alle Fälle einen Arzt aufsuchen, und sei es nur, um eine Lungentuberkulose, die ganz ähnlich beginnen kann, auszuschließen. Bis Sie einen Arzt erreichen, strenge Bettruhe einhalten, für zehn Tage Einnahme eines Antibiotikums *(Doxycyclin)*. Bei Fieber über 39 °C *Paracetamol* bis zu 3 Tabl. täglich sowie Wadenwickel (vgl. auch Symptomkatalog: Fieber, S. 165). Sonnenbestrahlung vermeiden!

Magen-Darm-Krankheiten

Lebensmittelvergiftung

Eine Lebensmittelvergiftung kann verschiedene Ursachen haben, doch am häufigsten entsteht sie durch den Genuß verdorbener Lebensmittel. Bei hohen Temperaturen vermehren sich Bakterien in Lebensmitteln sehr rasch – eine Gefahr, die vor allem dann besteht, wenn Speisen nicht im Kühlschrank aufbewahrt werden können. Ein besonders günstiger Nährboden sind Eiweiß (Fleisch, Fisch, Milchprodukte), Zucker (Speiseeis) und stärkehaltige Produkte (Pudding, Kartoffelsalat).

Bakterielle Lebensmittelvergiftungen

● Von einer infektiösen Lebensmittelvergiftung oder Salmonellose spricht man, wenn die Bakterien durch erneutes Erhitzen nicht abgetötet werden und sich im Darm weiter vermehren können. In der Regel sind *Enteritis-Salmonellen* die Krankheitserreger, doch können Nahrungsmittel auch mit anderen Bakterien verdorben sein. Bei der Salmonellose kommt es einige Stunden nach der Mahlzeit zu Übelkeit, Erbrechen, heftigen Durchfällen und Magen-Darm-Krämpfen. Die Durchfälle sind wäßrig, schleimig, ohne Blutbeimischung und können mehrere Tage anhalten. Die Erkrankung wird von Ekel und Widerwillen gegen jegliche Nahrungsaufnahme begleitet. Zu den Salmonellosen gehören auch Typhus und Paratyphus, bei diesen Krankheitsbildern greift die Infektion jedoch auf den ganzen Organismus über und verursacht daher weit schwerere Erkrankungen (vgl. S. 77 f.).

● Eine leichtere Form der Vergiftung entsteht nach dem Genuß von Speisen, die bakteriell verdorben waren, doch nach erneuter Erhitzung keine Bakterien mehr enthalten. Es sind dann nicht die Bakterien selbst, die die Erkrankung verursachen, sondern ihre giftigen Stoffwechselprodukte. Die Vergiftung zeigt sich mit plötzlich einsetzenden Leibschmerzen, Erbrechen, Durchfall, Schwächegefühl und Kreislaufstörungen. Da es zu keiner weiteren Vermehrung der Bakterien im Darm kommt, tritt in der Regel nach ein oder zwei Tagen Besserung ein.

Vorsichtsmaßnahmen: Die zweite Form der Lebensmittelvergiftung wird sehr häufig durch den Genuß verdorbener Konserven oder vorgekochter Gerichte verursacht. Konserven mit gewölbtem Deckel oder die beim Öffnen zischen und spritzen (Zeichen für bakterielle Gasbildung) im Zweifel aussortieren. Verfallsdatum beachten! Am besten kein Verzehr von lauwarmen Speisen; bei Fischgerichten sollten Sie sicher sein, daß die Tiere frisch gefangen wurden, alle Krustentiere müssen beim Kauf leben. Scharf gewürzte Speisen essen (vgl. S. 37 f.)!
   Salmonellen dagegen treten häufig nach dem Verzehr von Speiseeis, Pudding, Sahne oder Mayonnaise auf, besonders Softeis ist ein guter Nährboden für Typhusbakterien. Diese Produkte daher nur in Hotels mit europäischem Standard genießen!

Behandlung: Am besten Bettruhe, Behandlung, wie bei Durchfall, vgl. S. 162.

● Eine sehr gefährliche Form der durch Bakteriengifte hervorgerufenen Lebensmittelvergiftung ist der Botulismus. Unter Luftabschluß entwickelt der Erreger *Clostridium Botulinum* ein sehr starkes Nervengift. Die Vergiftung äußert sich nicht im Magen-Darm-Trakt, sondern greift das Nervensystem an. Es kommt zu Lähmung der Augenmuskeln mit Doppelbilderscheinungen, Lichtscheu, erweiterten Pupillen, die Mundschleimhaut trocknet aus, später Muskelschwäche, Schluck- und Atemstörungen, häufig tödlicher Ausgang durch Atemlähmung.

Behandlung: In den ersten zwei Stunden nach der Mahlzeit ist es sinnvoll, Erbrechen herbeizuführen. Unbedingt zum Arzt, der mit Antiserum behandelt. Höchste Lebensgefahr!

Toxische Pflanzen und Tiere

Durch Speisen, die selbst giftige Stoffe enthalten, werden gefährliche Vergiftungen hervorgerufen. In Frage kommen etwa Pilze, wilde Beeren, Seefische oder Muscheln, die giftige Algen enthalten. Je nach Art des Giftes zeigen sich unterschiedliche Symptome, etwa Schädigungen des Nervensystems, Magen- und Darmbeschwerden oder Nieren- und Leberversagen.

Behandlung: Es muß so schnell wie möglich ein Arzt aufgesucht werden. Bis zum Erreichen einer Klinik bringt man den Vergifteten wiederholt zum Erbrechen, um ihn von dem giftigen Mageninhalt zu befreien. Dies läßt sich am besten durch Berührung der hinteren Rachenwand und des Zäpfchens mit dem Finger hervorrufen; bleibt das ohne Erfolg, sollte eine konzentrierte Kochsalzlösung getrunken werden (3 Teel. Salz auf 0,1 l Wasser). Wichtig für eine richtige Behandlung sind alle Informationen über die Ursache der Vergiftung: Art der Speise, Krankheitszeichen, Dauer der Vergiftung und Zeitabstand zur letzten Mahlzeit.

Blähungen/Völlegefühl

Als Zeichen vermehrter Gasbildung im Magen-Darm-System treten Völlegefühl und Blähungen (Dyspepsie) auf, die oft von schneidenden Bauchschmerzen begleitet werden. Der Leib ist aufgetrieben und druckempfindlich, die abgehenden Blähungen können ungewöhnlich übelriechend sein. Die übermäßige Gasbildung ist Folge von Fäulnis- und Gärungsprozessen, entweder bei gestörtem Bakterienhaushalt des Darms oder bei einer Überlastung einzelner Verdauungsorgane wie der Galle oder der Bauchspeicheldrüse durch ungewohnte und auch fette Speisen. Darmstörungen treten auch nach übermäßigem Genuß von schwer-

verdaulichen Speisen wie Kohl, rohem Obst oder frischem Brot auf.

Behandlung: Bei heftigen Bauchblähungen sollten Sie alle fetten oder fettgebratenen, schwerverdaulichen Speisen, rohes Obst und Gemüse meiden. Brot, Reis, Teigwaren, Haferflocken, Milch und Joghurt, ein Ei pro Tag und wenig gekochtes Gemüse können Sie ohne Bedenken, aber in Maßen essen. Keine großen Mahlzeiten auf einmal, sondern mehrmals kleinere Portionen verzehren. Nach zwei bis drei Tagen kann wieder etwas gekochtes Fleisch oder gekochter Fisch gegessen werden.

Verstopfung

Zwar tritt auf Reisen in die Tropen wesentlich häufiger Durchfall auf, jedoch ist grundsätzlich bei jeder Umstellung von Klima, Kost und Lebensgewohnheiten (langes Sitzen im Auto, Ausfall gewohnter Gymnastik oder Abneigung gegen verschmutzte Toiletten) ebenso eine Verstopfung (Obstipation) möglich. Es besteht jedoch kein Anlaß zur Sorge, wenn der gewohnte Entleerungsrhythmus für zwei bis drei Tage aussetzt. Die Darmfunktion paßt sich nach den ersten Tagen meist auch ohne Behandlung den neuen Gegebenheiten an.

Behandlung: Einfachste und erste Maßnahme, mit der man normalerweise eine Verstopfung kurieren kann: reichlich Gemüse (gekocht) und frisches Obst (geschält) verzehren. Auch sollten Sie jetzt sehr viel trinken, denn Verstopfung kann auch durch übermäßiges schwitzen oder mangelnden Flüssigkeitsersatz verursacht werden.

Eine gute Verdauungshilfe sind ein bis zwei Eßlöffel in abgekochtem Wasser gequollene Leinsamen, die man vor dem Schlafen einnimmt. Es ist jedoch schwierig, im Ausland eine Apotheke zu finden, die Leinsamen führt. Trinken Sie bei Anzeichen von Verstopfung zu den Mahlzeiten immer mindestens $1/4$ l Flüssigkeit (kein Leitungswasser!). Versuchen Sie bei mangelnder Bewegung, gerade wenn Sie mit dem Fahrzeug unterwegs sind und lange Zeit sitzen müssen, Tage einzulegen, an denen Sie sich viel bewegen. Ein altes, unschädliches Hausmittel bei akuter Verstopfung ist auch das Einführen von Seifenzäpfchen, die man sich von einem Stück Seife selbst abschneiden kann. Nur anwenden, wenn keine offenen Wunden (z. B. offene Hämorrhoiden) bestehen!

Magenverstimmung

Eine akute Magenverstimmung (Gastritis) kann Begleiterscheinung einer Infektionskrankheit sein, tritt jedoch meist als Folge einer Überreizung der Magenschleimhaut auf. Häufigste Ursachen sind der übermäßige Genuß eiskalter Getränke, der Verzehr verdorbener Speisen (Fisch, Fleisch, Konserven) oder schlecht verdaulicher Speisen sowie verschiedene Medikamente, größere Mengen Alkohol und starker Nikotinkonsum.

Symptome: Meist stellen sich Druckgefühle oder gar Schmerzen in der Magengegend und im Oberbauch ein, manchmal auch Übelkeit, Appetitlosigkeit, Ekel vor Essen, Erbrechen, schlechter Geschmack im Mund zusammen mit Mundgeruch und belegter Zunge.

Behandlung: Zwei bis drei Tage nur leichte Kost aus Kamillentee mit Zucker und Zwieback oder eventuell Haferschleim. Alkohol, Kaffee, Nikotin und scharf gewürzte Speisen sollten unbedingt gemieden werden, um keine weitere Reizung der Magenschleimhaut zu verursachen.

Magen- und Zwölffingerdarmgeschwür

Die Gefahr, auf einer Reise an einem Magen- bzw. Zwölffingerdarmgeschwür (Ulcus) zu erkranken, ist recht gering. Trotzdem möchten wir Ihnen für den Notfall einige Verhaltensregeln geben.

Symptome: Die Beschwerden bestehen in krampfartigen brennenden Schmerzen in der Mitte des Oberbauches, besonders stark entweder nach den Mahlzeiten, häufig aber auch in nüchternem Zustand, vor allem nachts. Als Zeichen einer Übersäuerung des Magens sind die Schmerzen oft mit Sodbrennen verbunden.

Behandlung: Bei wiederholt über mehrere Tage anhaltenden Schmerzen oder Beschwerden dieser Art zunächst einmal Nikotin, Kaffee und Alkohol vermeiden. Zum Binden des sauren Mageninhaltes etwa sechsmal täglich kleine Mahlzeiten einnehmen, am besten Zwieback und Kamillentee, Haferschleim, Weißbrot (jedoch kein frisches), Reis und viel Milch. Nach jeder Mahlzeit und vor dem Schlafen zwei Tabletten MAALOXAN® zerkaut einnehmen.

Den Magen möglichst nicht mit anderen Medikamenten belasten; besonders gefährlich sind jetzt Medikamente, die Cortison enthalten, Salizylate (z. B. ASPIRIN®) oder Rheumamittel. Keine Schmerzmittel einnehmen! Die ›Pille‹ kann weiter genommen werden. Meiden Sie in den nächsten Wochen alle sauren, scharf gewürzten Speisen und Getränke, auch Fruchtsäfte, sowie gebratene und gegrillte Gerichte.

Halten die Beschwerden unter diesen Maßnahmen über mehrere Tage an oder verschlimmern sich, sollten Sie sich sofort in ärztliche Behandlung begeben, um durch Röntgenuntersuchung zu einer sicheren Diagnose zu gelangen. Handelt es sich tatsächlich um ein Geschwür des Magens oder Zwölffingerdarms, ist ein Krankenhausaufenthalt oder zumindest strenge ärztliche Kontrolle unvermeidlich, auch wenn dies zum Abbruch oder zu einer Unterbrechung der Reise führt. Bei jedem Magen- und Darmgeschwür besteht die Gefahr einer Blutung oder eines Durchbruchs und damit größte Lebensgefahr (Magenblutung: vgl. S. 148).

Blinddarmentzündung

Symptome: Eine akute Blinddarmentzündung (Appendizitis) macht sich mit starken Schmerzen, zunächst nur in der Nabelgegend, bemerkbar. Innerhalb von Stunden verlagert sich die Schmerzempfindung dann in den rechten Unterbauch. Die Schmerzen sind meist kolikartig an- und abflauend, bleiben mitunter aber auch als Dauerschmerz bestehen. Als frühes Krankheitszeichen können sich auch Erbrechen und Fieber einstellen.

Diagnose: Besteht Verdacht auf eine Blinddarmentzündung, muß Fieber immer in der Achsel und im Darm gemessen werden. Ein Unterschied von mehr als 1 °C zwischen Darm- und Achseltemperatur deutet auf einen akuten Entzündungsprozeß im Bauchraum hin.

Bei einer akuten Blinddarmzündung ist im rechten Unterbauch ein bestimmter Punkt ganz besonders druckempfindlich (vgl. Abb. 3). Auf einer Verbindungslinie zwischen der rechten oberen Darmbeinschaufel – dem Punkt, den man als Hüftknochen ertastet – und dem Bauchnabel liegt dieser Schmerzpunkt, der sogenannte ›Mac Burney-Punkt‹ am Ende des äußeren Drittels. Der Kranke empfindet einen Druck mit den flachen Fingern dort wesentlich schmerzhafter als einen Druck auf andere Stellen des Bauches. Ein stärkerer Schmerz auf der rechten Seite wird auch dann empfunden, wenn man den linken Unterbauch eindrückt und plötzlich losläßt (sogenannter Loslaßschmerz).

Behandlung: Liegen die beschriebenen Symptome sowie die typische Schmerzempfindlichkeit vor, ist sofort ein Arzt oder ein Krankenhaus aufzusuchen. Der Durchbruch eines entzündeten Blinddarms bedeutet höchste Lebensgefahr! In einer Klinik wird man unter anderem anhand von Blutuntersuchungen feststellen können, ob der Blinddarm operativ entfernt werden muß – eine Entscheidung, die der behandelnde Arzt zu treffen hat. In der Zwischenzeit möglichst keine Nahrung zu sich nehmen, nur eisgekühlte Getränke in kleinen Schlukken. Wenn möglich, eine Eisblase (in eine Plastiktüte gefüllte Eiswürfel) auf den rechten Unterbauch legen.

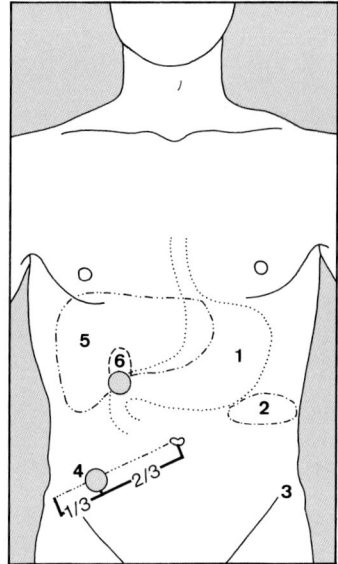

Abb. 3 Lage einiger Körperorgane sowie Schmerzpunkte von ›Blinddarm‹ und ›Gallenblase‹
1 Magen 2 Milz 3 Oberer Darmbeinkamm 4 ›Mac Burney-Punkt‹
5 Leber 6 Gallenblase

! Eine Blinddarmentzündung ist bei Frauen nicht immer leicht von einer Eileiter- oder Eierstockentzündung (Adnexitis) zu unterscheiden. Die Stelle der größten Druckempfindlichkeit ist jedoch bei einer Adnexitis deutlich tiefer ins kleine Becken verschoben, liegt also nicht am Blinddarmdruckpunkt. Wenn es sich um eine rechtsseitige Eierstockentzündung handelt, können die Symptome ansonsten nahezu identisch sein. Die Unterscheidung, die nur durch eine gynäkologische Untersuchung erfolgen kann, ist deshalb wichtig, weil die beiden Krankheiten unterschiedlich zu behandeln sind: eine Adnexitis mit Bettruhe und Medikamenten, eine Blinddarmentzündung meist operativ. Liegen also die Krankheitszeichen einer Blinddarm- oder Eierstockentzündung vor, zur Diagnose wie auch zur Behandlung unbedingt einen Arzt aufsuchen.

Hämorrhoiden

Hämmorrhoiden sind erweiterte Blutgefäße im Darmausgangskanal (innere, nicht sichtbare Hämorrhoiden) oder vor dem After (äußere Hämorrhoiden). Ähnlich wie bei Krampfadern kann es in diesen Blutgefäßen zu Thrombosen und Entzündungen kommen. Typische Beschwerden durch Hämorrhoiden sind Brennen, Jucken sowie Schmerzen und Hervorquellen des Gewebes vor allem bei und nach der Stuhlentleerung. Äußere entzündete Hämorrhoiden können beim Sitzen und Gehen sehr lästig werden.

Behandlung: Sie sollten jetzt besonders für weichen Stuhlgang sorgen, eventuell mit einem milden Abführmittel. Auf keinen Fall eine Darmentleerung erzwingen. Bei inneren Hämorrhoiden empfehlen wir Hämorrhoidenzäpfchen (2–3 × tägl.). Äußere Hämorrhoiden behandelt man am besten durch Auflegen eines mit Hämorrhoidensalbe (PROCTOKABAN®) bestrichenen Läppchens. Kalte Waschungen mit Kamillenlösung nach jeder Stuhlentleerung!

Hämorrhoidalblutung: Die Gefäßknoten können durch harten Stuhl oder durch erhöhten Druck beim Pressen platzen, was zu einer heftigen Blutung führen kann. Dem Stuhl ist dann hellrotes Blut aufgelagert, oder der Stuhl schwimmt im Blut. Zu einer Blutung kann es auch unabhängig von einer Darmentleerung kommen, weil die Wände entzündeter Gefäße sehr leicht verletzbar sind. Die Hämorrhoidalblutung kommt meist allein oder mit Hilfe eines kalten Sitzbades zum Stehen.

Jede Darmblutung gehört jedoch unter Aufsicht eines Arztes, da andere, schwerwiegende Ursachen einer solchen Blutung unbedingt ausgeschlossen werden müssen (vgl. S. 160).

Spezielle infektiöse Darmerkrankungen

Typhus/Paratyphus

Die Krankheitserreger des Typhus gehören zur Gruppe der Salmonellen und kommen auf der ganzen Welt vor, in tropischen Gegenden allerdings entsprechend häufiger. Nicht jede Infektion führt zu einer ernsthaften Erkrankung, doch auch wenn die Erreger keine weiteren Symptome hervorrufen, werden sie mit dem Stuhl ausgeschieden und machen diesen Menschen zum sogenannten Dauerausscheider, der die Krankheit ohne sein Wissen weiterträgt. Ebenso kann eine unzureichende oder ungenügende Behandlung der Erkrankung einen Menschen zum Dauerausscheider machen.

Daneben sind natürlich Stuhl und Urin aller akut an Typhus oder Paratyphus erkrankten Personen hochgradig infektiös. Die vom Menschen ausgeschiedenen Keime bleiben sehr lange aktiv und vermehren sich besonders in Nahrungsmitteln, vor allem in Speisen, die vor dem Genuß längere Zeit stehen oder wiederholt aufgewärmt werden. Erfahrungsgemäß geht die Infektion häufig von Fleischprodukten (nicht Frischfleisch), Milchprodukten (Eis, Milch, Sahne), Mayonnaise, Süßspeisen und Eiern (vor allem Enteneiern) aus.

Symptome des Typhus: Die Zeit zwischen der Infektion und dem Krankheitsausbruch (Inkubationszeit) beträgt ein bis drei Wochen. Die Krankheit beginnt mit ansteigenden Temperaturen, die nach einigen Tagen in ein anhaltend hohes Fieber (39–41 °C) übergehen. Den anfänglichen Allgemeinsymptomen wie Abgeschlagenheit, Appetitlosigkeit, Kopfschmerz folgt ein schweres Krankheitsgefühl, häufig mit starker Benommenheit und Apathie. Es können sich auch Gliederschmerzen und Zeichen einer Bronchitis einstellen. Im Magen-Darm-System kommt es anfangs zu Blähungen und Verstopfungen, die typischen Durchfälle erscheinen erst in der dritten Krankheitswoche. Die Zunge ist oft graugelb mit typischem freien Rand, der Pulsschlag erscheint trotz des hohen Fiebers relativ niedrig. In der zweiten Krankheitswoche bilden sich häufig am Körper (Bauch, Rücken) ca. 1 mm große zartrosa Pünktchen. Nach drei bis fünf Wochen gehen die Krankheitserscheinungen zurück, das Fieber fällt vor allem morgens ab, steigt aber abends erneut an.

Eine Typhuserkrankung muß nicht so typisch wie hier beschrieben ablaufen, es gibt Abweichungen vom einfachen, kaum fieberhaften Verlauf bis zur schwersten, sich über viele Wochen hinziehenden Krankheit mit Rückfällen. Als Komplikation können Darmblutungen, Herz-Kreislaufversagen sowie ein Darmdurchbruch auftreten. Eindeutige Klarheit schafft hier nur der Nachweis der Bakterien, der in der ersten Woche aus dem Blut, in der zweiten und dritten Woche aus dem Stuhl möglich ist. Nach einer Impfung (vgl. S. 22) wird die Erkrankung an Typhus oder Paratyphus im schlimmsten Fall nur leicht verlaufen. Länger anhaltendes, höheres Fieber, Anzeichen von Benommenheit sollten immer an Typhus denken lassen; eine Blut- oder Stuhluntersuchung durch den Arzt ist dann dringend erforderlich. Die **Behandlung** des Typhus gleicht der des Paratyphus.

Manchmal kommt eine Salmonellose auch bei gleichzeitigem Befall mit Leberegeln (vgl. S. 113) oder mit Bilharziose (vgl. S. 111 f.) vor. Dann müssen die Würmer behandelt werden, um die Salmonellen zu beseitigen.

Symptome des Paratyphus: Der Paratyphus ist ein dem Typhus ähnliches, meist jedoch weniger schweres Krankheitsbild, das von einer anderen Salmonellenart hervorgerufen wird. Der Eintritt der Krankheit nach Infektion erfolgt schon nach drei bis acht Tagen, oft mit Schüttelfrost und gleichzeitigem Auftreten von Fieberbläschen. Die Symptome können denen des Typhus ähnlich sein oder sich als

schwere Durchfallerkrankung wie bei einer Lebensmittelvergiftung zeigen. Es finden sich auch häufig die kleinen rosa Pünktchen am Leib, außerdem kann es zu einem Katarrh der Atemwege mit Husten kommen. Die für Typhus beschriebene Benommenheit ist sehr selten.

Behandlung: Typhus und Paratyphus werden gleich behandelt: unbedingt Bettruhe, leichte Kost. Wie bei allen Fieberzuständen werden kalte Wadenwickel und Stirnkompressen als angenehm empfunden. Weitere Maßnahmen sind im Symptomkatalog: Durchfall (vgl. S. 162) beschrieben.

Bei Typhusverdacht muß unbedingt ein Arzt aufgesucht werden, der auch die Dosierung der Antibiotika-Behandlung (z. B. *Amoxycillin*) festlegt. Keine eigenen Therapieversuche! Bei Rückkehr müssen auch nach einer nur eventuell erfolgten Typhusinfektion Stuhlproben kontrolliert werden, um Sie als Dauerausscheider auszuschließen.

Cholera

Die Krankheit kommt unter den Einheimischen in Asien und vor allem Südostasien relativ häufig vor, hat aber auch auf afrikanische Länder und Südamerika übergegriffen. Ansteckungsquelle ist ausschließlich der Mensch selbst. Die Übertragung der Erreger erfolgt entweder durch den direkten Kontakt oder aber über Nahrungsmittel- und Trinkwasser, die mit Bakterien aus menschlichen Ausscheidungen infiziert worden sind.

Symptome: Schon wenige Tage nach der Infektion setzen heftiges Erbrechen und meist schmerzlose Durchfälle ein (Erbrochenes und Stuhl sind hochinfektiös!). Die Durchfälle werden immer dünner und häufiger, zum Schluß sind sie von farbloser, reiswasserartiger Beschaffenheit. Es besteht kein oder nur geringes Fieber, doch durch den starken Wasser- und Salzverlust kommt es zu einem raschen Kräfteverfall mit Muskelkrämpfen. Die Haut wird faltig. Unbehandelt kann die Krankheit durch starke Auszehrung in kurzer Zeit zum Tode führen.

Neben diesem schweren Verlauf gibt es häufig auch leichtere Formen, bei denen nur Unwohlsein und Durchfälle verschiedener Stärke auftreten. Wird die Cholera in einem solchen Fall nicht erkannt, können die Erkrankten über längere Zeit hinweg noch Erreger mit dem Stuhl ausscheiden und andere Personen infizieren. Eine inzwischen in der Schweiz entwickelte Schluckimpfung, die allerdings noch nicht in der Bundesrepublik zugelassen ist, bietet einen guten Impfschutz (vgl. S. 21). Peinlich genaues Einhalten hygienischer Regeln (Hände waschen nach der Toi-

lettenbenutzung) sollte daher selbstverständlich sein, um die Erreger nicht zu verbreiten. Darüber hinaus sind hygienische Maßnahmen der allerbeste Schutz vor einer Cholera-Infektion (vgl. S. 40).

Behandlung: Bei Cholera-Verdacht sollte sich der Erkrankte isolieren und nicht mit anderen Personen die gleiche Toilette benutzen. Die Diagnose wird anhand einer Stuhluntersuchung gestellt. Als wichtigste Maßnahme muß der Flüssigkeits- und Salzverlust ersetzt werden. Bis zu 7 l einer mit Elektrolyten und Zucker angereicherten Flüssigkeit (z. B. ELOTRANS®) sollten pro Tag aufgenommen werden. Eine einfache Elektrolytlösung kann mit 20 g Zucker, 3,5 g Kochsalz, 2,5 g Bicarbonat, 1,5 g Kaliumchlorid pro Liter abgekochtem Wasser auch selbst hergestellt werden (vgl. S. 162). Die Mengen an warmem Tee sowie dünner gesalzener Schleimsuppe können gar nicht zuviel sein. Bei jedem Verdacht auf Cholera (meist mehrere Personen gleichzeitig) so schnell wie möglich ein Krankenhaus aufsuchen; bei schwerem Krankheitsverlauf muß eine intravenöse Flüssigkeitszufuhr und Antibiotikabehandlung erfolgen.

Bazillenruhr

Die bakterielle Ruhr ist eine weltweit verbreitete Infektionskrankheit, die durch *Shigella*-Bakterien hervorgerufen wird. Die Übertragung erfolgt entweder durch direkten Kontakt mit Kranken oder über verunreinigte Nahrungsmittel, Trinkwasser, rohes Obst sowie Fliegen. Die Bazillenruhr kann einen unterschiedlichen Verlauf nehmen:

Symptome: In ihrer typischen Form beginnt die Krankheit innerhalb weniger Tage nach der Infektion mit Übelkeit, Erbrechen und sehr heftigen, krampfartigen Leibschmerzen. Dann folgen zahlreiche (am Tag bis zu 20) wäßrige Durchfälle, die auf dem Höhepunkt reichlich Beimengungen von Schleim, Blut, eventuell Eiter enthalten. Bei schwerem Verlauf stellt sich auch Fieber ein. Durch den Flüssigkeitsverlust kann es sehr schnell zum Kreislaufkollaps kommen, im akuten Stadium zeigen sich oft Gelenkbeschwerden. Die schwere Form der Ruhr dauert zwei bis drei Wochen an.

Daneben gibt es einen leichteren Verlauf in Form eines fieberhaften (38–39 °C) Darmkatarrhs mit schmerzhaftem, kolikartigem Stuhldrang und mehreren wäßrigen Durchfällen pro Tag. Die Symptome gehen hier meist innerhalb einer Woche wieder zurück.

Behandlung: Leichtere Formen werden wie Reisedurchfall behandelt (vgl. Symptomkatalog: Durchfall, S. 162). Eventuell auch krampflösende Zäpfchen (BUSCOPAN®), Ausgleich des Flüssigkeitsverlustes mit Elektrolytlösung (vgl. S. 162).

Schwere Formen behandelt man im Prinzip wie leichtere Formen, zusätzlich jedoch strenge Bettruhe, sehr viel trinken (vgl. Cholera). Solange noch stärkere Durchfälle bestehen, nur leichte Kost aus Reis, Milch, Haferschleim oder Fleischbrühe. Ärztliche Behandlung ist erforderlich, steht kein Arzt zur Verfügung, kann eine Antibiotika-Behandlung mit *Cotrimoxazol* unternommen werden.

Amöbenruhr

In allen warmen Ländern mit niedrigem hygienischen Standard ist die Amöbenruhr eine häufige Erkrankung. Es gibt verschiedene Arten von Amöben, aber nur eine bestimmte Art kann beim Menschen eine Erkrankung auslösen. Die Infektion erfolgt durch Aufnahme von Zysten, den Dauerformen der Amöbe, die mit dem Stuhl eines Infizierten ausgeschieden werden. Durch Fäkaliendüngung gelangen sie dann auf Salat oder Gemüse, ins Wasser oder werden durch Fliegen auf Speisen übertragen. Die Zysten wandeln sich nach Aufnahme im Darm in sogenannte vegetative Formen um, die selbst noch nicht zur Erkrankung führen, jedoch unter bestimmten Umständen in die Wand des Dickdarms eindringen. Erst dann entsteht das Krankheitsbild der akuten Amöbenruhr.

Der Infektionskreislauf kann durch hygienische Maßnahmen unterbrochen werden. Da die Zysten beim Erhitzen abgetötet werden, sollte Gemüse nur gekocht verzehrt werden. Roher Salat, ungeschältes Obst und unbehandeltes Wasser sind zu meiden (vgl. S. 37 f.).

Symptome: Die Amöbenruhr beginnt in der Regel nicht stürmisch, sondern anfänglich nur mit Abgeschlagenheit, Völlegefühl, stärkeren Darmgeräuschen. Es kommt abwechselnd zu Durchfall und Verstopfung mit zunehmendem Druckgefühl im Unterbauch sowie Blähungen; nach einigen Tagen erfolgen unter leichten Bauchkrämpfen mehrmals täglich dünnbreiige Stuhlentleerungen mit Beimischung von Schleim und Blut. Der Abgang von Blut und Schleim rührt von Geschwüren her, die durch die Amöben an der Schleimhaut des Dickdarms verursacht werden. Praktisch besteht nie Fieber! Dies kann sich über mehrere Wochen hinziehen, wobei auch ohne Behandlung zwischendurch Besserung eintritt.

Behandlung: Bei Verdacht auf Amöbenruhr müssen mehrmalige Untersuchungen des Stuhls vorgenommen werden, im akuten Fall mit körperwarmem Stuhl. Die Amöben selbst können bis zu eine Stunde nach dem Stuhlgang am leichtesten nachgewiesen werden, dagegen überstehen die Zysten als Dauerformen den Postversand in ein Untersuchungslabor ohne weiteres.

Der Nachweis von Amöben oder Zysten im Stuhl bedeutet nicht, daß der Durchfall durch diesen Erreger verursacht sein muß, da eine gleichzeitig bestehende bakterielle Ruhr keine Seltenheit ist.

Metronidazol (ARILIN®) wirkt meist sehr gut bei Amöben-Infektionen, oft sind die Amöben allerdings hartnäckiger, so daß nach zehn Tagen eine zweite Kur durchgeführt werden sollte.

Komplikationen: In seltenen Fällen können die Amöben die Darmwand ganz durchdringen und gelangen mit dem Blutstrom in die Leber, wo sie die Symptome einer Hepatitis auslösen oder zu einem Leberabszeß führen (10 % der unbehandelten Fälle). Komplikationen dieser Art können nach Tagen, Wochen oder erst Monaten nach einer Amöbenruhr auftreten.

Symptome wie unregelmäßige Fieberzustände, Unwohlsein, geschwollene Leber, leichte Gelbfärbung der Augen, Braunfärbung des Urins (vgl. Symptome) oder gar Schmerzen im rechten Oberbauch und in der rechten Schulter im Anschluß an eine Durchfallerkrankung bedürfen sofort ärztlicher Behandlung. Auch hier ist eine gute Behandlungsmöglichkeit gegeben, allerdings nur bei klarer ärztlicher Diagnose und intensiver stationärer Betreuung, am besten im Heimatland.

Erkrankungen der inneren Organe

Blasen- und Harnröhrenentzündung

Eine Blasenentzündung tritt bei anfälligen Personen oft schon nach geringfügiger Unterkühlung des Unterleibes ein. Manchmal genügt es schon, kurze Zeit auf einem kalten Fußboden gesessen oder einige Stunden im nassen Bikini am Strand gelegen zu haben. Bei einer Blasenentzündung sind im Urin, der normalerweise fast steril ist, Bakterien vorhanden, die von der Entzündung oder sogar Eiterbildung in der Blase herrühren. Bei einer schweren Harnblasenentzündung kann es sogar zu Blutbeimengungen im Urin kommen. Da aber auch andere, schwerere Erkrankungen der Harnwege häufig mit blutigem Urin einhergehen, ist jeder auch nur leicht blutige Urin Anlaß für eine genaue ärztliche Untersuchung (vgl. Symptomkatalog: Blut im Urin, S. 160).

Symptome: Schmerzen über dem Schambein, ständiger Harndrang, heftiges Brennen beim und nach dem Wasserlassen, trüber Urin.

Behandlung: Den Unterleib gut warmhalten, täglich drei bis vier Liter Flüssigkeit zur Spülung trinken, eventuell krampflindernde Zäpfchen (BUSCOPAN®, höchstens 3–4 pro Tag).

Halten die Krankheitserscheinungen unter dieser Behandlung länger als zwei Tage an oder tritt leichtes Fieber auf, kann ein Antibiotikum *(Cotrimoxazol)* für drei Tage eingenommen werden. Vorbeugend jede Unterkühlung des Unterleibes meiden. Zur reichlichen Harnförderung viel trinken!

Nierenbecken-entzündung

Zu einer Nierenbeckenentzündung kommt es entweder durch eine Infektion der Nieren über die Blut- oder Lymphbahnen, häufiger jedoch durch Aufsteigen der Keime bei einer Harnblasenentzündung über die Harnwege.

Symptome: Flanken- und Rückenschmerzen, ein- oder beidseitig, je nachdem, ob beide Nierenbecken oder nur eine Seite betroffen ist. Schmerzen beim Beklopfen der Nierengegend (der Klopfschmerz ist am deutlichsten am Rücken, unterhalb der letzten Rippe etwas zur Seite hin), Schüttelfrost, Fieber, manchmal Übelkeit oder Erbrechen.

Behandlung: Unter ärztlicher Kontrolle müssen nach einer Blut- und Urinuntersuchung sowie Tests der Antibiotika-Resistenz der Bakterien gezielt Antibiotika verabreicht werden. Darüber hinaus Bettruhe, reichliche Flüssigkeitsaufnahme (zwei bis drei Liter täglich) und Wärmeanwendung in Form feucht-heißer Umschläge auf die Nierengegend (Rücken) und die Blasengegend (Unterbauch)! Gegen die Schmerzen am besten krampflösende Zäpfchen (BUSCOPAN®, bis zu 3–4 pro Tag). Sollte kein Arzt erreichbar sein, für den Notfall mit einem Antibiotikum *(Cotrimoxazol)* beginnen, das dann für mindestens sieben Tage eingenommen werden muß.

Harnwegsteine/ Nierenkolik

Harngries oder Harnsteine können in der Niere, in den Harnleitern, in der Blase oder in der Harnröhre auftreten. Sie setzen sich meist aus kristallinen Teilchen zusammen, die im Nierenbecken gebildet und mit dem Urin durch die Harnwege ausgespült werden. Die Größe der Steine variiert von feinem Harngries bis zu Kirschkerngröße, aber insbesondere die Form (rund oder scharfkantig) bestimmt die Dauer und Intensität der Koliken sowie die Verletzungsgefahr der Harnwege. Zu große Steine, die gar nicht

erst in den Harnleiter eindringen können, bleiben oft sogar unbemerkt im Nierenbecken liegen, denn nur das Abwandern durch den engen, empfindlichen Harnleiter verursacht die heftigen Schmerzen. Bleiben die Harnsteine dabei stecken, führt dies oft zum Urinstau im Nierenbecken, so daß sich Keime vermehren können und die Gefahr einer zusätzlichen Nierenbeckenentzündung besteht.

Symptome: Heftige an- und abschwellende Schmerzen (Koliken), die im Rücken oder in der Flankengegend beginnen, häufig auch den ganzen Unterbauch mit einbeziehen. Häufig mit Schmerzausstrahlung in die Leiste, die jeweilige Seite der Geschlechtsteile und die Innenseite des Oberschenkels. Die Schmerzen sind oft unerträglich. Es kommt zu Schweißausbrüchen und Erbrechen sowie ständigem oder häufigem Harndrang. Die Koliken können ohne Behandlung Stunden oder sogar Tage dauern, bis der Stein endlich die Blase erreicht hat. Der Abgang durch die Harnröhre ist meist nicht mehr so schmerzhaft.

Behandlung: Im akuten Anfall Bettruhe, feucht-heiße Packungen auf die Nierengegend, dazu krampflösende Zäpfchen (BUSCOPAN®, 3–4 pro Tag), eventuell in Kombination mit einem Schmerzmittel. Reichlich trinken, drei bis vier Liter täglich (Spüleffekt und Wasserdruck, der den Stein weitertreibt).

Bei Auftreten von Fieber unbedingt einen Arzt aufsuchen, weil
● eine akute Blinddarmentzündung (bei rechtsseitigen Schmerzen) oder Eierstockentzündung vorliegen kann;
● jetzt der Verdacht auf eine Entzündung des Nierenbeckens besteht.

Auch wenn die Schmerzen über Tage anhalten, muß ärztliche Hilfe aufgesucht werden, da Steine, die über längere Zeit eingeklemmt bleiben, durch den Urindruck zur Schädigung des Nierengewebes selbst führen können. Bei chronischen, nicht behandelten Nierensteinleiden droht der Niere durch bakterielle Infektion Gefahr (Urin kann nicht abfließen und ist deshalb ständig mit Bakterien versetzt).

Wenn während oder kurz nach einer Nierenkolik blutiger Urin beobachtet wird, so mag es durch einen scharfkantigen Stein zu einer kleinen, aber harmlosen Verletzung des Harnweges gekommen sein. Wiederholte Blutungen aus der Harnröhre oder Blutbeimengungen im Urin bedürfen jedoch stets einer ärztlichen Kontrolle (vgl. Symptomkatalog: Blut im Urin, S. 160).

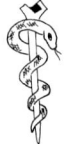

Gallenblasenentzündung

Die Gallenblase ist ein Auffangbehälter für die von der Leber produzierte Gallenflüssigkeit, die dann zur Verdauungshilfe in den Darm abgegeben wird. In den meisten Fällen entstehen Gallenblasenentzündungen (Cholecystitis) als Folge von Gallensteinen. Durch den mechanischen Reiz der Steine oder durch Abflußbehinderungen kommt es unter dem Einfluß aus dem Darm aufsteigender Bakterien zur Entzündung. Auslösend sind oft besonders üppige Mahlzeiten.

Symptome: Heftige, stechende oder schneidende, an- und abschwellende Schmerzen hinter dem rechten Rippenbogen (Koliken), eventuell ausstrahlender Schmerz in die rechte Schulter, aber auch zur Mitte des Oberbauches hin. Dazu kommen Fieber, eventuell Schüttelfrost, manchmal Erbrechen und Übelkeit (Lage der Gallenblase vgl. Abb. 3, S. 75).

Behandlung: Strenge Bettruhe, für zwei Tage keine Nahrungsaufnahme, nur mit Traubenzucker gesüßter Tee ist erlaubt. Am dritten Tag gibt es Zwieback, dann zwei Tage Haferschleim-Suppe und trockenes Brot. Feucht-warme Umschläge auf den rechten Oberbauch, krampflindernde Zäpfchen (BUSCOPAN®, 1–3 pro Tag) mindern die Beschwerden. Bei Fieber über 38 °C ein Antibiotikum einnehmen *(Doxycyclin)*! Unter dieser Behandlung sollten bei einer Gallenblasenentzündung die Beschwerden nach einer Woche abgeklungen sein. Einen Arzt müssen Sie unbedingt aufsuchen, wenn

● die Schmerzen nicht genau unter dem rechten Rippenbogen lokalisiert sind, sondern eher über die ganze rechte Seite verteilt – es kann sich nämlich auch um eine akute Blinddarmentzündung handeln;
● wenn Schmerzen oder Fieber trotz der genannten Behandlung nach zwei Tagen nicht abflauen oder sogar ansteigen;
● bei Fieber über 39 °C.
Jede Gallenblasenentzündung ist Anlaß, sich später auf Gallensteine untersuchen zu lassen.

Gallensteine können auch zur chronischen Gallenblasenentzündung führen, die sich in Druckempfindlichkeit im Gallenblasen-Bereich, Unverträglichkeit von Fett, schweren Speisen, öfter wiederkehrender Appetitlosigkeit, Übelkeit, Völlegefühl und bisweilen leichte Koliken bemerkbar macht.

Behandlung der chronischen Form: Meiden von Fetten, Fettgebackenem, fettgebratenen Speisen. Keine eiskalten Getränke, keine Hülsenfrüchte, keinen starken Kaffee! Auch hier sollte unbedingt eine genaue Untersuchung auf Gallensteine erfolgen, eine spätere Operation kann erforderlich sein.

Bauchspeicheldrüsenentzündung

Eine akute Bauchspeicheldrüsenentzündung (Pankreatitis), oftmals durch eine Gallenwegerkrankung oder häufigen Alkoholkonsum über längere Zeit bedingt, ist ein schweres, bedrohliches Krankheitsbild.

Symptome: Plötzliche, heftige Oberbauchschmerzen (linksseitig betont), eventuell mit Ausstrahlung in den Rücken. Der Oberbauch ist in starkem Maße druckempfindlich gespannt, es besteht ein schweres Krankheitsgefühl. Typische Begleiterscheinungen sind Übelkeit, Erbrechen, oftmals auch Fieber zwischen 38 und 39 °C. Zeichen einer chronischen Schwäche der Bauchspeicheldrüse sind Oberbauchschmerzen, Druckempfindlichkeit im Oberbauch, hauptsächlich auf der linken Seite zum Magen hin, Verdauungsbeschwerden mit Völlegefühl, fettglänzenden Durchfällen oder auch Appetitlosigkeit, Übelkeit und Blähungen.

Behandlung: Eine akute Entzündung der Bauchspeicheldrüse muß sofort in einem Krankenhaus behandelt werden, weil sich lebensbedrohende Komplikationen einstellen können. Bis zum Erreichen eines Krankenhauses und bis zur Klärung der Diagnose darf nichts mehr gegessen und nur das allernötigste getrunken werden, um das erkrankte Verdauungsorgan zu schonen. Den linken Oberbauch, wenn möglich, mit Eisbeuteln kühlen.

Sowohl bei einer chronischen als auch bei einer akuten Bauch-speicheldrüsenentzündung soll später eine Untersuchung auf Gallensteine erfolgen, weil hier häufig Zusammenhänge bestehen. Alkoholische Getränke sollten Sie meiden!

Geschlechtskrankheiten

Die Übertragung aller Geschlechtskrankheiten kann weitestgehend durch den Gebrauch von Kondomen vermieden werden!

Gonorrhöe

Die durch Gonokokken *(Neisseria gonorrhoeae)* hervorgerufene Geschlechtskrankheit, auch Tripper genannt, beginnt nach einer Inkubationszeit von zwei bis acht Tagen.

Symptome beim Mann: Eitriger Ausfluß aus der Harnröhre, häufiger Harndrang und Brennen beim Wasserlassen. Der Ausfluß wird später grünlich, die Harnröhrenöffnung ist rot entzündlich geschwollen. Wird die Krankheit nicht behandelt, greift die Infektion auf die hinteren Abschnitte der Harnröhre über und befällt als ernsthafte Komplikation Samenwege und Nebenhoden. Narbige Abheilung und dadurch bedingter Verschluß der Samenwege kann zur vollständigen Sterilität (Unfruchtbarkeit) führen. Die Entzündung des Nebenhodens äußert sich in heftiger Schwellung und Rötung des Hodensacks und schmerzhafter Schwellung des Nebenhodens, der dann nur schwer vom Hoden abgrenzbar ist. Auch die Blase und die Prostata können von der Infektion ergriffen werden.

Symptome bei der Frau: Anzeichen der Infektion können diskret sein oder auch völlig fehlen, so daß Frauen mit Gonorrhöe oft ohne Beschwerden bleiben. Bei jungen Frauen und Mädchen, bei denen die Scheidenschleimhaut empfindlicher für Infektionen ist, verläuft die Krankheit deutlicher, wobei es zu entzündlicher Schwellung der Schamlippen und eitrigem Ausfluß aus Scheide und Harnröhre kommt, meist ebenfalls verbunden mit Brennen beim Wasserlassen. Auch hier schreitet die Infektion unbehandelt fort und kann durch Entzündung und Verklebung der Eileiter zu Sterilität führen.

Eine gonorrhoische Entzündung der Beckenorgane kann mit den Symptomen Fieber, Übelkeit, Erbrechen und Schmerzen im Unterbauch durchaus eine Blinddarmentzündung vortäuschen. Eine gonorrhoische Gelenkentzündung entsteht dann, wenn Gonokokken bei unsachgemäßer Behandlung auf dem Blutwege in die Gelenke einwandern. In der Regel ist nur ein Gelenk befallen, oft das Knie-, Hand- oder Sprunggelenk. Die Bewegung in dem Gelenk ist schmerzhaft eingeschränkt, die Umgebung gerötet und geschwollen.

Behandlung: Der Arzt weist den Erreger durch einen Abstrich mikroskopisch oder durch Anzüchtung im Labor nach und behandelt dann mit Injektionen von *Penicillin* in hoher Dosierung. Ohne Erregernachweis durch den Arzt bitte keine Selbstbehandlungsversuche!

In den letzten Jahren haben sich zahlreiche Stämme von Gonokokken entwickelt, die gegen *Penicillin* resistent sind. Diese Gonokokken müssen mit anderen Antibiotika behandelt werden. Das Infektionsrisiko kann durch Verwendung von Kondomen deutlich vermindert werden.

Weicher Schanker

Der weiche Schanker (Ulcus molle) wird von dem Erreger *Hämophilus Ducreyi* hervorgerufen und beim Geschlechtsverkehr übertragen.

Symptome: Nach einer Inkubationszeit von drei bis fünf Tagen entsteht meist im Bereich der Geschlechtsorgane ein weiches Knötchen, das sich rasch zu einer Pustel entwickelt. Die Pustel öffnet sich, und es kommt zu einem schmerzhaften Geschwür mit weichem Randwall. Fortschreitender Zerfall des Gewebes führt zu großen, tiefen Geschwüren auf Penis, Schamlippen oder Afterregion. Die Lymphknoten in der Leiste schwellen zunächst schmerzhaft an, später kann es zum Einschmelzen und eitrigem Durchbruch kommen.

Behandlung: Durch den Arzt mit Antibiotika über drei bis vier Wochen.

Lymphogranuloma inguinale

Eine durch Chlamydien hervorgerufene Krankheit, deren Inkubationszeit bei fünf bis 21 Tagen liegt.

Symptome: Zunächst entstehen kleine Geschwüre auf Penis oder

Schamlippen, die oft unbemerkt bleiben. Nach zehn bis 30 Tagen kommt es zu einer meist bis faustgroßen, harten und schmerzhaften Schwellung der Lymphknoten im Abflußgebiet der Infektionsstelle (meist in der Leiste). Unter erheblicher Beeinträchtigung des Allgemeinbefindens kommt es zu abszeßartiger Einschmelzung der Lymphdrüsen mit Bildung von Gängen zur Eiterentleerung durch die Haut (Fisteln). Die Wunden heilen schlecht, eine Vernarbung der Lymphbahnen kann zu schwerer Lymphstauung und Anschwellung im Bereich der Geschlechtsorgane führen (Elephantiasis von Hodensack, Penis oder Schamlippen).

Behandlung: Antibiotische Therapie durch den Arzt; Abszeßhöhlen und Fistelgänge werden operativ beseitigt.

Granuloma venereum

Diese Infektionskrankheit der Geschlechtsorgane ist seit einiger Zeit in tropischen und subtropischen Ländern weit verbreitet. Der Erreger *Donovania granulomatis* führt nach einer Inkubationszeit von zwei bis zu drei Monaten zum Ausbruch der Krankheit.

Symptome: Anfänglich entstehen an den äußeren Geschlechtsorganen und in der Leistengegend Knötchen oder Pusteln, die später schmerzlos geschwürig zerfallen. Sie entleeren eine übelriechende Flüssigkeit und bilden sich zu blumenkohlartigen Geschwüren weiter. Die Wucherungen zerfallen teilweise wieder unter jaucheartigem Geruch. Schmerzen entstehen oft erst durch überlagernde Infektionen der Wunden mit anderen Keimen. Nach der Abheilung bleiben Narben zurück.

Behandlung: Antibiotisch durch den Arzt.

Syphilis

Der Erreger der Syphilis (Lues) ist das Bakterium *Treponema pallidum*, das durch den Geschlechtsverkehr übertragen wird. Die Inkubationszeit beträgt drei bis vier Wochen, im Extremfall bis zu drei Monaten. Die Erkrankung verläuft in vier Stadien, doch wird die Lues normalerweise spätestens im zweiten Stadium erkannt und behandelt. Das dritte Stadium beginnt beim Nichtbehandelten drei bis fünf Jahre nach der Infektion, das vierte (Spätlues) nach zehn bis 30 Jahren.

Symptome des ersten Stadiums: Nach Ablauf der Inkubationszeit entsteht der sogenannte Primäreffekt an der Stelle, wo die Keime durch eine winzige Hautverletzung eindringen konnten, meistens im Bereich der äußeren Geschlechtsorgane und der Afterregion, jedoch auch an den Lippen, der Mundhöhle oder den Händen. Das Knötchen zerfällt rasch zu einem etwa linsengroßen, schmerzlosen Geschwür, dessen Boden und Randwall beim Betasten ausgesprochen hart sind. Man nennt die Syphilis daher auch ›harter Schanker‹ im Gegensatz zum weichen Schanker. Die Geschwüre können einzeln oder mehrfach auftreten. Bald nach dem Primäreffekt stellt sich eine schmerzlose Schwellung der nahegelegenen Lymphknoten ein.

Symptome des zweiten Stadiums: Unbehandelt setzen acht Wochen nach der Infektion mit Fieber, Abgeschlagenheit, Kopfschmerzen sowie starker Lymphknotenschwellung am ganzen Körper die ersten Anzeichen des zweiten Stadiums ein. Dabei zeigt sich ein schmerzloser, nicht juckender Hautausschlag, der verschiedene Formen annehmen kann. Zunächst masernähnlich, schwach rosa gefärbt, gehen die Flecken jedoch allmählich in Knötchen mit und ohne Schuppung über. Ganz typisch bezieht der Ausschlag, ob fleck- oder knötchenförmig, immer Handteller und Fußsohle mit ein. Nach etwa drei Monaten beginnen die Knötchen im Bereich der Geschlechtsorgane und der Gesäßfurche zu wuchern und vor allem zu nässen. Die Flüssigkeit, die aus diesen sogenannten ›Condylomen‹ austritt, ist hochin-

Herpes

Herpesbläschen (vgl. S. 49) an den Schleimhäuten der Geschlechtsorgane sind keine eigentliche Geschlechtskrankheit, auch wenn die Erregerviren häufig durch Sexualkontakt übertragen werden. Unter körperlicher und seelischer Belastung kann es spontan immer wieder zum ›Aufblühen‹ von Herpesausschlag kommen.
Unterscheidungstip: Herpesbläschen im Geschlechtsbereich gehen meist mit Mißempfindungen während der Entstehung einher, nach Aufplatzen der Blasen sogar mit deutlicher Schmerzhaftigkeit, besonders bei Berührung. Der Primäraffekt der Syphillis ist immer schmerzlos! Die schmerzenden Pusteln beim weichen Schanker zerfallen bald zu einem großen, tiefen Geschwür. Herpesbläschen dagegen stehen meist gruppenförmig auf gerötetem Hof. Nach etwa drei Tagen platzen die Bläschen auf, verschorfen und heilen nach einigen weiteren Tagen von selbst ab.

fektiös! Berührt eine nichtinfizierte Person mit den bloßen Händen ein solches Condylom, führen bereits winzigste Hautverletzungen mit großer Wahrscheinlichkeit zu einer Infektion. Die nässenden Knoten sind typisch für das zweite Stadium der Lues. Dazu gesellen sich häufig Haarausfall, Pigmentstörungen (etwa als weißer Streifen um den Hals), Angina, Veränderungen an der Schleimhaut im Mund (etwa fünf Monate nach der Infektion). Unbehandelt wiederholen sich diese Erscheinungen nach vorläufigem Abklingen in ähnlicher Art.

Behandlung: Die Behandlung erfolgt mit *Penicillin*-Kuren unter strenger Kontrolle (Bluttest) des Arztes.

Trichomonaden

Der Einzeller *Trichomonas vaginalis*, Erreger der Trichomonadener-

krankung, kann sich bei einer Veränderung des Säuremilieus der Scheidenschleimhaut massiv vermehren und auf Harnröhre oder Blase übergreifen. Die Infektion wird durch Geschlechtsverkehr übertragen. Fast immer kann beim Partner ebenfalls ein Trichomonadenbefall festgestellt werden.

Symptome bei der Frau: Juckreiz und Brennen der Scheide, starker Ausfluß (dünnflüssig, übelriechend, gelblich), eventuell Brennen beim Wasserlassen.

Symptome beim Mann: Schleimiger Ausfluß aus der Harnröhre, Brennen beim Wasserlassen, manchmal fehlen Beschwerden jedoch völlig.

Behandlung: Über sechs Tage ist *Metronidazol* (z. B. ARILIN®) einzunehmen – dies gilt immer für beide Partner, auch wenn beim Mann keine Symptome zu erkennen sind.

AIDS

Als AIDS wird das Krankheitsstadium einer tödlich verlaufenden Virusinfektion bezeichnet. Die Buchstabenkombination steht für die exakte Bezeichnung ›acquired immune deficiency syndrome‹, zu deutsch: Erworbenes Immunmangel-Syndrom. Das Virus befällt die Zellen des Körpers, die für die Bekämpfung von Krankheitserregern verantwortlich sind, so daß der Organismus eines Infizierten seine Abwehrkraft verliert und an verschiedenen Folgeinfektionen stirbt. Dieses vollständige Krankheitsbild kommt erst fünf bis zehn Jahre nach der Ansteckung zum Ausbruch. Gegen das HIV-Virus, den Erreger dieser Krankheit, gibt es bislang noch kein Mittel.

Die Infektion erfolgt über Blut, Sperma und andere Körpersekrete eines Infizierten, hauptsächlich durch sexuellen Kontakt und den Gebrauch infizierter Kanülen und Spritzen unter Drogenabhängigen (Fixern) sowie durch Bluttransfusionen. Weiterhin kann das Virus während der Schwangerschaft und der Geburt von der Mutter auf das Kind, durch künstliche Befruchtung oder Organtransplatation übertragen werden. Der Nachweis von HIV-Antikörpern ist erst vier bis zwölf Wochen nach dem Kontakt mit dem Virus möglich. Ein infizierter Organismus ist lebenslang für andere infektiös.

Das AIDS-Vollbild macht sich zunächst durch Auftreten grippeähnlicher Symptome, Lymphknotenschwellungen und Gewichtsabnahme bemerkbar. Besonders für Infektionen der Lunge und der Schleimhäute (Pilzbefall) sind AIDS-Kranke anfällig. Bis heute verläuft die Krankheit absolut tödlich.

Für den Reisenden liegt die größte Gefahr in der Übertragung durch sexuelle Kontakte und infizierte Blutkonserven. Die Verwendung von Kondomen stellt zwar einen relativ guten Schutz dar, bietet allerdings keine absolute Sicherheit. Das Risiko kann aber weiter gesenkt werden, wenn man keine Geschlechtspartner wählt, die zu Risikogruppen gehören, also Fixer, männliche Homosexuelle, Bluterkranke und Prostituierte. Auf Kondome darf dennoch nicht verzichtet werden!

Da in vielen Entwicklungsländern Blutkonserven immer noch nicht sicher auf HIV-Viren kontrolliert werden können, sollte man dort Bluttransfusionen nur in echten Notfällen akzeptieren.

Bei normalen zwischenmenschlichen Kontakten wie Händeschütteln, Umarmungen oder Benutzung gemeinsamen Geschirrs, in öffentlichen Toiletten, Schwimmbädern oder Restaurants wird das Virus nicht übertragen. Gegenüber HIV-Infizierten sollte man jedoch jegliche Blutkontakte (Wunden) und die Benutzung gemeinsamer Toilettenartikel vermeiden. Alle Desinfektionsmittel, auch 70%er Alkohol, vernichten das Virus, das außerhalb des Körpers nur sehr kurze Zeit überleben kann. Durch blutsaugende Parasiten, etwa Mücken, droht ebenfalls keine Ansteckung.

HIV-Träger sollten sich nicht unnötig anderen Infektionen aussetzen. AIDS-Kranke sind nicht tropentauglich.

Allgemeine Infektionskrankheiten

Hepatitis

Die Hepatitis oder Gelbsucht ist eine durch Viren hervorgerufene entzündliche Erkrankung der Leber. Durch unterschiedliche Viren gibt es mehrere Krankheitsformen, die drei wichtigsten werden hier vorgestellt:

Hepatitis-A

Bei der Hepatitis-A, auch infektiöse oder epidemische Hepatitis, beginnt der Krankheitsausbruch ein bis sechs Wochen nach der Infektion. Die Übertragung erfolgt durch direkten Kontakt mit Infizierten oder über infizierte Nahrungsmittel und Getränke. Vor allem der Stuhl einer erkrankten Person ist in den ersten ein bis zwei Wochen ansteckend, daher sollte auf richtige Hygiene geachtet werden (Hände waschen vor dem Essen und nach der Toilette).

Die Hepatitis-A kommt weltweit vor, ist allerdings in Ländern mit geringem Hygienestandard besonders häufig. Es handelt sich um eine relativ harmlose Form der Leberentzündung, denn sie heilt meist gut aus und geht so gut wie nie in eine chronische Lebererkrankung über. Die erste Infektion hinterläßt eine weltweite, lebenslange Immunität, so daß Sie nicht erneut an Hepatitis-A erkranken können – jedoch besteht weiterhin das volle Risiko einer Erkrankung an den beiden anderen Hepatitisformen. Einer Erkrankung an Hepatitis-A können Sie durch eine Schutzimpfung vorbeugen. Gammaglobuline vermindern das Erkrankungsrisiko oder schwächen den Krankheitsverlauf ab.

Hepatitis-B

Bei der Hepatitis-B, auch Serum-Hepatitis genannt, erfolgt der Krankheitsausbruch ein bis sechs Monate nach der Infektion. Man weiß heute, daß die Übertragung nicht nur auf dem Blutweg erfolgt (durch Bluttransfusion, infizierte Spritzen und Nadeln, Akupunktur, Tätowierung, Ohrläppchendurchstechung, Hautverletzung), sondern auch durch Eindringen der Viren in die Schleimhäute und die Augenbindehaut möglich ist. Man kann sich also durch engen körperlichen Kontakt, beim Geschlechtsverkehr oder durch infizierte Gegenstände wie Zahnbürsten und Rasiergeräte anstecken. Infektiös ist vor allem das Blut einer erkrankten Person, ebenso Speichel und Sperma, nicht jedoch der Stuhl. Auch durch Lebensmittel und Trinkwasser wird die Hepatitis-B nicht übertragen. In ungefähr 10 % der Fälle kommt es zu einem Übergang in die chronische Form der Leberentzündung. Davon spricht man, wenn sechs Monate nach Krankheitsbeginn noch immer Zeichen einer Entzündung ohne Neigung zur Rückbildung bestehen. Die eindeutige Diagnose einer chronischen Hepatitis wird durch eine mikroskopische Untersuchung von Lebergewebe gestellt, Hinweise geben aber auch schon spezielle Blutuntersuchungen.

Hepatitis-C

Der Erreger dieser Form ist vor kurzem besser charakterisiert worden. Sie tritt am häufigsten nach einer Transfusion mit infiziertem Blut auf, eine Ansteckung über Spritzen (Fixer-Hepatitis) sowie über engen körperlichen Kontakt (ähnlich wie Hepatitis-B) ist jedoch auch möglich. Diese Form ist bisher am wenigsten erforscht, man weiß jedoch, daß sie ähnlich wie Hepatitis-B verläuft (Krankheitsausbruch allerdings zwei bis 20 Wochen nach der Infektion) und sehr oft in eine chronische Form übergeht.

Symptome der akuten Hepatitis

Die akute Leberentzündung beginnt meist recht untypisch und ähnlich wie bei anderen Virusinfektionen mit Müdigkeit, Abgeschlagenheit, Appetitlosigkeit, dazu Kopfschmerzen, Übelkeit, häufig auch Fieber bis etwa 39 °C. Dann stellen sich oft Widerwillen gegen Fett, Alkohol und Nikotin, manchmal Schmerzen unter dem rechten Rippenbogen sowie Gliederschmerzen ein. Später nehmen, mitunter nach Tagen vorübergehender Besserung, Haut und Augen eine gelbliche Farbe an (Gelbsucht). Es kommt zu dunklem Urin (bierbraun) und hellem Stuhl (lehmfarben), begleitet von starkem Juckreiz aller Hautpartien. Die Gelbfärbung von Haut und Augen nimmt in den ersten zwei Wochen zu, mit ihrem Rückgang erhalten auch Stuhl und Urin die normale Farbe wieder. Oft hat man nicht alle Symptome in ausgeprägter Form, sondern nur das eine oder andere Krankheitszeichen, dem auch eine andere Krankheit zugrundeliegen kann. Zudem gibt es Hepatitis-Fälle, vor allem bei Kindern und Jugendlichen, wo es gar nicht zu einer sichtbaren Gelbfärbung kommt. Eine sichere Diagnose kann daher nur durch einen Arzt erfolgen, der anhand von Laboruntersuchungen des Blutes feststellen kann, ob es sich tatsächlich um eine Hepatitis handelt.

Behandlung

Heißt die Diagnose Hepatitis, geraten Sie zuerst einmal nicht in Panik! Die Hepatitis läßt sich mit ein bißchen Vernunft, ein bißchen Geduld und der Hilfe einheimischer Ärzte meist ganz gut kurieren.

Eine ursächliche Therapie für die Hepatitis gibt es nicht. Die früher übliche, wochenlange Bettruhe und intensive körperliche Schonung wird heute nicht mehr als sinnvoll angesehen. In der akuten Krankheitsphase ist eine Bettruhe von etwa zwei Wochen einzuhalten, wobei Sie ruhig kurz zur Toilette und zum Essen aufstehen können. Danach langsame, kurzzeitige körperliche Belastung mit längeren Bettpausen dazwischen. Abgesehen davon, daß man in der akuten Krankheitszeit einen Widerwillen gegen alle Arten schwerverträglicher Speisen hat, empfiehlt sich die Einhaltung folgender **Diät** über mehrere Wochen:

— Alle Arten von Gemüse in gekochter Form (außer Erbsen, Linsen, weißen Bohnen, Hülsenfrüchten), Reis, Kartoffeln, Nudeln, Weißbrot, Gries, Haferflocken.
— Mageres gekochtes Fleisch, magere Wurst, magerer gekochter Fisch.
— Alle Milchprodukte außer Sahne, Butter und fettem Käse. Besonders Quark- und Joghurtprodukte sind günstig.
— Alle Obstarten, Honig, Marmelade, Eier (höchstens zwei pro Tag).
— Meiden sollte man: Alle Formen von Fett, ganz besonders alle erhitzten Fette, also auch alle frittierten, panierten Nahrungsmittel, alles Gebratene, fettes Fleisch, Fisch, Käse, sowie alle Arten von Nüssen. Nach zwei bis drei Wochen kann ein wenig Butter oder Margarine gegessen werden. Jegliche Einnahme von Alkohol ist für mindestens ein Jahr absolut zu unterlassen!

Bisher konnte für kein Medikament hinreichend bewiesen werden, daß es den Krankheitsverlauf der akuten Hepatitis wirklich günstig beeinflußt. Lassen Sie sich also von Ärzten im Ausland auf keinen Fall irgendwelche ›Wundermittel‹ verordnen. Nur bei schweren Erkrankungen mit unzureichender Nahrungsaufnahme ist eine Durchführung von intravenösen Infusionen (z. B. *Glukose*) angebracht.

Tetanus

Die Impfung gegen Tetanus (Wundstarrkrampf) ist komplikationslos durchzuführen und vor allem wegen der täglichen Verletzungsmöglichkeiten auch zu Hause eine selbstverständliche Sache. Tetanus-Erreger sind Bakterien, die in der Erde und in tierischen Exkrementen jahrelang lebensfähig sind und weltweit vorkommen, in tropischen Ländern jedoch wesentlich häufiger. Auch die banalste Verletzung kann die Erreger in die Blutbahn einbringen!

Tabelle: Tetanus-Impfschutz

Vorangegangene Injektionen (lt. Vorschrift)	Abstand zur letzten Injektion am Verletzungstag	Am Verletzungstag TETANOL®	TETAGAM®
keine	–	+	+
1	bis 2 Wochen	–	+
1	2 Wochen und länger	–	+
2	bis 2 Wochen	–	+
2	2 Wochen bis 6 Monate	–	–
2	6–12 Monate	+	–
2	über 1 Jahr	+	+
3	bis 5 Jahre	–	–
3	5 bis 10 Jahre	+	–
3	über 10 Jahre	+	+

Lesehilfe (Zeile 6): Sie haben die erste und zweite Vorbeuge-Impfung erhalten und verletzen sich acht Monate nach der zweiten Injektion: notwendig ist eine Ampulle TETANOL®.

Im Erkrankungsfall kommt es zu quälender Dauermuskelstarre im Wechsel mit Muskelkrämpfen. Ein tödlicher Ausgang durch Ersticken bei Krämpfen der Atemmuskulatur ist häufig.

Impfung: Es gibt heute zwei Impfstoffe:
● *Tetanustoxoid* (etwa TETANOL®): Abgeschwächte Giftstoffe der Tetanuserreger, als vorbeugende (aktive) Impfung, wodurch der Körper zur Entwicklung eigener Abwehrstoffe angeregt wird.
● *Tetanus-Immunglobulin* (etwa TETAGAM®): Zur passiven Impfung

im Verletzungsfall, wenn keine oder eine ungenügende Vorimpfung besteht.

Aus der Tabelle ist zu ersehen, ob und welche Impfung nach einer Verletzung benötigt wird. Eine Impfbeschränkung während der Schwangerschaft ist nicht angezeigt. Nach einer vorschriftsmäßigen Impfung (d. h. drei Injektionen innerhalb eines Jahres, vgl. S. 22) brauchen Sie im Verletzungsfall während der ersten Jahre nichts mehr zu unternehmen, bis zum zehnten Jahr bedürfen Sie lediglich einer Auffrischung mit TETANOL®.

Kinderlähmung

Kinderlähmung (Poliomyelitis) ist eine weltweit verbreitete Viruskrankheit, die in Europa nur noch selten vorkommt. In tropischen Ländern ist die Infektionsgefahr jedoch bedeutend höher. Auch Erwachsene können daran erkranken und müssen sich schützen (vgl. S. 24). Die Übertragung erfolgt durch direkten Kontakt mit Keimträgern, ebenso über Lebensmittel oder Bestecke und Trinkgläser. Menschen können oft Keimträger sein, ohne selbst zu erkranken! Das Polio-Virus wird am Beginn der Erkrankung auch mit dem Stuhl ausgeschieden: Hygiene beachten!

Symptome: In den meisten Fällen führt eine Infektion mit Polio-Viren nur zu einer geringfügigen Erkrankung mit Fieber, Kopfschmerzen, Durchfall; diese Symptome verschwinden nach einigen Tagen wieder. Stärkere körperliche Belastungen wie Sonnenbäder, Hochleistungssport, ermüdende Eisenbahnfahrten sowie jede Schwächung der körperlichen Abwehrkräfte lassen ein stärkeres Krankheitsbild entstehen. In solchen Fällen kann es nach dem unspezifischen Vorstadium zu Temperaturanstieg, starken Schweißausbrüchen, Hautüberempfindlichkeit sowie Muskelschmerzen und schließlich – bei schlechter Abwehrlage – zu den gefürchteten Muskellähmungen kommen. Diese Lähmungen treten auf, wenn die Viren ins Zentralnervensystem eingedrungen sind. Sie können nur einzelne Muskelgruppen betreffen, in schweren Fällen kann es aber zur Totallähmung einschließlich der Atmung kommen.

Die **Behandlung** des Krankheitsbildes mit Lähmungserscheinungen ist grundsätzlich nur in größeren Kliniken unter ärztlicher Aufsicht möglich.

Gehirnhautentzündung

Zu einer Entzündung der Hirnhäute (Meningitis) kann es bei vielen Erkrankungen kommen, wenn die Erreger bis in das Gehirn vordringen. Dies kann eintreten bei Tuberkulose, Syphilis, Typhus, einigen Viruserkrankungen wie Poliomyelitis, Mumps oder Grippe, aber auch bei bakteriellen Infektionen des Innenohrs oder bei Gesichtsfurunkeln. Solche Komplikationen sind jedoch relativ selten. Dagegen wird die epidemische Meningitis durch besondere Bakterien (Meningokokken) ausgelöst, die weltweit, in tropischen Ländern jedoch wesentlich häufiger, vorkommen. Da jede Gehirnhautentzündung ähnliche Krankheitszeichen hervorruft, ist eine Unterscheidung oft recht schwierig; sie erfolgt hauptsächlich durch eine Untersuchung des Nervenwassers im Rückenmarkkanal sowie durch eine Kontrolle des Blutbildes. Bei epidemischer Meningitis erfolgt die Ansteckung direkt von Mensch zu Mensch, häufig sind Personen Keimträger, die selbst nicht erkrankt sind. In tropischen Ländern kommt es in bestimmten Gebieten zu regelrechten Epidemien, etwa in Savannengebieten während der Trockenzeit (März/April in Nigeria, Sudan sowie Brasilien).

Symptome: Ein bis fünf Tage nach Infektion stellen sich im Anschluß an unbestimmte Vorzeichen wie Frösteln, Abgeschlagenheit, Glieder- und Leibschmerzen plötzlich starker Fieberanstieg, heftige Kopfschmerzen und Erbrechen ein. Die Nackenmuskulatur wird zunehmend steif, so daß der Kopf nur unter Schmerzen nach vorn gebeugt werden kann. Es besteht Lichtscheu, im weiteren Krankheitsverlauf treten auch Zustände von Verwirrtheit und Muskelkrämpfe, oft begleitet von scharlachähnlichen Hautausschlägen, auf. Unbehandelt ist die Meningitis lebensgefährlich, da die Entzündung am Ende auf das Gehirn selbst übergreift. Vorbeugend ist eine Impfung empfehlenswert (vgl. S. 23).

! Eine Hirnhautentzündung muß immer dann in Betracht gezogen werden, wenn sich Symptome wie hohes Fieber mit Kopfschmerz und Nackensteifheit sowie psychische Veränderungen wie Verwirrtheit, eventuell auch Halluzinationen zeigen.

Behandlung: Die Gehirnhautentzündung ist heute durch Antibiotika (*Sulfonamide* und *Penicillin*) gut heilbar. Diagnose, Wahl der Medikamente und Dosierung erfolgt ausschließlich durch den Arzt.

Tollwut

Tollwut kommt weltweit, in den Tropen allerdings gehäuft vor. Die Krankheitserreger sind Viren; eine Übertragung auf Menschen erfolgt mit dem Speichel erkrankter Tiere durch Biß- und Kratzverletzungen. Der Speichel der Tiere ist bereits zwei Tage vor dem Auftreten der typischen Anzeichen infektiös – das macht die Krankheit besonders heimtückisch. Prinzipiell kann jedes Tier an Tollwut erkranken, doch sind die häufigsten Überträger Füchse, Hunde, Kaninchen, Mäuse, Eichhörnchen, Fledermäuse und auch Affen.

Voraussetzung für die Übertragung der Erreger auf den Menschen ist eine Verletzung der Haut, durch intakte Haut können die Viren nicht eindringen. Die Empfänglichkeit des Menschen für Tollwuterreger ist relativ gering. Höchstens jeder Dritte erkrankt nach dem Biß eines infizierten Tieres. Kommt es allerdings zur Erkrankung, dann ist diese immer tödlich. Ein Infektionsrisiko besteht auch dann, wenn infizierte Tiere oberflächliche Wunden ablecken!

Symptome beim Menschen: Die Krankheit kommt durchschnittlich ein bis drei Monate nach der Infektion zum Ausbruch, wenn die Viren das Zentralnervensystem befallen. Sie beginnt mit mehrtägigem melancholischen Verstimmtsein, Reizbarkeit und Schlaflosigkeit. Später kommt es zu schweren Krämpfen der Gliedmaßen und der Rumpfmuskeln, schmerzhaften Schlingkrämpfen des Rachens und der Speiseröhre sowie fortschreitender Nervenlähmung. Tod durch Atemlähmung tritt meist innerhalb einer Woche ein.

Tollwutverdacht besteht immer, wenn Tiere:
– unmotiviert angreifen,
– ihr Verhalten plötzlich ändern,
– entgegen ihren natürlichen Instinkten reagieren,
– einen gestörten, kranken Eindruck machen.

Wenn möglich, sollte ein solches Tier beobachtet werden. Da sich die Krankheit nach ihrem Ausbruch sehr schnell entwickelt, liefert diese Kontrolle den sicheren Beweis, ob mit einer Infektion zu rechnen ist, falls Kontakt mit dem Tier bestand. Niemals sollte vorschnell ein verdächtiges Tier getötet werden!

Bei jedem Verdacht auf eine Tollwutübertragung muß eine sogenannte Inkubationsimpfung durchgeführt werden, die noch in der Zeit zwischen Infektion und Erkrankung einen Impfschutz aufbaut. Die Immunisierung sollte sobald wie möglich vorgenommen werden, denn nach Ausbruch der Tollwut ist keine Rettung mehr möglich. Notwendig sind mehrere Impfinjektionen über drei Monate verteilt, bei ausgeprägten oder mehrfachen Bißverletzungen, insbesondere in Finger, Hals und Kopf (hier liegen viele Nerven, die Zielzellen des Virus sind), bei jeder Bißverletzung im Gesicht sowie bei Kontakt der Schleimhäute mit infiziertem Speichel ist gleichzeitig die Injektion von *Tollwut-Hyperglobulin* notwendig. Die Impfstoffe sind in der Regel nur in Krankenhäusern größerer Städte vorrätig, daher ist eine vorbeugende Impfung vor einem Aufenthalt in besonders gefährlichen Gebieten, in denen keine ärztliche Hilfe zur Verfügung steht, durchaus angebracht (vgl. S. 24).

! Notfallmaßnahmen: Bei Hautkontakt mit einem tollwütigen oder tollwutverdächtigen Tier alle betroffenen Hautbezirke kräftig mit einem Desinfektionsmittel reinigen (falls nicht vorhanden, heiße Seifenlösung oder Kaliumpermanganat-Lösung).

Biß- und Kratzverletzungen sofort auf die gleiche Art intensiv auswaschen, notfalls auch nur unter fließendem Wasser. Diese Maßnahmen sind so wichtig wie die Impfung, denn die Infektionswahrscheinlichkeit hängt von der Menge der eingebrachten Viren ab.

Tropische Infektionskrankheiten

Malaria

Die Malaria ist heute mit weltweit über 100 Mill. Erkrankungen pro Jahr wieder eine der häufigsten Infektionskrankheiten. Eine Infektionsgefahr ist prinzipiell in allen wärmeren, subtropischen und tropischen Ländern der Erde gegeben (vgl. Klappenkarten), in besonders hohem Maß jedoch in West-, Zentral- und Ostafrika; in Asien sind vor allem Thailand, Malaysia, Laos, Kambodscha, Vietnam, Burma, Indonesien und Indien betroffen. In Trockengebieten, Wüsten und Berghochländern kommt die Malaria praktisch nicht vor.

Eine vorbeugende Tabletteneinnahme sollte bei allen Fernreisen in gefährdete Gebiete heute eine Selbstverständlichkeit sein. Darüber hinaus reduzieren die Verwendung von mückenabwehrenden Mitteln (alle zwei Stunden auftragen), geeignete Kleidung sowie der regelmäßige Gebrauch eines Moskitonetzes in der Nacht die Möglichkeit, von den Überträgermücken gestochen zu werden (vgl. S. 26).

Bei der medikamentösen Malaria-Prophylaxe handelt es sich nicht um eine Impfung oder einen Infektionsschutz, sondern um die Dauerbehandlung der Krankheit mit kleinster Tablettendosis (Suppressions-Prophylaxe), so daß eingedrungene Krankheitserreger, die sogenannten Plasmodien, abgetötet oder dezimiert werden. Daher sind der rechtzeitige Beginn, die Fortsetzung der Tabletteneinnahme nach der Reise sowie die regelmäßige Einnahme im Malaria-Gebiet so wichtig: Unter diesen Bedingungen ist der Krankheitsschutz recht zuverlässig!

Einen echten Impfschutz gibt es bislang noch nicht, ebenso kann es nicht zu einer echten Immunität kommen. Fast alle Kleinkinder in Malaria-Gebieten werden frühzeitig mit Plasmodien infiziert. Wenn sie dies überleben und sich ihr Körper auch in späteren Jahren immer wieder neu mit den Erregern auseinandersetzt, kommt es im Laufe der Zeit zu einer Unempfindlichkeit gegen neue Malaria-Anfälle, so daß man von einer Semi-Immunität spricht.

Die Erreger der Malaria (Plasmodien) werden durch die weiblichen Anopheles-Stechmücken auf den Menschen übertragen. Sie stechen vorwiegend nachts oder in der Dämmerung. Auch eine Übertragung von Mensch zu Mensch ist möglich, und zwar durch Bluttransfusion, durch gebrauchte Kanülen und von der Mutter auf das ungeborene Kind. Der Entwicklungszyklus der Plasmodien soll hier bewußt nur sehr vereinfacht dargestellt werden:

● Mit dem Mückenstich gelangen die sogenannten Sichelkeime (Sporozoiten) in das menschliche Blut und wandern zuerst in die Leberzellen ein. Nach einer ungeschlechtlichen Vermehrung dringen sie erneut in die Blutbahn vor und vermehren sich innerhalb der roten Blutkörperchen ein zweites Mal, wobei die befallenen Blutkörperchen zerstört werden.

● Die dabei freigesetzten Erreger (Merozoiten) befallen nun weitere Blutkörperchen und zerstören in einer bestimmten Zeit auch diese. Der schubweise, rhythmische Zerfall roter Blutkörperchen ruft das charakteristische Wechselfieber der Malaria hervor.

● Der Kreislauf der Entwicklung wird aber erst geschlossen, wenn männliche und weibliche Plasmodien-Vorstufen (Gametozyten) aus dem menschlichen Blut erneut von einer Anopheles-Mücke aufgenommen werden und sich dann in der Mücke geschlechtlich vermehren können.

Die Malaria-Arten

Es gibt verschiedene Plasmodien-Arten, die entsprechend unterschiedliche Malaria-Formen auslösen. Davon ist nur die Malaria tropica lebensgefährlich.

Malaria tropica

Die Infektion mit *Plasmodium falciparum,* dem Erreger der Malaria tropica, bricht nach einer Inkubationszeit (Zeit zwischen Mückenstich und Fieberbeginn) von durchschnittlich elf Tagen aus.

Symptome: Die Erkrankung wird oft eingeleitet von Abgeschlagenheit und Unwohlsein; dann erfolgt starker Fieberanstieg auf 40–41 °C mit heftigen Kopf-, Rücken- und Muskelschmerzen sowie Schüttelfrost. Auch Durchfälle mit Leibschmerzen, Übelkeit und Erbrechen treten häufig hinzu. Nach etwa vier bis acht Stunden fällt das Fieber unter Schweißausbrüchen bis zum nächsten Fieberanfall langsam ab. Die Fieberschübe können täglich und sehr unregelmäßig auftreten, das körperliche Befinden ist auch zwischen den Anfällen sehr schlecht. Da sich keine typischen periodischen Fieberrhythmen entwickeln, wird oft gar nicht an Malaria gedacht.

Komplikationen: Der Krankheitsverlauf ist unbehandelt wegen des häufigen Zerfalls von roten Blutkörperchen durch viele Komplikationsmöglichkeiten gekennzeichnet: zunehmende Blutarmut (Anämie), Durchblutungsstörungen durch die Verstopfung kleinster Blutgefäße mit der Folge von Gewebeschäden an den inneren Organen und sogar am Gehirn. Es kann dann zu Symptomen von Herzmuskelschwäche,

Lungenentzündung, Gelbsucht, zu blutigem Durchfall, Benommenheit, Bewußtlosigkeit sowie Krämpfen kommen. Deshalb kann möglicherweise eine falsche Behandlung gewählt werden, wenn der Arzt nicht an Malaria denkt oder nach Tropenrückkehr nicht über die Möglichkeit einer Malaria-Infektion informiert wird. Unbehandelt ist der Krankheitsausgang oft tödlich. Bei richtiger Behandlung treten bei der Malaria tropica keine Rückfälle auf.

Diagnose: Alle Malaria-Arten werden durch eine mikroskopische Blutuntersuchung festgestellt, wobei die Erreger am besten während eines Fieberanfalls direkt im Blut nachgewiesen werden (vgl. S. 101 f.).

Malaria tertiana

Diese (häufigste) Malaria-Form wird durch den Erreger *Plasmodium vivax* nach einer Inkubationszeit von etwa 14 Tagen hervorgerufen. Die Tertiana ist im Unterschied zur Tropica keine lebensgefährliche Erkrankung, allerdings geht es dem Patienten während der Anfälle äußerst schlecht. Bei dieser Form der Malaria entwickeln sich Dauerformen der Plasmodien (Hypnozoiten) in der Leber, die noch nach Monaten oder Jahren zum Malariaanfall führen können.

Symptome: Wie bei der Tropica treten zuerst Unwohlsein, Schüttelfrost, Abgeschlagenheit, später unregelmäßiges Fieber mit Kopfschmerzen, Rücken- und Gliederbeschwerden auf. Nach einigen Tagen stellen sich periodische Fieberanfälle alle 24 bis 48 Stunden ein (tertiana: sinngemäß ›jeden dritten Tag‹). Der Fieberanfall mit Temperaturen um 40 °C hält in der Regel mehrere Stunden an und geht dann im Verlauf von weiteren Stunden unter starkem Schweißausbruch zurück. Nach diesem Anfall kann volles körperliches Wohlbefinden eintreten – bis zum Ausbruch des nächsten Fieberschubes.

Malaria quartana

Der Erreger *Plasmodium malariae* bewirkt erst nach einer Inkubationszeit von drei bis vier Wochen den Ausbruch der Krankheit.

Symptome: Am Beginn zeigen sich auch bei der Quartana die allgemeinen Krankheitsbilder aller Malaria-Formen. Das zunächst unregelmäßige Fieber geht mit der Zeit in periodische Fieberanfälle über, die alle 48 bis 72 Stunden auftreten (quartana: sinngemäß ›jeden vierten Tag‹). Rückfälle sind bei der Malaria quartana über Jahrzehnte hin möglich.

Behandlung

Alle Malaria-Formen erfordern die gleiche Therapie, jedoch gilt heute in der Malaria-Behandlung die Regel: keine Einnahme von Medikamenten ohne vorherigen Nachweis der Erreger im Blut. Bei einer Behandlung auf Verdacht durch den Laien können andere Krankheitsursachen verschleiert werden. Dennoch ist schnelles Handeln notwendig! Bei jedem Verdacht auf Malaria sollte immer, wenn es im Bereich der Möglichkeit liegt, unverzüglich eine Blutuntersuchung vom Arzt vorgenommen werden.

Ist in kürzerer Zeit kein Arzt erreichbar, kann man zumindest die Möglichkeit einer späteren Kontrolldiagnose sicherstellen, indem vor der Tabletteneinnahme ein sogenannter ›dicker Bluttropfen‹ angefertigt wird: Nach Stich mit einer sterilen Nadel ins Ohrläppchen oder in die Fingerkuppe einen Tropfen Blut auf ein sauberes Stück Glas bringen, mit der Nadel auf Pfenniggröße verteilen, dabei etwa 15 Sekunden verreiben und eintrocknen lassen.

! Auch Personen, die regelmäßig Malaria-Prophylaxe betrieben haben, müssen mit einer Malaria-Erkrankung rechnen. Sie können so massiv infiziert worden sein, daß die Vorbeugung nicht ausreicht. Ebenso ist es möglich, daß die Malaria-Erreger auf das vorbeugend eingenommene Mittel nicht mehr ansprechen (vgl. S. 26).

Basismittel zur Behandlung der Malaria nach ihrem Ausbruch ist auch heute noch *Chloroquin* – falls dies nicht schon zur Prophylaxe eingesetzt wurde.

RESOCHIN®

Dosierung zur Therapie
Erwachsene:
1. Tag: 4 Tabl. auf einmal, nach 6 Std. nochmals 2 Tabl.
2. Tag: morgens 2 Tabl.
3. Tag: morgens 2 Tabl.
Kinder:
1. Tag: doppelte Prophylaxe-Dosis (vgl. S. 27 f.) auf einmal, nach 6 Std. die einfache Dosis
2. Tag: einfache Dosis
3. Tag: einfache Dosis

RESOCHIN® ist meist gut verträglich. Nebenwirkungen können Magenbeschwerden, sehr selten Kopfschmerzen, Hautjucken sowie Blutdruckabfall sein.

Wegen der Neigung zu Rückfällen sollte die Malaria tertiana noch weiterbehandelt werden (14 Tage lang tägl. 1 Tabl. PRIMAQUIN®), jedoch möglichst unter ärztlicher Aufsicht.

! Eine sichere Unterscheidung der einzelnen Malaria-Formen kann nur durch einen Ausstrich oder den ›dicken Bluttropfen‹ erfolgen!

Unter der RESOCHIN®-Therapie geht das Fieber normalerweise innerhalb von vier Tagen zurück. Ist dies nicht der Fall, liegt entweder keine Malaria vor oder die Infektion erfolgte mit einem *Plasmodium falciparum*-Stamm, der gegen dieses Medikament unempfindlich ist. Auf jeden Fall muß jetzt unbedingt ein Arzt hinzugezogen werden, denn die komplizierte Malaria tropica erfordert eine Behandlung im Krankenhaus. Nur wenn dies absolut nicht möglich ist und weiterhin dringender Malaria-Verdacht besteht, ist eine Selbstbehandlung mit LARIAM® oder Halofantrin (HALFAN®) angezeigt.

LARIAM®

Dosierung zur Therapie
Erwachsene: 3 Tabl. auf einmal, nach 6–8 Std. 1 weitere Tabl. (Körpergewicht über 80 kg: 2 weitere Tabl.)
Kinder sollten wirklich nur in absoluten Notfallsituationen ohne ärztlichen Rat selbst behandelt werden.
Jugendliche bis 45 kg Körpergewicht erhalten 15 mg pro kg
(1 Tabl. = 250 mg)

! LARIAM® darf in den ersten drei Monaten der Schwangerschaft nicht eingenommen werden. Nach der Einnahme von LARIAM® sollten Frauen einen mehrmonatigen Schwangerschaftsschutz sicherstellen (sowohl nach der Prophylaxe als auch nach einer Behandlung mit dem Präparat). LARIAM® darf nicht gleichzeitig mit Chinin eingenommen werden (es besteht die Gefahr von schweren Unverträglichkeitsreaktionen).

Halofantrin (HALFAN®) soll nur in begründeten Ausnahmefällen, unter strenger Indikationsstellung nach vorheriger EKG-Kontrolle durch den Arzt eingenommen werden. Man nimmt zur Notfall-Selbstbehandlung dreimal zwei Tabletten (= 1500 mg) im Abstand von jeweils sechs Stunden ein.

Für jede Malariabehandlung gilt: Bettruhe, sehr viel trinken, ausreichende Salzzufuhr, den Arzt sobald wie möglich hinzuziehen, vor Beginn jeder Eigenbehandlung versuchen, den ›dicken Bluttropfen‹ anzufertigen. Bei fieberhaften Erkrankungen nach der Rückkehr aus tropischen Ländern auch noch nach Monaten an Malaria denken!

Gelbfieber

Diese Viruserkrankung wird durch den Stich vor allem der Aedes-Mücken übertragen, nicht aber durch Kontakt mit erkrankten Personen. Gelbfieber ist in ganz Afrika südlich der Sahara bis zum 15. Grad südlicher Breite sowie in Mittelamerika und dem Norden Südamerikas verbreitet (vgl. Abb. S. 19 f.). Die bei der Einreise in viele Länder obligatorische Schutzimpfung bietet für zehn Jahre einen sehr sicheren Schutz vor Erkrankung. Sie darf nur von speziellen, autorisierten Impfstellen vorgenommen werden (vgl. S. 195 ff.). Der Name der Krankheit leitet sich von dem hohen Fieber und der intensiven Gelbfärbung der Haut her.

Symptome: Etwa vier Tage nach der Infektion treten zuerst Erscheinungen wie bei einer schweren Grippe mit hohem Fieber, Schüttelfrost, Kopf- und Knochenschmerzen auf. Einige Tage später kommt es zu einer Gelbfärbung der Haut als Zeichen einer schweren Leberschädigung, zusätzlich oft blutigschwarzes Erbrechen. Als Komplikation können sich auch Nierenschäden entwickeln. Aufgrund der schweren Organschädigung ist das Krankheitsbild lebensbedrohlich (etwa 60 % Todesfälle) und erfordert ärztliche Behandlung.

Fleckfieber

Die Infektion tritt vor allem in Zentralafrika, Asien, Mittel- und Südamerika und den Balkanstaaten auf. Das Fleckfieber gehört zu den Krankheiten, die durch sogenannte Rickettsien ausgelöst werden; insbesondere Läuse, Zecken, Milben und Flöhe übertragen diese Bakterienart auf den Menschen. Auch andere durch Rickettsien erzeugte Krankheiten, wie das Tsutsugamushi-Fieber, das Q-Fieber oder auch

das Wolhyn'sche Fieber (5-Tage-Fieber), verlaufen wie Fleckfieber.

Symptome: Rascher Ausbruch mit hohem Fieber (39 bis 40 °C), starken Kopfschmerzen, Gliederschmerzen und Bindehautentzündung, oft auch Benommenheit wie bei Typhus. Ab dem vierten Tag erscheinen stecknadelkopf- bis linsengroße rote Flecken (später schmutzig-braun) am ganzen Körper mit Ausnahme von Gesicht und Nacken. Das Fieber hält bis zu zwei Wochen an und klingt dann von selbst ab. Unbehandelt kann die Krankheit, wenn es durch Komplikationen zu Schädigungen des Nervensystems, der Atmungsorgane oder des Kreislaufsystems kommt, durchaus gefährlich sein.

Behandlung: Am ersten Tag zwei Tabletten *Doxycyclin,* in den folgenden fünf Tagen je eine Tablette. Die Einnahme wird noch zwei Tage nach der Entfieberung fortgesetzt. Weiterhin strenge Bettruhe, reichliche Flüssigkeitsaufnahme, häufige kleine Mahlzeiten sowie Bekämpfung des Fiebers (vgl. Symptomkatalog: Fieber, S. 165 f.). Gegen starke Kopfschmerzen etwa *Paracetamol*-Tabletten.

Rückfallfieber

Krankheitserreger des weltweit (bis auf Australien und Neuseeland) verbreiteten Rückfallfiebers ist die Bakterienart der Borrelien, die durch Läuse, Flöhe und Zecken auf den Menschen übertragen wird.

Symptome: Etwa sieben Tage nach Infektion stellen sich plötzlich Schüttelfrost, hohes Fieber mit schnellem Puls, starke Kopf- und Gliederschmerzen (Grippegefühl) ein. Am Rumpf und an den Gliedmaßen tritt mitunter ein flüchtiger Hautausschlag auf. Zu einem späteren Zeitpunkt des Fieberstadiums kann es zu Druckgefühlen in der Leber- und Milzgegend kommen (Lage von Leber und Milz siehe Abb. 3, S. 75). Nach vier bis acht Tagen erfolgt unter Schweißausbruch der Fieberrückgang. Der Kranke fühlt sich vorübergehend im ganzen wohl, nach einigen Tagen erneuter Fieberanstieg (›Rückfallfieber‹) wie oben beschrieben, aber kürzer als der vorangegangene. Diese Fieberanfälle ziehen sich über mehrere Wochen hin, doch nur beim Fieberanstieg können die Erreger durch den Arzt im Blut nachgewiesen werden. Die Krankheit ist nicht lebensgefährlich, zehrt jedoch an den Kräften. Sie hinterläßt keine Immunität! Spontanheilungen sind nach einigen Rückfällen möglich.

Behandlung: *Doxycyclin* (2 × 1 Tabl. am ersten Tag, 1 × 1 Tabl. bis zum sechsten Tag).

Dengue-Fieber

Das Dengue-Fieber (Siebentagefieber) ist eine Viruskrankheit tropischer oder subtropischer Gebiete zwischen dem 30. nördlichen und dem 40. südlichen Breitengrad, hauptsächlich jedoch in Südostasien. Die Übertragung erfolgt durch die Aedes-Mücke.

Symptome: Nach einer Inkubationszeit von fünf bis acht Tagen erfolgt plötzlicher Temperaturanstieg mit Kopf-, Muskel-, Kreuz- und Gelenkschmerzen, Appetitlosigkeit und Depressivität, Erbrechen oder auch Durchfällen. Die Schmerzen führen zu einem typischen staksigen Gang, daher wird die Krankheit auch ›*Dandy fever*‹ genannt. Am fünften Tag steigt das Fieber nochmals kurz an, am siebten Tag sinkt die Temperatur wieder auf normale Werte. Kopf- und Rückenschmerzen können noch einige Tage länger anhalten. Lange Erholungszeit!

Behandlung: Eine spezielle Behandlung gibt es nicht. Gegen die Schmerzen und das Fieber etwa *Paracetamol* (3–4 Tabl. pro Tag).

Pappataci-Fieber

Das Pappataci-Fieber (Dreitagefieber) ist eine Viruserkrankung, verbreitet vor allem in den Mittelmeerländern, arabischen Golfstaaten, Kaukasus- und Himalaya-Regionen bis 1500 m. Die Übertragung erfolgt durch Stechmücken. Die Fieberanfälle sind harmlos, Komplikationen sehr selten.

Symptome: Etwa vier Tage nach Infektion tritt hohes Fieber (bis zu 40 °C) auf, Augenschmerzen, Lichtscheu, Gesichtsrötung, allgemeine grippale Erscheinungen. Der Fieberrückgang erfolgt am dritten Tag, manchmal dauert die körperliche Regeneration einige Tage länger.

Behandlung: lediglich eine Fieber- und Schmerzbehandlung wie bei Dengue-Fieber.

Brucellose

Die Brucellose, auch Malta-Fieber oder Mittelmeer-Fieber genannt, kommt weltweit, gehäuft jedoch in Südeuropa, Nordamerika, Mexiko, Westafrika und Somalia vor. Menschen infizieren sich durch direkten Kontakt mit milchgebenden Tieren (Ziegen, Schafe, Kühe, Büffelkühe) oder durch den Genuß von infizierter, nicht pasteurisierter Rohmilch oder daraus hergestellten Produkten. Zur Vorbeugung sollten Sie im Ausland keine Milchprodukte unbekannter Herkunft verzehren; Milch daher immer abkochen!

Symtome: Typisch ist ein regelmäßig an- und absteigendes Fieber, manchmal zusätzlich Verdauungsstörungen sowie Gliederschmerzen und Schlaflosigkeit bei sonst relativ gutem Allgemeinbefinden und ausreichendem Appetit. Immer kommt es zu einer Schwellung der Milz; auch die Lymphknoten in Leiste, Achsel und am Hals können geschwollen sein. Unbehandelt kann die Brucellose jahrelang bestehen.

Behandlung: Die Diagnose wird durch Blutbildungsuntersuchungen und eine Milzabtastung durch den Arzt gestellt; die Behandlung erfolgt dann mit einer Kombination von Breitbandantibiotika und *Streptomycin.*

Schlafkrankheit

Die Schlafkrankheit (Afrikanische Trypanosomiasis) ist fast ausschließlich in Zentral- und Äquatorialafrika verbreitet. Die Infektion wird durch Trypanosomen, einzellige Parasiten, die durch den Stich der Tsetse-Fliege auf den Menschen übertragen werden, hervorgerufen. Diese Fliege hat ungefähr die Größe einer normalen Stubenfliege, ist von bräunlicher Farbe und legt beim Sitzen beide Flügel übereinander. Sie sticht und saugt Blut fast nur am Tage und im Freien. Für normale Touristen besteht nur geringe Infektionsgefahr. Man unterscheidet zwei Arten von Erregern, die nach ihrer geographischen Verbreitung T. gambiense und T. rhodesiense genannt werden.

Symptome: An der Einstichstelle kann sich nach einigen Tagen ein unscheinbares, schmerzhaftes Geschwür entwickeln. Nach etwa zehn Tagen tritt Fieber und eine Schwellung der Lymphknoten, meist im Nacken, auf. Masernartige Hautausschläge, Hautschwellungen um die Augen, aber auch in Gelenknähe von Händen und Füßen können hinzukommen und gehen dann von selbst wieder zurück. Das Fieber steigt anschließend in Schüben an, der Puls ist beschleunigt. Wird die Krankheit nicht spätestens in diesem Stadium behandelt, kommt es zu Benommenheit, Apathie und zum eigentlichen ›Schlafstadium‹ aufgrund einer Gehirnentzündung. Unbehandelt führt die Erkrankung zum Tode.

Behandlung: Die Diagnose erfolgt durch den Arzt (Blutuntersuchung, Punktion des Nervenwassers im Rückenmarkkanal und serologische Diagnostik). Vom Arzt muß auch die Behandlung durchgeführt werden, die vor Eintritt des letzten Stadiums (Apathie, Benommenheit, Schlaf) in der Regel erfolgreich ist.

Chagas-Krankheit

Die Chagas-Krankheit wird auch als südamerikanische Trypanosomiasis bezeichnet. Sie kommt in Mittel- und Südamerika vor und ist dort unter den ärmeren Bevölkerungsschichten auch sehr häufig anzutreffen. Ausgelöst wird sie ebenfalls durch Trypanosomen, doch die Übertragung auf den Menschen erfolgt in diesem Fall durch den Kot von Raubwanzen (portug.: Barbeiro), der durch Kratzwunden oder Schleimhäute (Augen) eingerieben wird. Der Stich selbst ist nicht infektiös. Diese Raubwanzen sind etwa 3 cm groß, stechen hauptsächlich nachts und verbergen sich zwischen Fugen und Ritzen der Holzhütten in Dörfern oder Slums oft in großer Zahl. Zur Krankheitsverhütung sollten Sie in diesen Behausungen möglichst nicht übernachten und zusätzlich sehr auf Hygiene achten.

Symptome: An der Infektionsstelle, meist im Gesicht, kann eine jukkende Schwellung (Chagom) entstehen, die sich ausbreitet und die zugehörigen Lymphknoten anschwellen läßt. Nach einer bis zwei Wochen tritt unregelmäßiges Fieber auf. Die Krankheit verläuft bei Erwachsenen oft wenig eindeutig und kann unbehandelt zu verschiedenen Komplikationen wie Leber- und Milzvergrößerung, Herzmuskelentzündung sowie Veränderungen an Speiseröhre und Dickdarm führen.

Behandlung: Die Krankheitserreger müssen durch den Arzt im Blut oder durch Organpunktion nachgewiesen werden. Die Behandlung der Chagas-Krankheit ist auch heute noch sehr problematisch und ebenso wie auch die Behandlung der Afrikanischen Schlafkrankheit (Trypanosomiasis) durch schwere Nebenwirkungen der eingesetzten Medikamente belastet.

Leishmaniosen

Die Leishmanien sind kleine Einzeller verschiedener Arten, die unterschiedliche Krankheitsbilder auslösen können. Die Erregerübertragung auf den Menschen erfolgt durch 1–3 mm große Sandfliegen (Phlebotomen), die zur Familie der Schmetterlingsmücken gehören und fast nur in der Dämmerung und nachts aktiv sind. Sie fallen durch sehr starke Behaarung des Körpers und nach oben getragene, zugespitzte Flügel auf. Aufgrund ihrer Winzigkeit schlüpfen sie durch Moskitonetze mit großer Maschenweite (mehr als 1 mm) hindurch. Wo diese Sandfliegen häufiger vorkommen, sollte man sich vor allem abends mit insektenabwehrenden Mitteln einreiben. Durch Leishmanien werden verschiedene Erkrankungen ausgelöst:

Orientbeule (Aleppobeule)

Der Einzeller *Leishmania tropica* ruft, meist an unbedeckten Körperteilen wie an Armen, Beinen und im Gesicht, ein münzgroßes Geschwür hervor (vgl. S. 50). Infektionsgefahr besteht in Südeuropa, Kleinasien, im Nahen Osten, in Indien, West- und Ostafrika.

Kala Azar (Dumdum-Fieber)

Der Erreger *Leishmania donovani* befällt die inneren Organe. Er kommt in Indien, China, Afrika, selten auch in den Mittelmeer- und Balkanländern vor. Der Zeitraum zwischen Infektion und ersten Krankheitszeichen kann viele Wochen betragen.

Symptome: Es kommt zu unregelmäßigen, oft wochenlangen Fieberschüben, eventuell auch Magen-Darm-Störungen, anschließend einer Anschwellung der Milz, später auch der Leber. Der Patient nimmt stark an Gewicht ab, er hat eine blasse Hautfarbe durch die zunehmende Blutarmut. Durch Pigmentveränderungen kann die Haut, vor allem an der Stirn, an den Händen und am Bauch eine graue Farbe (›black sickness‹) annehmen. Beim Fortschreiten der Erkrankung kommt es zu einer Zerstörung innerer Organe (Milz, Knochenmark, Leber).

Behandlung: Die Diagnose der Erkrankung durch den Arzt ist oft schwierig und kann in den frühen Stadien nur im Krankenhaus durch spezielle mikroskopische Gewebe- und Blutuntersuchungen gestellt werden.

Espundia (Uta)

Der Erreger *Leishmania brasiliensis* befällt die Schleimhäute, er kommt in Mexiko, Mittel- und Südamerika vor.

Symptome: Die Veränderung an der Stichstelle wird meist nicht bemerkt und heilt ab. Nach Jahren beginnt dann die zerstörende Wirkung der Leishmanien an den Schleimhäuten von Nase, Mund und Rachen. Es bilden sich entstellende Geschwüre, die unbehandelt jahrelang bestehen können.

Behandlung: Die Erreger können durch eine mikroskopische Untersuchung des Geschwürgewebes nachgewiesen werden. Eine konsequente, langfristige Behandlung mit *Amphotericin* oder auch *Antimon*-Präparaten durch den Arzt bringt Heilerfolge.

Framboesie

Die Framboesie war früher in den gesamten Tropen, heute ist sie noch in Afrika sowie den Küstenregionen Südamerikas und Indiens verbreitet. Es handelt sich um eine sehr ansteckende, bakterielle Erkrankung der Haut, die in späteren Stadien auch tiefere Gewebe zerstören kann. Die Übertragung erfolgt durch direkten Kontakt von Mensch zu Mensch, durch Fliegen oder infizierte Kleidung.

Symptome: Nach einer Inkubationszeit von etwa drei Wochen bilden sich an beliebigen Körperstellen Pusteln, aus denen sich nach Wochen kleine Geschwüre entwickeln; nach weiteren Wochen Entwicklung neuer Geschwüre, zum Teil auch warzenförmige Veränderungen an anderen Körperstellen. Häufig sind die Gebiete um Mund und Nase befallen. Die Oberfläche der Geschwüre ist krustig belegt, darunter liegen himbeerfarbene, zerklüftete Wundflächen. Nach Monaten kann die Krankheit auf tiefere Gewebe übergreifen und Knochen sowie Gelenke befallen.

Behandlung: Heute problemlos mit *Penicillin*-Injektionen durch den Arzt.

Lepra

Lepra (Aussatz) ist heute noch eine weitverbreitete Krankheit im tropischen und subtropischen Asien (vor allem Indien), in Afrika und Südamerika. Aus Angst vor Ansteckung wurden die Lepra-Kranken stets aus der Gemeinschaft ausgestoßen; heute weiß man, daß dieses menschenunwürdige Verhalten medizinisch weitgehend sinnlos ist. Die Krankheit wird durch körperlichen Kontakt übertragen, jedoch ist die Mehrzahl der Lepra-Kranken nicht ansteckend. Heute werden daher nur noch infektiöse Lepra-Kranke (Nachweis von Lepra-Bakterien in Gewebe und Haut) isoliert untergebracht.

Symptome: Die Lepra wird durch Bakterien ausgelöst, die den Tuberkulose-Erregern ähnlich sind, und verläuft über Jahrzehnte. Sie beginnt mit der allmählichen Entwicklung von Hauterscheinungen (Flecken, Knötchen und auch größere Knoten), Haarausfall (vor allem Augenbrauen), Gefühlsstörungen, quälenden Mißempfindungen. Sind die Knochen einmal angegriffen, kann es zu schweren Verstümmelungen kommen. Auch die Schleimhäute der Nase und der Augen (führt zur Erblindung) können betroffen sein; lepröses Fieber tritt meist hinzu.

Behandlung: Die Diagnose wird durch Untersuchung verdächtiger Hautstellen sowie des Nasenschleims gestellt. Rechtzeitig erkannt, ist die Krankheit heute behandelbar.

Pest

Die Pest ist eine Infektionskrankheit, die in zwei Formen auftritt: man unterscheidet Boubonenpest (Beulenpest) und Lungenpest. Der Erreger beider Formen ist ein Bakterium, Yersinia pestis. Übertragen wird dieser Erreger bei der Boubonenpest durch den Stich eines infizierten Rattenflohs; die Übertragung der Lungenpest geschieht durch Tröpfcheninfektion von Mensch zu Mensch. Zum Ausbruch von Pestfällen kann es immer dann kommen, wenn durch Veränderungen im ökologischen Gleichgewicht zwischen Wildrattenpopulationen, Hausratten und Menschen eine Infektionskette möglich wird. Ist es einmal zum Auftreten von Lungenpest gekommen, spielt die Übertragung durch den Rattenfloh für die Aufrechterhaltung der Epidemie keine Rolle mehr.

Symptome: Die Zeit zwischen der Übertragung des Erregers und dem Ausbruch der Krankheit beträgt etwa zwei bis sechs Tage. Bei der Boubonenpest schwellen die Lymphknoten (insbesondere in der Leiste) an. Die stark geschwollenen Lymphknoten können aufbrechen und es entleert sich eitrige Flüssigkeit nach außen. Auf dem Blutweg kann es zur Streuung der Yersinien im Körper kommen und es entwickelt sich die zweite Form der Krankheit, die Lungenpest. In diesem Stadium kann die Krankheit direkt von Mensch zu Mensch übertragen werden. Die Frühsymptome beider Formen der Pest sind relativ unspezifisch, mit Schüttelfrost und sehr hohem Fieber zu Anfang, später entwickeln sich dann starke Lymphknotenschwellungen bzw. die Zeichen der Lungeninfektion bei der Lungenpest. Früher Behandlungsbeginn mit Antibiotika (Tetracycline, Sulfonamide) ist entscheidend für den weiteren Verlauf der Erkrankung.

Behandlung: Es gibt zur Zeit keine verläßliche Impfung gegen die Pest. Personen, die in Kontakt mit Pestkranken gekommen sind, werden prophylaktisch mit Antibiotika behandelt. Selbstverständlich sollten Sie sich beim Verdacht auf eine Pestinfektion unverzüglich bei einem Arzt vorstellen. Reisen in Gebiete, aus denen Pestfälle gemeldet werden, sollten Sie vermeiden. Die neuesten Informationen bekommen Sie in den bekannten Beratungsstellen (s. Anhang).

Eingeweideparasiten

Bilharziose

Nach der Malaria ist die Bilharziose (Schistosomiasis) heute die am weitesten verbreitete Krankheit der Tropen und Subtropen mit etwa 200 bis 300 Mill. Infizierten. Die Krankheitserreger sind Würmer (10 bis 20 mm lang), die weltweit in regional verschiedenen Arten vorkommen und unterschiedliche Krankheitsbilder auslösen.

● Blasenbilharziose: Überwiegend in Afrika, dem Vorderen Orient, Madagaskar, Saudi-Arabien verbreitet.

● Darmbilharziose: Vorwiegend in Madagaskar, Afrika, Arabien, Südamerika, in der Karibik und im Pazifik anzutreffen.

● Ostasiatische Bilharziose: Vor allem in China, Japan und den ostasiatischen Inseln (Philippinen, Celebes), Indonesien, Laos, Kambodscha verbreitet.

Die Erreger aller Bilharziose-Formen machen folgenden Lebenszyklus durch: Wurmeier werden mit Stuhl oder Urin erkrankter Menschen ausgeschieden und gelangen ins Wasser von Seen, Flüssen, Bewässerungsanlagen oder Oasen, wo sie sich in bestimmten Schnekkenarten zu Larven entwickeln.

Hält sich ein Mensch in dem verseuchten Wasser auf, dringen die Larven innerhalb kürzester Zeit durch die unverletzte menschliche Haut ein. Anschließend wandern sie in die Blutgefäße von Harnblase, Darm oder anderen Organgeweben. Dort erfolgt die Ablage der Eier, die das Gewebe durchdringen und mit dem Urin oder Stuhl ausgeschieden werden. Die Krankheit verläuft in drei Stadien, wobei die ersten beiden für alle Wurmarten ähnlich sind.

! Wegen der massiven Verbreitung der Krankheit ist jegliches Baden in Süßwasser, vor allem jedes Durchwaten stehender Gewässer in den betroffenen tropischen Ländern, äußerst riskant und sollte vermieden werden. Daneben besteht hohe Infektionsgefahr durch unsauberes, unbehandeltes Trinkwasser.

Symptome, erstes Stadium: Die Larven dringen in die Haut ein, was an den betroffenen Hautstellen rote, juckende Bläschen und Flecken verursachen kann, die jedoch nach einigen Tagen wieder verschwinden.

Zweites Stadium: zwei bis acht Wochen später kommt es zu Fieber, Kopf- und Gliederschmerzen, Anzeichen von Bronchitis, Oberbauchschmerzen. Auch diese Erscheinungen klingen nach Tagen bis Wochen von selbst ab. Zusätzlich kommen häufig Hautauschläge vor.

Drittes Stadium: Befall von inneren Organen (Blase, Darm, Leber) mit den Krankheitsbildern entsprechenden Beschwerden und Symptomen:
– Blasenbilharziose: Anzeichen einer chronischen Blasenentzündung, häufiger Harndrang, Brennen beim Wasserlassen, blutiger Urin und Blutarmut.
– Darmbilharziose: Darmstörungen (Durchfall), eventuell blutigschleimige Auflagerungen im Stuhl. Später stellen sich schwere Leberstörungen ein.
– Ostasiatische Bilharziose: Anfänglich ebenfalls Darmstörungen, jedoch hier oft schwere Leberschäden mit Gelbsucht, Ansammlung von Bauchwasser sowie Milzvergrößerung (Lage der Milz: vgl. Abb. 3, S. 75).

Behandlung: Die Diagnose wird durch den Nachweis von Wurmeiern im Urin bzw. im Stuhl oder durch Gewebeproben gestellt, sie ist aber erst einige Wochen nach der Infektion möglich.

Frühe Anzeichen können starke Abgeschlagenheit, Gewichtsverlust, unklare Leibschmerzen, Bronchitis und Lungenbeschwerden sein.

Es wird eine Eintagesbehandlung mit *Praziquantel,* BILTRICIDE®, durchgeführt, das gegen sämtliche Bilharziose-Erreger sehr gut wirksam ist. Die Einnahmemenge muß auf das Körpergewicht abgestimmt werden; eine Therapie erfolgt durch den Arzt.

Leberegel

Es gibt verschiedene Arten:
● Chinesischer Leberegel *(Clonorchis sinensis)*, der wichtigste Vertreter der Leberegel; kommt in China, Japan, Korea, Taiwan vor.
● Katzenleberegel *(Opisthorchis felineus)*, verbreitet in Indien, Rußland, aber auch in der Ostsee; wird durch den Genuß roher Süßwasserfische aufgenommen.
● Großer Leberegel *(Fasciola hepatica)*, ein Kosmopolit; die Infektion erfolgt durch den Genuß von Wasserpflanzen (Kresse), Gräsern sowie Äpfeln, die auf dem Boden gelegen haben.
● Kleiner Leberegel *(Dicrocoelium dendriticum)*, ebenfalls weltweit verbreitet; diese Art macht einen sehr komplizierten Zyklus durch, bei dem Ameisen eine Rolle spielen. Die Infektion kann durch Kauen an Grashalmen oder Essen von Ameisen (Kinder) erfolgen.

Die Leberegel sitzen in den Gallengängen und scheiden Eier aus, die mit der Gallenflüssigkeit in den Darm gelangen und so im Stuhl nachgewiesen werden. Bei Befall mit Leberegeln kommt es auch zu bakteriellen Infektionen, etwa mit Salmonellen (vgl. S. 70f. u. 77f.).

Symptome: Bei geringem Befall unbemerkt, bei massiver Infektion Appetitlosigkeit, Lebervergrößerung, Schmerzen im Oberbauch, Blutarmut, Gallengangsentzündungen, Steinbildung.

Behandlung: *Praziquantel* in verschiedener Dosierung und Anwendungsdauer.

Lungenegel

Es gibt 20 verschiedene Arten von Lungenegeln *(Paragonimus)*, die in Afrika, Südostasien sowie Mittel- und Südamerika verbreitet sind. Die Infektion erfolgt durch roh gegessene Krabben oder Krebse sowie durch Schmutzinfektion.

Vorbeugung: Niemals rohes Fleisch, Krebse, Krabben, Muscheln essen! In kochendem Wasser wird die Larve sofort getötet, nicht jedoch durch Alkohol oder andere Desinfektionsmittel.

Symptome: Es kommt zu einer Art Lungenentzündung: Brustschmerzen und starker Husten mit braun-rostigem Auswurf. In späteren Stadien tritt Bluthusen auf, dazwischen immer wieder stumme Phasen. Die Diagnose muß durch mikroskopischen Nachweis der Lungenegeleier im Hustenauswurf oder serologisch gestellt werden. Auch hier ist die **Behandlung** schwierig und nur durch den Arzt möglich *(Praziquantel)*.

Darmegel

Der große Darmegel *(Fasciolopsis buski)* kommt in Südostasien, Indien, China und Thailand vor und wird durch den Genuß von Süßwasserpflanzen übertragen, während die Infektion beim kleinen Darmegel mit etwa 20 bis 40 Arten in Ostasien, Indien, auf den Philippinen, Java, Celebes, dem Balkan und Ägypten durch Verzehr von rohem Süßwasserfisch, Muscheln und Schnecken erfolgt.

Symptome: Durchfälle, Kräfteverfall, Anämie, Fieber, Mangelerscheinungen, oft auch Vereiterungen der Darmwand.

Behandlung: Die Diagnose erfolgt durch den Nachweis der Eier im Stuhl, die Therapie ebenso wie bei allen anderen Egeln mit *Praziquantel*. Diagnose und Therapie durch den Arzt!

Hundebandwurm

Die ausgewachsenen Würmer des Hundebandwurms *(Echinokokkus granulosus)* leben im Darm des Hundes, ihre Eier gelangen mit dem Kot der Tiere ins Freie. Hunde und Füchse stellen die einzige, aber höchst gefährliche Ansteckungsquelle für den Menschen dar, da die Eier auch im Fell der Tiere

sitzen oder durch Schmutzinfektionen, etwa am Strand, übertragen werden können. Nach Aufnahme der Eier durch den Mund entwickeln sich im Darm die Finnen, die sich meist in der Leber festsetzen.

Symptome: Der *Echinokokkus* kapselt sich in einer Zyste ein, die bis kindskopfgroß werden und dumpfbohrende Schmerzen hervorrufen kann (Echinokokkose). Vereitert eine solche Kapsel, kommt es zum Leberabszeß, der sich durch Fieber und schmerzhafte Leberschwellung mit Ausstrahlung der Schmerzen in die rechte Schulter bemerkbar macht.

Behandlung: Die Diagnose wird klinisch mit Hilfe spezieller Blut- und Ultraschalluntersuchungen gestellt. Therapie ist durch chirurgische Entfernung der Zysten (Ausschälen aus dem Organ) und langwierige Tabletteneinnahme möglich.

Trichinen

Die Trichinose ist weltweit verbreitet und kam früher auch in Europa häufiger vor. In tropischen Ländern und Ländern mit niedrigem hygienischem Standard ist sie jedoch aufgrund mangelnder Fleischbeschau noch heute gehäuft anzutreffen.

Im Fleisch von Haus- und Wildschweinen, Bären, Hunden sowie

Seehunden können eingekapselte Trichinen *(Trichinella spiralis)* stekken, die einen ungenügenden Kochvorgang überleben und bei der Verdauung frei werden. Sie werden am häufigsten durch rohes Schweinefleisch und rohen Schinken übertragen. In Rindfleisch kommen Trichinen nicht vor. Nach der Begattung bohren sich die etwa 3 mm langen Weibchen in die Dünndarmschleimhaut, während die kleineren Männchen zugrunde gehen. Nach etwa sieben Tagen werden in der Darmschleimhaut Larven geboren, die über Blut- und Lymphbahnen in die Organe des Körpers verschleppt werden. Lebensfähig sind sie jedoch nur in der Muskulatur, wo sie sich wieder verkapseln und jahrelang überdauern können. Alle Trichinen, die sich nicht in der Muskulatur eingenistet haben, gehen durch entzündliche Vorgänge zugrunde, wobei es zu Symptomen von Gehirnhaut-, Herzmuskel- und Lungenentzündung kommt.

Symptome: Etwa drei Tage nach Genuß von infiziertem Fleisch beginnt die Krankheit mit unspezifischen Magen-Darm-Beschwerden wie Durchfall, Übelkeit, Erbrechen. Anschließend Fieber bis über 39 °C, Schwellungen im Bereich der Oberlider der Augen; Lichtscheu, juckender und brennender Quaddelausschlag, Schweißausbrüche und dann die typischen Symptome: Muskelschmerzen oder -schwäche und Druckempfindlichkeit der Muskulatur. Besonders betroffen sind die Muskeln des Brustkorbes (was die Atmung sehr erschweren kann) und der Zunge (was Kau- und Sprachschwächen hervorruft). Muskelschmerzen und -schwäche bleiben monatelang bestehen, während die übrigen Krankheitszeichen nach etwa drei Monaten abklingen.

Behandlung: Bei Verdacht auf Trichinose sollte die genaue Diagnose durch den Arzt gestellt werden. Behandlung durch den Arzt!

Lamblien

Lamblien sind einzellige Parasiten im Darmsystem, deren Dauerformen (Zysten) von infizierten Menschen mit dem Stuhl ausgeschieden werden. Die Übertragung erfolgt meist durch verunreinigte Nahrung und verunreinigtes Wasser. Eine einfache Infektion mit Lamblien ist oft harmlos, so daß die Parasiten meist nur zufällig vom Arzt bei Stuhluntersuchungen festgestellt werden. Unter bestimmten Bedingungen (sehr kohlenhydratreiche Kost, gestörte Magensaft- und Fermentproduktion, Körperschwächung durch andere Erkrankungen) können sie sich jedoch stark vermehren und zu einer Erkrankung führen.

Symptome: Plötzliche, heftige, übelriechende, schleimig-wäßrige

Durchfälle (drei bis sechs pro Tag), die innerhalb einiger Tage meist von selbst zurückgehen, begleitet von meist krampfartigen Bauchschmerzen, Blähungen und Übelkeit. Im Stuhl finden sich keine Blutbeimengungen. In leichterer Form können die Beschwerden aber auch über Wochen anhalten, etwa als regelmäßige Blähungszustände, meist mit Appetitmangel und später auch Gewichtsverlust.

Behandlung: Stuhluntersuchung durch den Arzt, Einnahme von *Metronidazol* (ARILIN®).

Würmer

Hakenwürmer

In sämtlichen subtropischen Zonen der Erde (auch im Mittelmeerraum) sind Hakenwürmer *(Ankylostomen)* auf Grund mangelhafter hygienischer Verhältnisse weit verbreitet. 25 % der Weltbevölkerung gelten als infiziert.

Mit dem Stuhl befallener Menschen werden Wurmeier ausgeschieden, aus denen sich Larven entwickeln, die bis zu zwei Jahren auf Erdreich oder an Pflanzen überdauern. Die Larven (0,5 mm) dringen durch die normale, unverletzte Haut (Achtung beim Barfußlaufen, Schuhe tragen!) ein und verursachen dabei ein unangenehmes Brennen oder Juckreiz. Die winzigen, meist entzündeten Bohrgänge kann man eventuell an Füßen oder Händen sehen und entsprechende ärztliche Behandlung einleiten.

Wird nichts unternommen, wandert die Larve mit dem Blutweg über Lunge und Speiseröhre in den Darm, wo sie sich an der Schleimhaut festsetzt und zum Wurm entwickelt, der bald erneut Eier ausscheidet. Die Hakenwürmer ernähren sich durch Blutsaugen und verursachen ständig kleinere Darmblutungen.

Symptome: Je nach Intensität des Befalls kommt es zu zunehmender körperlicher Leistungsschwäche, leichten Bauchschmerzen, Stuhlunregelmäßigkeiten (oft Verstopfung, dann wieder Durchfall) und leichter Ermüdbarkeit. Später Hautblässe durch zunehmende Blutarmut und sinkende Widerstandskraft gegen andere Infektionskrankheiten, bei massivem Befall tritt schwarzer Stuhlgang (Teerstuhl) durch angedautes Blut auf. Bei guter Ernährung kann die Erkrankung sich über Monate ohne große Eindeutigkeit hinschleppen.

Diagnose: Einzelne juckende, eventuell entzündete Hautstellen machen im Frühstadium auf eingedrungene Larven aufmerksam. Bei zunehmender körperlicher und geistiger Leistungsschwäche sowie unklaren Magen-Darm-Beschwerden sollte der Stuhl durch den Arzt auf Wurmeier untersucht werden.

Behandlung: *Mebendazol* (VERMOX®) – für Erwachsene 2 × 1 Tabl. über drei Tage.

Zwergfadenwürmer

Zwergfadenwürmer *(Strongyloides)* kommen in allen feuchten Tropenländern, Afrika, Asien, aber auch in den Südstaaten der USA vor. Die Infektion verläuft wie bei den Hakenwürmern.

Symptome: Die Parasiten leben im Darm, wo sie bis in die Magengegend ausstrahlende Schmerzen hervorrufen können. Wenn die über die Haut eingedrungenen Larven in den Darm wandern, bilden sich manchmal juckende Quaddeln an den Beinen und am Gesäß. Da bei diesen Parasiten auch ein innerer Kreislauf mit Vermehrung im Menschen möglich ist, können unter Umständen massive Infektionen entstehen (z. B. bei AIDS-Kranken).

Behandlung: Die Krankheit wird durch Nachweis von Eiern und Larven im Stuhl festgestellt. Die Therapie erfolgt nur nach eindeutiger Diagnose durch einen Arzt.

Spulwürmer

Spulwürmer *(Askaris lumbricoides)* kommen in der ganzen Welt vor, häufig jedoch vor allem in subtropischen Ländern. Mehrere 100 Mill. Menschen sollen nach Angaben der WHO von Spulwürmern befallen sein.

Die Wurmeier werden im Stuhl ausgeschieden; sie sind äußerst widerstandsfähig gegen Hitze und Austrocknung. Eine Infektion erfolgt durch roh gegessenes Gemüse und Salate, die mit menschlichen Fäkalien gedüngt worden sind, was auch heute noch in manchen Ländern weit verbreitet ist. Aus den Eiern entwickeln sich Larven, die über Leber und Lunge in die Mundhöhle gelangen, verschluckt werden und so wieder den Magen-Darm-Kanal erreichen. Die Askariden werden bis zu 30 cm lang; sie leben im Dünndarm und Dickdarm und geben von dort aus ihre Eier ab. Besonders häufig sind Kinder befallen.

Symptome: Im Entwicklungsstadium manchmal Reizhusten, später können Darmstörungen, Durchfälle, kolikartige Bauchschmerzen auftreten. Pro Wurm ist mit 1–2 g Eiweißverlust pro Tag zu rechnen! Viele Menschen haben jedoch Spulwürmer, ohne sich wesentlich beeinträchtigt zu fühlen.

Es gibt sehr unangenehme, aber seltene Komplikationen, wenn Askariden vom Darm aus in die Gallenblase oder Bauchspeicheldrüse eindringen und es zu Entzündungserscheinungen dieser Organe kommt. Bei massivem Befall besteht die Möglichkeit eines Darmverschlusses.

Behandlung: Mikroskopischer Nachweis von Wurmeiern im Stuhl; *Mebendazol* (VERMOX®) – für Erwachsene 2 × 1 Tabl. über drei Tage.

Madenwürmer

Die weltweit verbreiteten Madenwürmer *(Oxyiuren)* sind die häufigsten menschlichen Parasiten, vor allem Kinder werden sehr oft infiziert. Die etwa 10 mm langen Würmer leben in den Endabschnitten des Darms, die Eiablage erfolgt am Afterausgang. Sie werden durch Schmutzinfektion (Fingernägel) und Bettstaub übertragen.

Symptome: Es kommt zu lästigem Juckreiz am Darmausgang (vor allem nachts), deshalb mitunter Schlaflosigkeit, besonders bei Kindern entwickelt sich häufig ein Ekzem um den After. Werden beim Kratzen Wurmeier unter die Fingernägel gebracht, führt dies bei unzureichender Händereinigung zu erneuter Infektion.

Behandlung: Mikroskopischer Nachweis der Wurmeier (Tesafilmstreifen auf den After); Einnahme von *Mebendazol* (VERMOX®), dies gilt auch für Kontaktpersonen!

Bandwürmer

Bandwürmer sind weltweit verbreitet, in tropischen Ländern auf Grund mangelnder Fleischkontrollen jedoch besonders häufig.

Rinderbandwurm

Die Finnen (geschlechtslose Jungformen der Bandwürmer) liegen im Fleisch sowie in den Organen von Rindern und gelangen durch den Verzehr von rohem oder ungenügend gegartem Rindfleisch ins menschliche Darmsystem. Der Rinderbandwurm *(Taenia saginata)* kann bis zu zehn Meter lang werden, sein Kopf saugt sich an der Darmschleimhaut fest. Die Endglieder des Wurms enthalten die Eier und werden im Reifestadium mit dem Stuhl ausgeschieden.

Symptome: Manchmal ohne größere Anzeichen, häufig aber Appetitlosigkeit, dann wieder Heißhunger, Abgeschlagenheit, unklare Bauchschmerzen sowie leichte Blutarmut.

Behandlung: Der Befall wird durch Stuhluntersuchung auf Wurmeier und abgestoßene Endglieder (Eigenbewegung!) des Bandwurmkörpers festgestellt. *Niclosamid* (YOMESAN®) vernichtet den Wurm problemlos: 4 Tabl. auf einmal auf dem Frühstück, vorher ein Mittel gegen Erbrechen, $\frac{1}{2}$ Stunde später ein Abführmittel einnehmen.

Schweinebandwurm

Die Infektion mit dieser häufigsten Bandwurmart *(Taenia solium)* erfolgt durch den Genuß von rohem oder ungenügend gegartem Schweinefleisch. Beim Schweinebandwurm kann es auch zu Cysticercose, einem Befall mit den Finnen des Parasiten kommen, die sich dann in der Muskulatur, aber auch in der Lunge, im Zentralnervensystem sowie im Auge festsetzen können.

Behandlung: Über längere Zeit und in mehreren Zyklen *Praziquantel* (BILTRICIDE®) unter ärztlicher Kontrolle.

Zwergbandwurm

Vor allem in den Mittelmeerländern, in Afrika (Ägypten, Sudan), Mittel- und Südamerika und Asien (Indien, Thailand, Japan) verbreiteter Parasit *(Hymenolepis nana)*, der sich ohne Zwischenwirt direkt im Menschen vermehren kann. Die Übertragung erfolgt entweder von Mensch zu Mensch oder durch Flöhe. Infektiös ist aber auch verunreinigte Nahrung. Der bis zu 4 mm lange Wurm tritt meist mit massivem Befall in Erscheinung. Der Parasit nistet in der Darmschleimhaut und gibt seine Eier mit dem Stuhl ab.

Symptome: Wechselnde Durchfälle, unklare Unterbauchbeschwerden, mitunter vermehrt Blähungen, bei Kindern häufig Entkräftung.

Behandlung: Die Diagnose wird nach einer mikroskopischen Stuhluntersuchung gestellt. Zur Behandlung setzt man *Niclosamid* (YOMESAN®) ein, und zwar 4 Tabl. auf einmal, anschließend fünf Tage lang jeweils 2 Tabl., damit auch die später geschlüpften Würmer abgetötet werden. Eventuell Wiederholung der Kur nach einigen Wochen.

Fischbandwurm

Zur Infektion mit dem weltweit verbreiteten Fischbandwurm *(Diphyllobotrium)* kommt es durch den Verzehr von rohem oder unvollständig gegartem Süßwasserfisch. Die etwa 12 mm langen Würmer entziehen dem Körper das für die Blutbildung erforderliche Vitamin

B 12, so daß der Befall Blutarmut (Anämie) hervorruft. Die Symptome verschwinden nach der Entwurmung vollständig.

Behandlung: Diagnose durch mikroskopischen Nachweis der Wurmeier. Therapie mit *Praziquantel* (BILTRICIDE®), eventuell ein Multivitaminpräparat zum Ausgleich des Vitaminhaushalts.

Bisse durch Gifttiere

Schlangen

Das Risiko, in tropischen Ländern von einer Giftschlange gebissen zu werden, ist für den europäischen Reisenden sehr gering; die Gefahr, an einem Schlangenbiß zu sterben, noch geringer. Von allen Schlangen der Welt gelten nur 20 % als giftig, zudem ist die Verbreitung mancher Giftarten praktisch bedeutungslos. Darüber hinaus kommt es erfahrungsgemäß nur bei ungefähr 25 % aller von Giftschlangen gebissenen Menschen zu allgemeinen, ernsthaften Vergiftungserscheinungen.

Die meisten Schlangenbisse erfolgen in Süd- und Südostasien, danach in der Reihenfolge der Häufigkeit Südamerika, Afrika, Mittel- und Nordamerika, sehr selten auch in Europa.

Vorbeugung

Es gibt einige Verhaltensregeln, die das Risiko eines Schlangenbisses deutlich vermindern.

● Schlangen sind meist Nachttiere und vor allem in der Dämmerung aktiv: Besondere Vorsicht in der Dunkelheit; den Weg mit einer Taschenlampe oder einem Stock sichern.

● Sie verstecken sich tagsüber an dunklen Schlupfwinkeln: Vorsicht also beim Aufheben von großen Steinen, Holz oder Kisten sowie in hohem Gras. Besondere Vorsicht beim Zelten: Schlangen nisten sich manchmal auch in abgelegten Kleidern ein, kleinere Arten können sich in Schuhen verkriechen. Daher vor dem Anziehen Kleidung und Schuhe ausschütteln.

● Sie lieben die Wärme und liegen deshalb gern auf Steinen, die von der Sonne erwärmt sind; sie meiden aber Lärm und weichen vor lauten Geräuschen zurück: Mit einem Stock vor sich auf den Boden klopfen und beim Gehen kräftig auftreten sind daher gute Mittel, um sie zu vertreiben!

● Schlangen greifen den Menschen nie von sich aus an, sie beißen fast nur, wenn sie sich angegriffen fühlen oder sich verteidigen wollen: Unbeweglich stehen bleiben, wenn eine Schlange auftaucht, damit das Tier Zeit zur Flucht hat, eventuell auch langsamer Rückzug! Falls Sie einer ›toten‹ Schlange begegnen: Vorsicht! – Ist sie wirklich tot?

● Bis auf ganz wenige Baumschlangenarten sind Schlangen zumeist Bodentiere. Daher befinden sich 75 % aller Schlangenbisse am Fuß oder Unterschenkel. In gefährdeten Gebieten sollte man daher niemals barfuß gehen, sondern am besten halbhohe Stiefel tragen. Lange Hosen bieten zusätzlich Schutz, sie behindern den Biß und vermindern die Giftmenge, die in den Körper eindringen kann.

Der Rat, eine Schlange, die gebissen hat, zu töten, um sie zu identifizieren und dementsprechend die richtigen Maßnahmen einzuleiten, ist graue Theorie. Dabei geht meist nur Zeit verloren, in der man den Patienten besser in ein Krankenhaus bringt, außerdem geraten auch die ›Schlangentöter‹ in Gefahr, gebissen zu werden.

Man kann vier Gruppen von Schlangen mit unterschiedlicher Giftwirkung unterscheiden. Das Gift der Schlangen aus jeder Gruppe hat die gleiche charakteristische Wirkung und kann durch das entsprechende Antiserum für diese Gruppe neutralisiert werden. Es genügt also, die Gruppe der Schlange zu bestimmen, was anhand der typischen Wirkung der Gifte auch ohne eine exakte Identifikation der Schlange selbst möglich ist.

Giftschlangen: Gruppen und Symptome

● **Giftnattern** (Elapidae) mit nervenlähmendem Gift: Kobra-Arten (Asien), Mamba (Afrika), Korallenschlangen (Amerika)
Lokale Symptome: An der Bißstelle kommt es zu schwacher Reaktion, geringer Schwellung, wenig Schmerzen
Allgemeinreaktionen: Atemnot, von den Gliedmaßen über den Rumpf bis zum Kopf aufsteigende Muskellähmung, Gefühl des Einschlafens der Glieder, schwankender Gang, unkoordiniertes Sprechen. Oft Schmerzen in Achselhöhle und Leiste, Sehstörungen, Senkung der Augenlider, Speichelfluß, Haut- und Schleimhautblutung. Im Endstadium Sprech-, Schluck- und Atemlähmung.

● **Vipern** (Viperidae) mit blut- und gewebezerstörenden Giften: Kreuzottern und europäische Vipern,

Sandvipern, Gabun- und Hornvipern, Puffottern, Sandrasselottern, Bitis-Arten (vor allem Asien, Afrika).

Lokale Symptome: Sehr starke, brennende, anhaltende Schmerzen an der Bißstelle, örtliche Schwellung. Später schlechte Heilung. Bildung von Geschwüren, manchmal starke Gewebezerstörung, die eine Amputation nötig machen kann.

Allgemeinreaktionen: Blutdruckabfall, schneller Puls, Störung der Blutgerinnung mit blutigem Urin, blutigem Auswurf beim Husten. Keine Muskellähmung.

● **Gruben- und Lochottern** (*Crotalus-Arten*) mit nervenlähmendem Gift: Klapperschlangen, Buschmeister, Lanzenottern (alle Amerika), asiatische Lanzenotter.

Lokale Symptome: Sehr geringe oder keine Erscheinungen.

Allgemeinreaktionen: Körperschmerzen, Senkung der Augenlider, Sehstörungen, Blutungen, Störungen der Harnausscheidung (Tod durch Nierenversagen).

● **Seeschlangen** (*Hydropheidae*) mit nerven- und blutschädigenden Giften: verschiedene Arten, alle mit breitem, ruderähnlichem Schwanz in Buchten und Flußmündungen des Indischen und Pazifischen Ozeans (Australien, Südsee, Persischer Golf, Penang, Indien, Afrika).

Lokale Symptome: An der Bißstelle anfänglich Betäubungsgefühl.

Allgemeinreaktionen: Muskelschmerzen, nach einigen Stunden blutiger Urin. Selten tödlicher Ausgang.

Rückwirkend kann man daher schließen:

● Geringe lokale Reaktion, mäßige Schmerzen, rasche Allgemeinsymptome: **Nervengift**, daher Abbinden möglich.

● Sehr starke örtliche Schmerzen, rasch eintretende Schwellung und Blutungen: **Blutgewebegift** – daher niemals abbinden.

● Fast fehlende lokale Reaktion, aber allgemeine Körperschmerzen, Übelkeit, Sehstörungen: **Nervengift**, Abbinden möglich.

● Kann das Gift nicht bestimmt werden, dann die Bißstelle abbinden.

Bißmarken: Auch die Bißspuren auf der Haut werden zur Erkennung der Schlangenart herangezogen. Sie sind jedoch oft wegen der örtlichen Schwellung undeutlich. Ungiftige Schlangen besitzen im allgemeinen gleich große, kompakte Zähne ohne Furchen. Die Bißmarken erscheinen als durchgehende, ovale Rundung. Außerdem deuten viele kleine Einstichstellen auf ungiftige Schlangenarten hin. Giftschlangen dagegen haben Zähne mit Furchen oder Kanälen zur Injektion des Giftes. Die Bißmarken erscheinen als ovale Rundung, die an einer Stelle etwas eingedellt ist oder einen Innenkreis aufweist.

Erste Hilfe bei Giftschlangenbiß

Vor allem kühlen Kopf bewahren, ruhig, aber bestimmt handeln!

● Den Gebissenen hinlegen, die gebissene Gliedmaße tief lagern und ruhigstellen, nie hochheben!

● Die Bißstelle mit einem sauberen Tuch nach außen abwischen, dabei nicht drücken oder reiben.

● Bei einem Biß in Fuß, Bein, Hand oder Arm etwa zwei Handbreit oberhalb der Bißstelle eine venöse Blutstauung herstellen (nicht bei starken örtlichen Blutungen oder Schmerzen). Es dürfen Staubinden, Gürtel, Damenstrümpfe oder Hemdärmel, jedoch keine Schnur, kein Draht oder ähnliches verwendet werden. Die Stauung darf nicht zu fest sein, die Gliedmaße kann blau anlaufen, aber niemals weiß. Mit dieser Maßnahme soll nur der Rückstrom des Blutes zum Herzen verhindert werden, nicht jedoch die arterielle Blutzufuhr in die Gliedmaße. Bei einer richtig durchgeführten Stauung läuft die abgebundene Gliedmaße leicht bläulich an, der Puls aber ist noch tastbar. Diese Stauung soll höchstens 30 Minuten liegenbleiben, danach alle 20 Minuten für etwa 2 Minuten lockern.

● Die Wunde nicht mit dem Mund aussaugen. Die Giftmenge kann mit einer Saugglocke (im Handel befindliche Schlangenbestecke) vermindert werden. Kein Einschneiden, kein Ausbrennen, kein Eis auflegen!

● Das betroffene Glied ruhigstellen und mit kalten Umschlägen versorgen. Der Gebissene soll reichlich trinken: Tee oder Kaffee zur Kreislaufstärkung; kein Alkohol! Bei starken Schmerzen Paracetamol-Tabletten.

● Falls Schlangengift ins Auge kommt (›Speikobra‹): Sofort spülen! (vgl. S. 62).

● Der Verletzte muß anschließend unverzüglich zum Arzt oder ins Hospital transportiert werden. Sollten Sie nicht gegen Tetanus geschützt sein, unbedingt eine Impfung durchführen lassen!

Antiseren gegen Schlangengifte

Schlangenseren sind Eiweißprodukte, die meist von Tieren gewonnen werden. Bei Normaltemperatur läßt ihre Wirksamkeit schnell nach, sie müssen deshalb kühl (+2 bis +10 °C) gelagert werden. Das bedeutet, daß eine Kühlkette gewährleistet sein muß, damit das Serum nicht verdirbt. Das dürfte für die meisten Touristen unmöglich sein und es ist schon deshalb nicht sinnvoll, Schlangenseren mit auf eine Tropenreise zu nehmen.

Da Schlangenseren aus Fremdeiweiß bestehen, können sie schwere allergische Reaktionen (Schock) auslösen. Die Injektion eines Schlangenantiserums sollte daher sorgfältig abgewogen werden; bei einem lebensbedrohlichen Zustand gibt es natürlich kein Zögern.

Sollten Sie sich zur Mitnahme von Serum entschließen, dann ist stets die Mitnahme eines Cortison-Präparates (z. B. SOLU-DECORTIN H®) angezeigt. Wenn dies unmittelbar nach der Schlangenserumgabe gespritzt wird, vermindert sich die Gefahr einer Schockreaktion deutlich.

Gegen Schlangengifte stehen heute Kombinationsseren für verschiedene Erdteile zur Verfügung. Diese Ampullen enthalten Antiseren gegen die wichtigsten Schlangen des jeweiligen Erdteils. Die Präparate sind über die Behring-Werke, Postfach 1140, 35001 Marburg/Lahn zu beziehen.

Serum/Europa: Wirksam gegen Sandvipern, Aspisvipern, Kreuzottern, Bergottern, Levantevipern; geeignet für die Gebiete: Südeuropa, Südosteuropa, Zypern, Vorderasien, Türkei.

Serum Nordafrika: Wirksam gegen Hornvipern, Gabunvipern, Levantevipern, Puffottern, Sandrasselottern, Schwarzhalskobra, Hutschlange, Uräusschlange; geeignet für Marokko, Sahara, Nord- und Ostafrika.

Serum Zentralafrika: Wirksam gegen Puffottern, Gabunvipern, Nashornvipern, schwarze und grüne Mamba, Ringhalskobra, Schwarzhalskobra, Hutschlange, Uräusschlange; abgestimmt auf Zentral- und Westafrika (besonders Sudan, Kongo, Gabun) und Südafrika.

Serum Vorderer und Mittlerer Orient: Wirksam gegen Hornvipern, Sandrasselottern, Sandvipern, Levantevipern, Bergottern, Uräusschlange; für die Gebiete: Vorderasien, Arabische Länder, Asiatische Länder bis Indien.

Regionalspezifische Schlangenseren erhalten Sie auch in den jeweiligen Ländern (Adressen der Institute im Anhang, vgl. S. 199).

Injektionstechnik

! Die Injektion von Schlangenserum und Cortison durch den Laien ist nur in lebensbedrohlichen Situationen zu verantworten. Nur unter dieser Voraussetzung ist die unten aufgeführte Injektionstechnik anzuwenden. Wo immer möglich, ist bei Giftschlangenbiß sofort ein Arzt hinzuzuziehen.

Technik: Serum-Ampulle öffnen; Serum mit der Spritze aufziehen; Nadel (Nr. 1) aufsetzen; Nadel nach oben halten und Stempel vordrücken, bis keine Luft mehr in der Spritze ist (Serum muß an der Nadelspitze erscheinen). Desinfektion der Einstichstelle (in oberen äußeren Viertel einer Gesäßbacke, vgl. Abb. 4); Nadel senkrecht zur Hautoberfläche in der Länge der Nadel einstechen. Stempel etwas zurückziehen; es darf kein Blut kommen, sonst Einstich 1 cm entfernt wiederholen. Langsam den Spritzen-

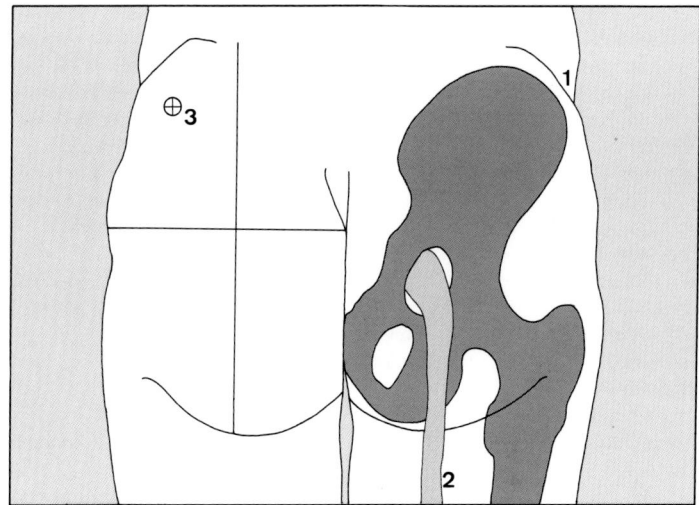

Abb. 4 Intramuskuläre Einstichstelle 1 Darmbeinkamm (ertastet als Hüftknochen) 2 Ischiasnerv 3 Einstichstelle (im oberen äußeren Gesäßviertel)

stempel eindrücken; bei leerer Spritze Nadel herausziehen; Haut über der Einstichstelle kurz massieren.

Eine Ampulle des Schlangenserums reicht zum Ausgleich der Giftwirkung meist nicht aus. Daher am besten sofort zwei Ampullen (20 ml) geben, nach $1/2$ Stunde eine weitere Ampulle. Beim Biß einer Mamba benötigt man sogar acht Ampullen. Kinder brauchen die gleiche Menge wie Erwachsene. Einspritzen an der Bißstelle ist nicht sinnvoll!

Unmittelbar nach der Seruminjektion sollte in die andere Gesäß-

backe ein Cortisonpräparat gespritzt werden (SOLU-DECORTIN H®, 250 mg), um eine Schockreaktion auf das Serum zu vermeiden.

Skorpione

Diese Insektenjäger kommen in praktisch allen tropischen und subtropischen Ländern vor, in Europa sind einige Arten auch in den Mittelmeerländern verbreitet. Die Skorpione verbergen sich bei Tag an schattigen Stellen (unter Steinen, Abfällen, Blättern, im Sand) und sind nachts aktiv. Da sie mitunter auch in Häuser oder Zelte eindringen, ist eine sorgfältige Kontrolle von Kleidung, Schuhen und Betten ratsam. Nicht barfuß gehen! Die meisten Arten sind in der Regel ungefährlich. Der Stich ist zwar ähnlich schmerzhaft wie ein Bienen- oder Wespenstich, jedoch selten lebensgefährlich. In Nordafrika, Mexiko, Brasilien, Ägypten sowie in Arizona (USA) gibt es einige Skorpionarten, deren Stich starke Reaktionen hervorrufen und unbehandelt zum Tode führen kann. In Asien sind die Arten relativ harmlos.

! Die Gefährlichkeit eines Skorpions ist für einen Laien schwer abzuschätzen. Von den insgesamt 700 verschiedenen Arten sind nur 25 für den Menschen gefährlich. Sehr kleine Skorpionarten (ab 1,5 cm) sind ebenso wie die Riesen dieser Tiergruppe (bis zu 25 cm) meist harmlos. Größere Gefahr geht erfahrungsgemäß von mittelgroßen, gelb- bis grünlichgrauen oder grüngefärbten Arten aus.

Symptome: Örtlicher Schmerz, Anschwellen der Stichstelle, Taubheitsgefühl in der Umgebung, zum Teil auch des ganzen Gliedes. Nur bei wenigen gefährlichen Arten treten zusätzlich Allgemeinreaktionen wie Muskelkrämpfe, Lähmungen, Atemnot, Sehstörungen, Fieber, Herzjagen auf. Für diese

schweren Fälle gibt es Antiseren; Kinder sollten immer mit Antiserum behandelt werden, da für sie, besonders für Kleinkinder, jeder Skorpionstich einer gefährlichen Art lebensbedrohlich sein kann. Einige Institute, über die Skorpionseren erhältlich sind, werden im Anhang aufgeführt (vgl. S. 200).

Behandlung: Beruhigung des Patienten ist besonders wichtig! Gliedmaße ruhigstellen und die Stichstelle abwischen. Kühle Umschläge (eventuell Eiswürfel), Antihistamin-Salbe (SOVENTOL®) dick auftragen; zusätzlich Einnahme von Antihistamin-Tabletten (TAVEGIL®), und zwar 2–3 Tabl. im Verlauf der ersten Stunde. Außerdem Maßnahmen wie sie bei Schock (vgl. S. 145) beschrieben sind.

Bei schwerem Schock oder lebensbedrohlichem Zustand durch starkes Anschwellen der Luftwegschleimhäute und Atemnot nach dem Stich gefährlicher Arten: 1–2 Ampullen Cortison (SOLU-DECORTIN H®) intramuskulär spritzen (Technik vgl. S. 124 f.). So schnell wie möglich ärztliche Behandlung aufsuchen. Falls nötig: Tetanus-Impfung!

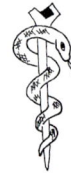

Spinnen

Es gibt etwa 30.000 Spinnenarten weltweit, davon sind allerdings nur ein Dutzend durch die Giftwirkung ihres Bisses gefährlich. Giftige Arten finden sich überwiegend in Süd- und Mittelamerika, Teilen Afrikas und in den Südstaaten der USA. Ein tödlicher Ausgang nach Spinnenbiß ist für gesunde Erwachsene sehr selten. Für Kinder jedoch sind Bisse giftiger Spinnen immer höchst gefährlich.

Schwarze Witwe (Latrodectus)

Weltweit verbreitet, Körperlänge ca. 1 cm, schwarze Beine, kaum behaarter Körper mit kleinen roten und gelben Flecken. Manche Arten haben auf der Unterseite eine orange-rote Zeichnung in Form einer Sanduhr. Die Schwarze Witwe verursacht die häufigsten Spinnenbißverletzungen beim Menschen.

Symptome: Außerordentlich heftige Schmerzen an der Bißstelle, die nach einiger Zeit von selbst nachlassen. Daneben können Zeichen einer schweren Allgemeinvergiftung auftreten, wie z. B. Starre der Bauchmuskulatur, Unterbauchkrämpfe, Schmerzen bei der Atmung, Herzrhythmusstörungen, bei Kindern auch Krampfanfälle. Das akute Stadium klingt meist nach ein bis zwei Tagen ab, die Genesung kann jedoch Wochen dauern. Ein tödlicher Ausgang durch Atemlähmung ist möglich. Kinder sind unbehandelt sehr gefährdet.

Braune Spinne (Loxosceles)

Vorwiegend in Brasilien, Chile, Mittelamerika und dem Süden der USA verbreitet, Körperlänge ca. 1 cm, etwa 2 cm lange Beine, sehr behaart. Lebt oft in Häusern an dunklen Stellen, verkriecht sich gern in Kleidern, ist nachts aktiv.

Symptome: In den meisten Fällen bewirken die Gifte nur örtliche Gewebezerstörungen an der Bißstelle. Daneben kommt es bei etwa 20 % der Verletzten zu lebensgefährlichen Vergiftungen.

Bananenspinne (Phoneutria nigriventer)

Kommt nur in Südamerika vor, gelangt aber manchmal mit Bananentransporten nach Europa. Körperlänge 3 bis 4 cm, nachts aktiv, sehr gefährlich und angriffslustig. Das Tier kann bis zu 30 cm weit springen!

Symptome: Schädigt das Nervensystem. Neben starken Allgemeinschmerzen kann es zu Sehstörungen und Beeinträchtigungen der Koordination und der Herzfunktion kommen. Oft tödlicher Ausgang durch Atemlähmung.

Vogelspinne (Theraphosidae)

Von den vielen Arten sind nur die beiden relativ kleinen Vogelspinnen gefährlich, die in Südafrika und Australien vorkommen. Sie sind nachtaktiv; Größe etwa 3 bis 5 cm. Gefährlichkeit und Giftwirkung entsprechen ungefähr der der Bananenspinne. Für Kinder besteht Lebensgefahr!

Wolfsspinne (Lycosidae)

Auch unter dem Namen Tarantel bekannt, im eigentlichen Sinne jedoch nur eine verwandte Art der Wolfsspinne. Verbreitet in allen tropischen und subtropischen Ländern der Erde, lebt in Erdröhren auf freiem Feld und dringt bei Überschwemmungen in Wohngebiete vor.

Symptome: Das Gift bewirkt örtliche Gewebezerstörungen um die Bißstelle, die später unter Narbenbildung abheilen. Es kommt selten zu Allgemeinerscheinungen, nie zu Todesfällen.

Behandlung aller Spinnenbisse

Bißstelle ruhigstellen, am besten Bettruhe. Reichlich trinken (Tee, Kaffee). Einnahme von Antihistamintabletten (TAVEGIL®, 2–3 Tabl. in der ersten Stunde). Wenn die Bißstelle geschwollen ist, SOVENTOL-GEL® auftragen. Bei starken Schmerzen an der Bißstelle schaffen Eiswürfel oder kalte Kompressen Erleichterung. Ein Arzt kann auch eventuell ein lokales Betäubungsmittel einspritzen. Wenn immer möglich, sollten Sie ein Krankenhaus aufsuchen. Es gibt heute für die meisten Giftspinnen Antiseren in den einzelnen Ländern. Einige Institute sind im Anhang genannt (vgl. S. 200). Für Kinder ist das Serum oft die einzig lebensrettende Maßnahme. (portug.: Spinnen-Antiserum = Sero antiarachnidico). Stets Tetanus-Impfung überprüfen!

Selbsthilfe
unterwegs

Akutmedizin

Wunden

Schnittwunden: Bei der Behandlung einer Schnittwunde gilt wie für alle Wunden: Die Wunde selbst nicht berühren, da die Gefahr einer Verschmutzung besteht. Durch Verschmutzung dringen Keime ein, die Eiterungen und Geschwüre hervorrufen können.

Wenn Sie eine desinfizierende Lösung (MERCUROCHROM®) besitzen, säubern Sie die Wunde und Umgebung vorsichtig mit Hilfe eines sterilen Mulltupfers, der mit dieser Desinfektionslösung getränkt ist. Wenn keine desinfizierende Lösung zur Verfügung steht, kann frisch abgekochtes Wasser verwendet werden.

Auf kleine Schnittwunden lediglich ein Pflaster kleben. Größere Schnittwunden bis zu einer Länge von 1 cm können mit einem Klammerpflaster verbunden werden. Allerdings dürfen die Wundränder nicht stark klaffen und müssen durch seitliches Aneinanderschieben glatt zusammengebracht werden können. Das Pflaster wird so über die Wunde geklebt, daß die Aussparungen der Pflastermitte über den geschlossenen Wundrändern liegen. Über die Aussparungen danach ein zweites Pflaster zur Wundabdeckung kleben!

Größere, klaffende Schnittwunden sollten genäht werden, um die Bildung entstellender Narben zu verhindern. Dazu müssen Sie sich innerhalb der nächsten sechs Stunden nach der Verletzung in ärztliche Behandlung begeben. Innerhalb dieser Zeit wird der Arzt die Wunde noch nähen können. Ist die Verletzung älter als sechs Stunden, muß die Wunde offen gelassen werden, weil sie in dieser Zeit schon mit so vielen Keimen verschmutzt worden ist, daß es nach dem Nähen zu Eiterbildung und Wundinfektion käme. Eine rechtzeitig genähte Wunde verheilt schneller und gibt kosmetisch schönere Narbenergebnisse als eine Wunde, die sich selbst überlassen ausheilt.

Schürfwunden: Bei oberflächlichen Schürfungen Wundränder und Wunde mit Desinfektionslösung und sterilem Mulltupfer von Schmutzpartikelchen befreien. Anschließend mit einer antibiotischen Salbe bestreichen und die Wunde mit einem Mullverband abdecken. Tiefe Schürfwunden sollten in örtlicher Betäubung durch den Arzt von Schmutz gereinigt, auf ihre Tiefe untersucht und nach Ausschneiden der Wundränder ev. durch eine Naht versorgt werden. Wie bei allen Wunden: Schonung des entsprechenden Körperteils!

Selbsthilfe im Notfall

Falls in den nächsten Stunden kein Arzt erreichbar ist, können offene, frische Hautwunden ohne tiefere Verletzung von Knochen, Sehnen und Nerven nach folgendem Muster versorgt werden: Zunächst die Wundumgebung sehr vorsichtig mit Desinfektionslösung (MERCURO-CHROM®) und Mull reinigen (vgl. S. 130).

Ist die Wunde selbst verschmutzt oder sind Fremdkörper (Schmutzpartikel, Steinchen, Splitter) in die Wunde gelangt, müssen die Teilchen mit Desinfektionslösung oder abgekochtem Wasser mit Hilfe einer Spritze herausgespült werden. Fremdkörper, die sich nicht herausspülen lassen, auf keinen Fall mit den Fingern oder irgendwelchen Geräten entfernen. Zur Fremdkörperentfernung darf nur eine Pinzette benutzt werden, die zuvor eine Viertelstunde lang ausgekocht wurde.

Anschließend eine antibiotische Salbe oder antibiotischen Puder (NEBACETIN®) auftragen, mit sterilem Mull abdecken und das Polster mit einer Binde auf der Verletzung befestigen. Die verletzte Körperpartie so ruhig wie möglich halten, eventuell mit einer Schiene entlasten.

Der Verband muß täglich einmal geöffnet und die Wunde frisch verbunden werden. Infizierte Wunden, also gerötete, stark schmerzende, eiternde Wunden, unter Ruhigstellung auf einer Schiene oder in einer Schlinge mit feuchten MERCUROCHROM®-Umschlägen behandeln (Umschläge zwei- bis dreimal täglich erneuern). Eine auf diese Art selbst behandelte größere Wunde sollten Sie auf alle Fälle so bald wie möglich von einem Arzt untersuchen lassen. Bei allen tiefgehenden Wunden, die Knochen- oder Gelenknähe erreichen, muß für acht Tage ein Antibiotikum (*Amoxycillin*, 3 × 1–2 g) eingenommen werden.

 Nach jeder Hautverletzung Tetanus-Impfung prüfen!

Bißwunden: Bisse, die zur Verletzung der Haut führen, müssen ärztlich behandelt werden, weil sie ganz besonders infektionsgefährdet sind. Außer der Tetanus-Auffrischung eventuell, wenn die Umstände dafür sprechen, auch an eine Tollwut-Impfung denken (vgl. S. 24).

Platzwunden: Durch stumpfen Aufschlag oder Verletzung mit stumpfen Gegenständen reißen Haut und Unterhautgewebe bis zu mehreren Zentimetern auf und es blutet zunächst sehr heftig. Für Platzwunden gilt dasselbe wie für Schnittwunden: Innerhalb der nächsten sechs Stunden nähen lassen. Auch kleine Platzwunden wachsen ohne Naht zu unschönen Narben zusammen.

Stichwunden: Jede Stichwunde gehört in ärztliche Behandlung, weil man ohne eingehende Untersuchung nicht feststellen kann, wie tief sie ist, in welche Richtung der Verletzungsweg führt oder ob Organe mitverletzt sind. Zur Behandlung hat nur der Arzt die nötigen Werkzeuge und Hilfsmittel.

Blutvergiftung

Aus einer infizierten oder eitrigen Wunde, selbst aus einem Mückenstich, können Keime auch in die Lymphwege gelangen und dort Entzündungen hervorrufen, die man als rötliche Streifen von der Wunde zum Körper hin erkennt (Lymphangitis). Oft wird bereits dieser Zustand als Blutvergiftung bezeichnet. Es ist jedoch nur die höchste Alarmstufe, bevor es zu einer wirklichen Blutvergiftung kommt. Erst wenn die Keime aus den Lymphbahnen in die Blutbahn eingedrungen sind, handelt es sich um eine Blutvergiftung (Sepsis), die mit Fie-

ber, Pulsanstieg, Schüttelfrost und schwerster Beeinträchtigung des Allgemeinbefindens auftritt.

Symptome: Von einer eiternden oder entzündeten Wunde steigt eine rötliche Linie in der Haut, meist an den Innenseiten der Gliedmaße, zur Körpermitte hin auf. Die zugehörigen Lymphknoten des Rumpfes schwellen an, in der Achselhöhle oder in der Leiste sind sie dann deutlich tastbar. In diesem Stadium werden die Schmerzen stärker, Fieber tritt auf.

Behandlung: Absolute Ruhigstellung des betreffenden Gliedes mit einer Schienung (vgl. S. 138 ff.). Kalte, feuchte Umschläge (RIVANOL®-getränkte Tücher). Sofortige Einnahme eines Antibiotikums (*Amoxycillin* 3 × 1–2 g pro Tag). Wenn der Streifen sich unter dieser Behandlung weiter ausbreitet oder zwei Tage nach Beginn der Antibiotikum-Gabe noch nicht zurückgegangen ist, sofort ärztliche Hilfe aufsuchen. Der Herd, von dem die Blutvergiftung ausgeht, muß jetzt ausgeräumt und der Verlauf des Krankheitsgeschehens vom Arzt beobachtet werden.

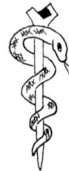

Verbrennung/ Verbrühung

Je nach Schädigungsgrad unterscheidet man drei Stadien der Verbrennung:
– Erster Grad: Rötung und Schwellung
– Zweiter Grad: Rötung, Schwellung und Blasenbildung
– Dritter Grad: Zerstörung der Haut und eventuell der tieferliegenden Gewebeschichten (Muskeln, Sehnen, Nerven).

Verletzungen durch kochendes Wasser (Verbrühungen) rufen ähnliche Schädigungen hervor (jedoch nur bis zum zweiten Grad); sie werden wie Verbrennungen behandelt.

Ob eine Verbrennung selbst kuriert werden kann oder ob ein Krankenhausaufenthalt erforderlich ist, richtet sich nach Ausdehnung und Tiefe der Verbrennung und selbstverständlich nach dem Zustand des Verletzten. Es kommt bei größeren Verbrennungen (Hautoberfläche z. B. des Arms) nicht nur zu den örtlichen Reaktionen im Verbrennungsgebiet selbst, sondern darüber hinaus zu einer ›Verbrennungskrankheit‹ mit schweren Allgemeinerscheinungen, die nur in einem Krankenhaus behandelt werden können und dürfen. Die Verbrennungskrankheit äußert sich in Unruhe, Blässe, Durst, Erbrechen, Bewußtseinstrübung, Schock und eventuell verminderter Urinproduktion. Wir werden deshalb hier nicht auf großflächige und schwere Verbrennungen eingehen können. Ohne Frage muß ein solcher Verunglückter, der sich meist in einem Schockzustand befindet, einer sofortigen Klinikbehandlung zugeführt werden.

Sofortmaßnahmen bei Brandunfall: Flammen mit Tüchern ersticken, besser jedoch mit kaltem Wasser ablöschen, um den Körper abzukühlen. Dies gilt auch bei der Verbrühung. Bis zum Erreichen einer Klinik ist es wichtig, daß der Verunglückte sofort, solange er bei Bewußtsein ist, leicht gesalzenes Wasser (1–2 Teel. auf 1 l Wasser), etwa einen halben Liter stündlich trinkt. Bei Bewußtlosigkeit nichts einflößen! Als Notverband für den Transport dienen möglichst saubere Tücher oder Alufolie. Kleinere Verbrennungsstellen mit einem sterilen Verband abdecken, die Brandwunde auf keinen Fall mit den Fingern berühren! Haben Sie sich eine kleine Verbrennung oder Verbrühung zugefügt (Ausdehnung bis etwa Handtellergröße, 1.–2. Verbrennungsgrad), so empfehlen wir folgende örtliche Behandlung:

Behandlung: Als erste Maßnahme immer die verbrannte (verbrühte) Stelle zunächst in kaltes, am besten fließendes Wasser tauchen, um eine Abkühlung herbeizuführen.
● Liegt nur Rötung oder Schwellung vor (erster Grad), eine Wundsalbe (BEPANTHEN®) dick auftragen und Mullverband anlegen.

● Bei einer Verbrennung/Verbrühung zweiten Grades die Blasen nicht öffnen, Behandlung wie beim ersten Grad: Wundsalbe mit leichtem Mullverband abdecken. Sind Blasen bereits verletzt oder geöffnet, ist also der Eigenverband des Körpers defekt, Blasendecke mit steriler ($^1/_4$ Stunde abgekochter) Schere entfernen, antibiotischen Puder (NEBACETIN®) aufstreuen und mit sterilem Mull abdecken. Die verbrannten Hautflächen neigen zum Nässen und sollten mit häufigen Puderbehandlungen möglichst trocken gehalten werden. Verband zweimal täglich zehn Tage lang wechseln. Bei Bedarf Schmerztabletten einnehmen!

● Verbrennungen dritten Grades mit vollständiger Zerstörung der Haut und tieferer Schichten (auch kleinere Partien) nicht selbst behandeln. Begeben Sie sich nach saubererem Abdecken der Wunde in ärztliche Behandlung.

❗ Nach jeder Verbrennung, wenn nötig, Tetanus-Impfung auffrischen!

Prellungen

Prellungen entstehen durch stumpfen Aufprall des Körpers gegen ein Hindernis (Sturz, Schlag). An der verletzten Stelle platzt die Haut nicht auf, sondern es kommt zu Blutungen der tieferen Gewebeschichten mit Schwellung und Schmerzen. Nach kurzer Zeit setzt die bekannte Blaufärbung ein, die durch den Bluterguß unter der Haut hervorgerufen und im Verlauf von etwa zwei Wochen über ver-

Abb. 5 Elastischer Verband bei Verstauchung oder Prellung eines Fingers mit Umlegen der Binde über die Kuppe

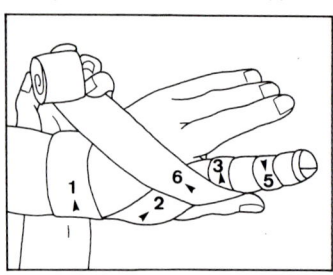
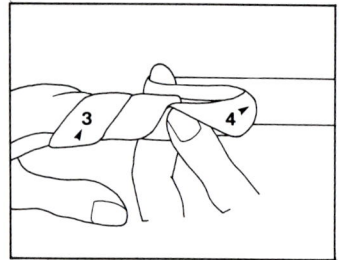

schiedene Zwischenstadien (grün-gelbe Farben) vom Körper aufge-löst wird.

Gelenkprellung

Bei einer Gelenkprellung (Sturz auf Knie oder Ellbogen) treten sofort heftige Schmerzen bei jeder Bewegung auf, die verletzte Stelle schwillt an, was zusätzlich die Bewegungsmöglichkeit hemmt.

Behandlung: Zunächst die ersten zwei Stunden kalte, feuchte Umschläge, die alle 15 bis 20 Minuten erneuert werden sollten; jede Bewegung vermeiden. Später dick mit DOLOMOBILAT®-Gel bestreichen und mit einer elastischen Binde einen gut sitzenden Verband anlegen, der das Gelenk stützt (vgl. Abb. 5 u. 6).

Abb. 6   Elastischer Verband bei Verstauchung oder Prellung des Fußgelenks

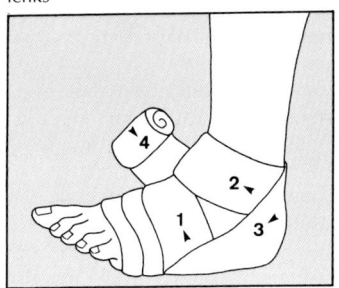

Bei Kniegelenkschwellung das Bein möglichst häufig hochlegen und für drei Tage schonen. Salbenbehandlung mit elastischem Verband für etwa eine Woche durchführen, wobei die Salbe in den ersten Tagen zweimal täglich aufgetragen werden sollte. Bei Prellungen des Ellbogens den betroffenen Arm in einem Dreiecktuch für drei Tage ruhigstellen (Abb. 1, S. 49). Nach einer Woche vorsichtige Bewegungsübungen mit dem betreffenden Gelenk beginnen!

Bei einer Gelenkprellung wie auch bei einer Verstauchung muß von ärztlicher Seite ein Bruch des Gelenkes ausgeschlossen werden (vgl. unten und S. 134).

Muskelprellung

Muskelprellungen führen ebenfalls zu Blutergüssen und schmerzhafter Schwellung, die Beweglichkeit der betroffenen Körperpartie ist jedoch nicht so stark eingeschränkt wie bei einer Gelenkprellung.

Behandlung: Zunächst kalte Umschläge, halbstündlich erneuern. Anschließend wie oben Salbenbehandlung für etwa fünf Tage. Im Gegensatz zu einer Gelenkprellung sollten die verletzten Glieder nicht mehr geschont werden, als es zur Schmerzvermeidung unbedingt nötig ist. Schon nach den ersten Stunden kann man mit vorsichtigen Bewegungsübungen beginnen. Die Bewegung fördert die Durchblutung der Muskeln, wodurch es zum schnelleren Abbau des Blutergusses kommt.

Verstauchungen

Häufig treten Verstauchungen (Distorsionen) an Sprung- und Handgelenken sowie an Fingergelenken durch Überbeanspruchung auf (z. B. Umknicken des Fußes). Es kommt dabei zu Dehnung und Zerrung der Gelenkkapsel und der Bänder, manchmal sogar zum Bänderriß.

Innerhalb kurzer Zeit schwillt das Gelenk unter heftigen Schmerzen mächtig an und wird völlig bewegungsunfähig. Eine Verstauchung kann leicht mit einem Knöchelbruch verwechselt werden, der ähnliche Schmerzen und ebenfalls eine Bewegungssperre hervorruft.

Kontrolle auf Knochenbruch: Bewegen Sie als erstes trotz aller Schmerzen das betroffene Gelenk mehrmals hin und her. Ist dies ohne weiteres möglich, darf man annehmen, daß keine Knochenteile gebrochen oder abgesplittert sind und daß keine schwere Bänderverletzung vorliegt. Endgültige Sicherheit kann jedoch nur eine Röntgenaufnahme bringen, die so bald wie möglich erstellt werden muß. Ein übersehener oder falsch behandelter Knochenbruch (Fraktur) oder eine nichtbehandelte

Bänderverletzung können Ihnen lebenslang zu schaffen machen!

Behandlung: Wenn keine Fraktur vorliegt oder bis zum Erreichen einer Klinik können Sie bei der Verstauchung ähnlich wie bei einer Gelenkprellung vorgehen: Das geschwollene, schmerzhafte Gelenk dick mit Salbe (DOLOMOILAT®) bestreichen und einen elastischen Stützverband anlegen (vgl. Abb. 5 u. 6). Das Gelenk für die nächsten Tage schonen, bei einer Sprunggelenkverletzung das Bein so oft wie möglich hochlegen und jede Belastung vermeiden. Den Salbenverband jetzt für mindestens zehn Tage tragen und täglich erneuern.

Verrenkungen

Verrenkungen (Luxationen) entstehen durch eine gewaltsame Drehung oder plötzlichen starken Zug auf ein Gelenk. Die Gelenkenden der Knochen werden dabei gegeneinander verschoben und der Gelenkkopf springt aus seiner Pfanne, dabei reißt häufig die Gelenkkapsel ein (heftiger Luxationsschmerz). Zu einer Verrenkung kommt es jedoch wesentlich seltener als zu einem Knochenbruch.

Kennzeichen einer Verrenkung:
● Das ausgerenkte Glied kann kaum oder nur unter heftigen Schmerzen aktiv bewegt werden.

● Bei passiver Bewegung (d. h. durch die Hand eines anderen) steht das ausgerenkte Glied in einer abnormen Körperlage federnd fest. Oft ist es kürzer oder länger als auf der unverletzten Seite.

● Beim Betasten des Gelenks fühlt man neben der leeren Gelenkpfanne eine harte, runde Vorwölbung. Das ist der abgerutschte Gelenkkopf. Eine Verrenkung geht ebenfalls mit heftiger Schwellung einher.

Behandlung: Um das Gelenk wieder einzurenken, ist viel Erfahrung erforderlich, zudem geschieht dies am besten unter Narkose oder nach Einnahme starker Schmerzmittel. Da Verrenkungen darüber hinaus oft mit Frakturen verbunden sind, sollte die Behandlung nur durch einen Arzt oder eine Person, die viel Übung in Erste-Hilfe-Maßnahmen besitzt, erfolgen. Sie selbst können bis zum Erreichen einer Klinik die ärgsten Schmerzen lediglich durch absolute Ruhigstellung des betroffenen Gliedes sowie durch Einnahme von 1–2 Tabletten *Paracetamol* lindern.

Knochenbrüche

Alle Knochenbrüche (Frakturen), besonders jedoch offene Brüche, bei denen entweder eine Wunde über dem Bruch besteht oder gar die gesplitterte Bruchstelle aus der Haut herausragt, gehören in ärztliche Behandlung. Die folgenden Hinweise beziehen sich daher nur auf die Erste Hilfe.

Kennzeichen einer Fraktur:

● Starker Schmerz mit sofortiger, heftiger Schwellung und Bluterguß im Bereich des Bruches.

● Das gebrochene Glied kann vom Verletzten nicht mehr bewegt werden (absolute Gebrauchsunfähigkeit), manchmal treten auch Formveränderungen wie etwa Abknicken an der Bruchstelle, Verkürzung oder Verdrehung auf.

● Abnorme Bewegungsfreiheit, wenn eine zweite Person das verletzte Glied vorsichtig mit einer Hand unterhalb, mit der anderen Hand oberhalb der etwaigen Bruchstelle faßt. Bei vorsichtigem Hin- und Herbiegen (sehr schmerzhaft für den Verletzten!) ist an dieser Stelle eine unnormale, ›unanatomische‹ Beweglichkeit spürbar.

Behandlung: Wie weiter oben schon erwähnt, gehört jede Fraktur in klinische Behandlung, wo eine Röntgenkontrolle vorgenommen, anschließend die Bruchenden unter Narkose eingestellt und ein Gipsverband angelegt wird. Bei komplizierten Brüchen muß oft operiert werden, um spätere Fehlstellung und Verkrüppelung zu vermeiden. Offene Brüche sind unter ärztliche Kontrolle operativ und antibiotisch zu behandeln, denn eine Infektion im Knochen ist sehr gefährlich und führt nicht selten zur Amputation des ganzen Gliedes.

Suchen Sie daher nach jedem Unfall, der auch nur verdachtsweise zu einer Fraktur führte, das nächstgelegene Krankenhaus auf. Bis dahin sollten Sie das betroffene Glied absolut ruhig stellen, allein schon, um die Schmerzen zu reduzieren. Außerdem können Unruhe und Bewegungsversuche an der Bruchstelle zu weiteren Verschiebungen der Knochenenden gegeneinander führen, was eine spätere Korrektur sehr erschweren kann. Nur zur Feststellung der oben genannten abnormen Beweglichkeit ist ein einmaliges, vorsichtiges Hin- und Herbewegen erlaubt.

Das gebrochene Glied kann provisorisch mit einem Holzbrettchen geschient werden, das gut gepolstert sein muß und mit elastischen Binden befestigt wird. Eine Schiene kann auch aus festem Draht gebastelt oder im Notfall improvisiert werden. In jedem Fall ist eine weiche Polsterung der Schiene wichtig, um Schmerzen und Druckstellen zu vermeiden. Das gilt besonders für vorspringende Knochenteile deren Umgebung so hoch gepolstert werden muß, daß der Verband oder die Schiene keinen Druck auf den Knochensplitter ausübt.

! Beim Anwickeln der Schiene wie bei jedem Verband immer Finger und Zehenspitzen freilassen, um die Blutzirkulation

kontrollieren zu können. Störungen bei zu festen Verbänden machen sich mit Blaufärbung oder Blässe von Finger- oder Zehenspitzen bemerkbar. In diesem Fall muß der Verband natürlich sofort gelockert werden!

Die Schiene sollte die Gelenke über und unter der Bruchstelle mit in die Ruhigstellung einbeziehen. Bei einem Unterschenkelbruch etwa muß die Schiene über Knie- und Sprunggelenk hinausreichen!

Erste Hilfe für spezielle Knochenbrüche

Schlüsselbeinbruch: Tritt häufig durch Sturz auf zum Schutz vorge-

Abb. 7 Zügelverband zur Ruhigstellung bei Schlüsselbeinbruch

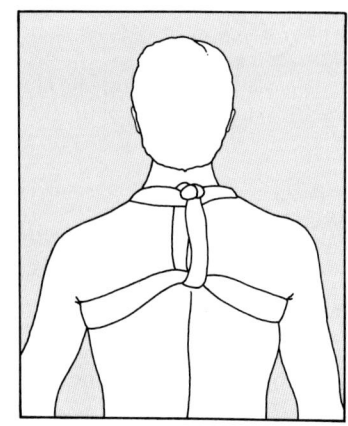

streckte Hände oder durch direkte Schlageinwirkung auf. Zusätzlich zu den allgemeinen Merkmalen einer Fraktur zeigen sich hochgradige Schmerzhaftigkeit und Bewegungsunfähigkeit im Bereich der Schulter; Neigung des Kopfes zur verletzten Seite hin. Versuchen Sie, den Zügelverband (vgl. Abb. 7) anzulegen. Der Zweck dieses Verbandes ist es, die Schulter nach hinten zu ziehen und in dieser Haltung zu fixieren, um damit ein Übereinanderschieben der Bruchenden zu verhindern.

Oberarmbruch, einfachste Art der Ruhigstellung: Oberarm mit Binden an der Schiene befestigen, geschienten Arm fest in einem Dreieckstuch ruhen lassen und mit einem zweiten Dreieckstuch eng an den Körper binden (vgl. Abb. 8).

Unterarmbruch: Im Prinzip ähnlich verfahren wie bei Oberarmbruch, jedoch hier den Unterarm einschließlich der Hand durch die Schiene fixieren. Danach Ruhigstellen des ganzen Armes mit Hilfe von zwei Dreieckstüchern (vgl. Abb. 1, S. 49).

Rippenbrüche: Entstehen durch Stoß oder Fall; oft sind mehrere Rippen auf einmal betroffen. Häufig kommt es zu Schwellung und Bluterguß über dem betroffenen Gebiet, immer heftiger, lokaler Schmerz sowie Schmerzhaftigkeit jeder Bewegung des Brustkorbes (tiefes Atmen, Niesen, Husten).

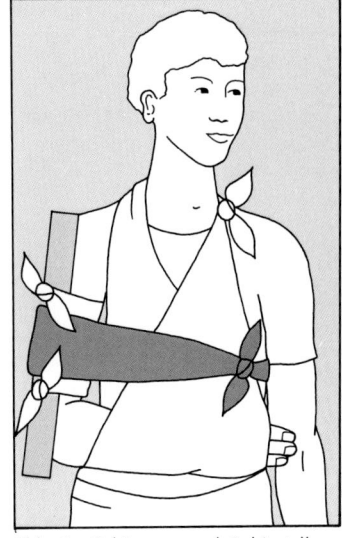

Abb. 8   Schienung und Ruhigstellung bei Oberarmbruch

Um eine schwere Komplikation handelt es sich, wenn das scharfe Ende einer gebrochenen Rippe das Lungenfell durchsticht, was sich in heftiger Luftnot, verstärkten Beschwerden beim Atemholen und oft einem trockenen, bellenden Husten zeigt. In diesem Fall selbstverständlich so rasch wie möglich ärztliche Hilfe!

Beim Rippenbruch kann die verletzte Partie durch einen Dachziegelverband (vgl. Abb. 9) gestützt und schmerzärmer gemacht werden. In ausgeatmetem Zustand werden bei hängenden Schultern

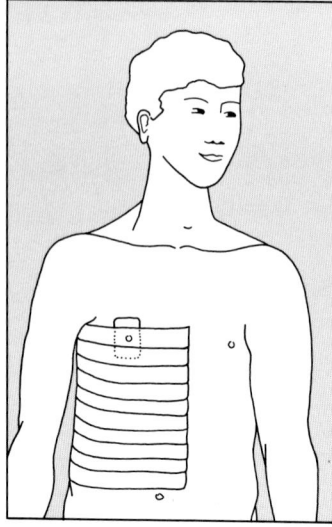

Abb. 9 Dachziegelverband bei Rippenprellung oder Rippenbruch

mehrere Heftpflasterstreifen von 6 bis 8 cm Breite von unten beginnend halbseitig um die verletzte Seite mit festem Zug dachziegelartig übereinanderliegend befestigt. Jeder Pflasterstreifen soll vorn und hinten handbreit über die Mittellinie des Körpers hinausreichen und immer nach dem Ausatmen angebracht werden. Die Brustwarze unter dem Pflaster mit Mull abdecken. Der Verband muß später bei einer Röntgenaufnahme nicht entfernt werden und kann drei bis vier Wochen liegenbleiben. Auch wenn das Röntgenbild nur eine Rippenprellung zeigt, sollte der

Verband zur Erleichterung (Prellungen sind oft genauso schmerzhaft wie Frakturen) trotzdem für eine Woche beibehalten werden.

Schlafstellung bei Rippenverletzung: Bei leicht erhöhtem Oberkörper den Arm der unverletzten Seite mit Hilfe eines möglichst dikken Kissens soweit hoch lagern, daß der Arm etwa im rechten Winkel zum Oberkörper zu liegen kommt. Das erleichtert die sonst meist sehr schmerzhafte Atmung.

Oberschenkelbruch: Das gesamte Bein muß mit einer über die Hüfte hinausreichenden Schiene ruhiggestellt werden. Dabei kann das gesunde Bein als zusätzliche Schiene mitbenutzt werden (vgl. Abb. 10). Die Befestigung der Schiene am Bein oder am Körper kann mit elastischen Binden oder einfachen Tüchern erfolgen. Um eine Beugung des Kniegelenks zu verhindern, sollte eine Bindung in Kniehöhe angelegt werden. Ist eine zweite Schiene vorhanden, kann auch die Innenseite des verletzten Beines mitgeschient werden.

Unterschenkelbruch: Sollte das Bein nach der Verletzung gestreckt sein, erfolgt die Schienung des Unterschenkels in Strecklage (vgl. Abb. 11). Ist das Knie nach der Verletzung jedoch gebeugt, sollte das Bein nicht künstlich gestreckt werden, vor allem nicht, wenn ein kniegelenknaher Bruch vorliegt. In diesem Fall kann das Bein durch Unterlegen von Decken oder Kissen

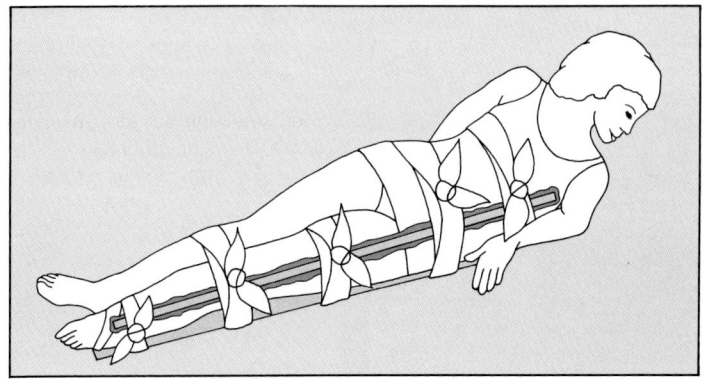

Abb. 10   Schienung und Ruhigstellung bei Oberschenkelbruch

in dieser Lage gehalten und geschient werden. Auch hier den gesunden Unterschenkel als Schienung mitverwenden (vgl. Abb. 12)!

Fraktur im Fußbereich: Zur Ersten
Hilfe genügt meist eine weichge-
polsterte Lagerung. Bewährt hat
sich die Fixierung mit Hilfe einer
zusammengerollten Decke (vgl.
Abb. 13).

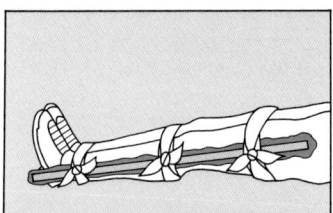

Abb. 11   Unterschenkelbruch:
Schienung und Ruhigstellung in Streck-
haltung

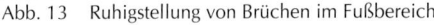

Abb. 12   Unterschenkelbruch: Schienung und Ruhigstellung in Beugehaltung
Abb. 13   Ruhigstellung von Brüchen im Fußbereich

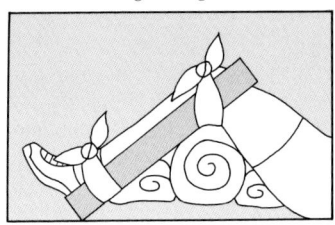

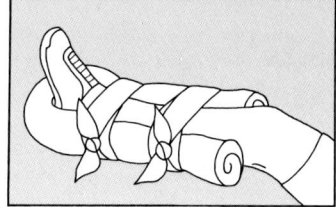

Verdacht auf Becken- oder Wirbelbruch: Den Verletzten flach auf den Rücken lagern und mit abstützenden Decken und Kissen so fest und ruhig wie möglich fixieren. Der Patient darf auf keinen Fall aufstehen oder aufsitzen und muß in gestreckter Rückenlage ins Krankenhaus transportiert werden. Aufheben oder Tragen am besten mit mehreren Personen!

Schleimbeutel- entzündung

Schleimbeutel sind unterschiedlich große, mit schleimiger Flüssigkeit gefüllte Gewebekissen, die vor allem in der Nähe von Gelenken liegen und als Polster zwischen Knochenteilen und darüberführenden Sehnen dienen. Sie können sich durch eine Allgemeinerkrankung (z. B. Tbc, Gonorrhöe, Gicht, Gelenkrheuma) entzünden und Beschwerden machen. Die häufigste Ursache für eine Schleimbeutelentzündung (Bursitis) ist jedoch mechanische Überbeanspruchung eines einzelnen Körperteils durch Druck oder Dauerreiz (etwa des Schultergelenks beim Paddeln oder Holzhacken, des Ellbogens beim Tennisspielen, des Kniegelenks nach anstrengenden Fußmärschen).

Symptome: Die Gelenkfunktion ist schmerzhaft eingeschränkt, auch geringe Bewegungen können sehr

schmerzen. Am Knie- und Ellbogengelenk liegen die Schleimbeutel dicht unter der Haut, sie schwellen daher sichtbar an. Die Stelle erscheint meist gerötet und auf äußeren Druck schmerzhaft. In schweren Fällen tritt auch Fieber hinzu.

Behandlung: Wichtigste Maßnahme ist die konsequente Ruhigstellung des betroffenen Gelenkes, am besten mit Hilfe einer Schlinge (vgl. Abb. 1, S. 49). Zur Linderung der Schmerzen eignet sich etwa TALVOSILEN FORTE® oder ein anderes Schmerzmittel. Warme Kompressen über der entsprechenden Hautstelle fördern die Durchblutung und beschleunigen die Heilung. Wenn die Schmerzen nachgelassen haben, langsam mit aktiven Bewegungsübungen beginnen. Eine Bursitis heilt bei richtiger Behandlung in einigen Tagen ab. Bei ungenügender Ruhigstellung kann sie bis zu einigen Wochen andauern oder sogar in eine chronische Form übergehen.

Sehnenscheiden- entzündung

Die Beschwerden einer Sehnenscheidenentzündung (Tendosynovitis) entstehen ähnlich wie bei einer Schleimbeutelentzündung. Die Sehnen laufen zum Schutz und zur besseren Beweglichkeit in Bindegewebsscheiden, die etwas Gewebeflüssigkeit enthalten. Bei Überbeanspruchung, vor allem im Bereich der Unterarm- und Handmuskulatur, kommt es zu einem schmerzhaften, entzündlichen Reizzustand der Sehnenscheiden und Sehnenansätze an Muskeln und Knochen.

Symptome: Die Beweglichkeit ist schmerzhaft eingeschränkt, ev. sind bei Bewegung auch leichte reibende Geräusche zu hören.

Behandlung: Wichtig ist die völlige Ruhigstellung des betroffenen Arms mit einer elastischen Binde für mindestens eine Woche. Danach langsam wieder mit Bewegungsübungen beginnen. Bei Sehnenscheidenentzündung im Bereich der Hand soll die elastische Binde von den Fingergrundgelenken bis kurz vor den Ellbogen reichen.

Hitzschlag

Ein Hitzschlag wird hervorgerufen durch einen Wärmestau im Körper, unabhängig von der Sonnenbestrahlung. So kann es zu einem Hitzschlag während oder nach einer anstrengenden Wanderung in heißem, feuchten Klima kommen, wenn der Körper wegen unzweckmäßiger Kleidung oder zu hoher Luftfeuchtigkeit keine Möglichkeit hat, seine Temperatur durch Wasserverdunstung zu regulieren.

Symptome: Es treten nach anfänglichen Kopfschmerzen allgemeine Schwäche, Schwindel, Leibschmerzen und Erbrechen auf. Die Haut ist hochrot, auffallend trocken und heiß, Atmung und Puls sind beschleunigt. Im weiteren Verlauf kann es zu Erregungszuständen, Krämpfen und Bewußtlosigkeit kommen. Fieber mit Temperaturen über 41 °C und Kreislaufstörungen können bei schwerem Verlauf zum Tode führen.

Behandlung: Falls vorhanden, den Betroffenen in eine Badewanne mit kaltem Wasser legen oder mit erhöhtem Oberkörper sofort an einem schattigen, möglichst windigen Platz lagern. Bekleidung ablegen und nasse Tücher um den Körper wikkeln, besonders um Kopf und Nakken. Die Tücher oder Umschläge immer wieder mit kaltem Wasser begießen. Es kommt darauf an, die Körpertemperatur so rasch wie möglich unter 40 °C zu senken, um eine Schädigung des Gehirns zu vermeiden.

Hält die Bewußtlosigkeit unter dieser Behandlung an, muß der Kranke sofort ins Krankenhaus transportiert werden, um bleibende Schäden zu verhindern. Aber auch nach Eintreten des Bewußtseins und Wohlbefindens sollte der Patient noch mehrere Stunden ruhen, in kleinen Schlucken kühle Getränke zu sich nehmen und betreut werden.

Hitzekrämpfe

Durch starkes Schwitzen in trockener Hitze verliert der Körper nicht nur Wasser in hohen Mengen, sondern auch Mineralien, insbesondere Salze, die für das Zusammenspiel von Muskeln und Nerven notwendig sind. Wird der Salzverlust nicht ausgeglichen, treten zu einiger Zeit Hitzekrämpfe, also schmerzhafte Krämpfe der Arme, Beine, des Gesichts oder auch der Bauchmuskulatur auf. Die Haut ist feucht und blaß.

Behandlung: Nach der Einnahme von Kochsalzlösung (2 Teel. Salz auf 1 l Wasser) klingen die Krämpfe ab. Bettruhe für einen Tag!

Sonnenstich

Ein Sonnenstich entsteht durch direkte Hitze- oder Sonneneinwirkung auf den ungeschützten Kopf, etwa auf Bootsfahrten, beim Segeln, bei Spaziergängen am Strand oder während langer Fahrten in offenen Fahrzeugen ohne Kopfbedeckung.

Symptome: Die Zeichen des Sonnenstichs sind denen des Hitzschlags ähnlich: heftige Kopfschmerzen, Schwindel, Brechreiz und Erbrechen, Atmung und Pulsbeschleunigung. Nach einem leichten Sonnenstich kann es zu Schlaflosigkeit und allgemein zu innerer Unruhe kommen. Selten treten auch Krämpfe und Bewußtlosigkeit auf, die in schweren Fällen zum Tode führen können.

Behandlung: Wie beim Hitzschlag; kalte Umschläge, jedoch nur auf Kopf und Nacken, bei Bedarf eine Kopfschmerztablette. Ein bis zwei Tage Bettruhe im Schatten.

! Wenn Sie sich längere Zeit der Sonne aussetzen, in jedem Fall eine Kopfbedeckung tragen, und sei es nur ein an den Ecken zusammengeknotetes Taschentuch!

Ohnmacht/Kollaps

Eine Ohnmacht wird oft von psychischen Faktoren wie Schreck, Angst oder Ekel, ferner durch intensive Schmerzen, etwa Koliken oder auch Verletzungen an besonders schmerzempfindlichen Körperteilen, ausgelöst. Aber auch längerer Aufenthalt in der Sonne sowie starker Flüssigkeitsverlust durch häufige Durchfälle oder Erbrechen können den Kreislauf so stark belasten, daß das Gehirn nicht ausreichend durchblutet wird. Die Ohnmacht kündigt sich häufig mit Schweißausbrüchen, Übelkeit, Hautblässe oder Schwindel an. Mitunter tritt der Bewußtseinsverlust jedoch ohne Vorwarnung ganz plötzlich ein.

Behandlung: Den Betroffenen an einem kühlen Ort flach liegend ruhen lassen; die Beine hochlagern, damit das Blut wieder ins Gehirn fließen kann. Beengende Kleidung muß gelockert werden. Eine Ohnmacht hält in der Regel nur wenige Minuten an. Nach dem Wiedererwachen sollte der Patient nicht zu früh wieder aufstehen, da es sonst leicht zu einem Rückfall kommt. Der Kreislauf kann jedoch mit starkem Kaffee angeregt werden. Bei Kollaps nach häufigen Durchfällen reichlich Flüssigkeit zuführen, am besten Wasser mit Zusatz von Kochsalz oder eine Elektrolytlösung (vgl. S. 162). Häufen sich die Ohnmachts- oder Schwindelanfälle, sollten Sie sich baldigst in ärztliche Untersuchung begeben, da schwerwiegende Erkrankungen von Herz, Kreislauf oder Nervensystem die Ursache sein können.

! Bei länger anhaltender Ohnmacht oder Bewußtlosigkeit, etwa als Folge eines schweren Unfalls oder Schocks, muß der Patient in die ›stabile Seitenlage‹ (vgl. S. 152f.) gebracht werden, um zu verhindern, daß er an Erbrochenem erstickt.

Schock

Der Schock stellt wie der Kollaps eine plötzliche Kreislaufschwäche dar. Während als Kollaps aber ein vorübergehender Schwächeanfall ohne Lebensgefahr bezeichnet wird, ist der Schock immer eine schwere, oft lebensbedrohliche Krise der Körperfunktionen, die dringend ärztlicher Behandlung bedarf. Einen Schock können schwere Verletzungen, massiver Blutverlust, Unfälle durch elektrischen Strom sowie schwere allergische Reaktionen, nach einer Seruminjektion, auslösen.

Symptome: Fahle Blässe, kühle Haut, kalter Schweiß, Kälte der Glieder bis zum Rumpf und Blutdruckabfall mit stark beschleunigtem, nur dünn tastbarem Puls; der Kranke ist oft benommen oder bewußtlos. Bei allergischem Schock treten häufig schwere Atemnot und Erstickungsanfälle auf.

Behandlung: Es ist auf dem schnellsten Wege ärztliche Hilfe zu suchen, da der Schock eine Mangeldurchblutung der lebenswichtigen Organe mit Lebensgefahr bedeutet. Bis zum Erreichen einer Klinik muß Erste Hilfe entsprechend der Schockursache geleistet werden.

● In jedem Fall zunächst den Kopf des Betroffenen tief, die Beine dagegen hoch lagern. Die Beine zum Körper hin massieren und mit Hilfe von elastischen Binden oder Tuchfetzen an den Oberschenkeln abbinden. Diese Stauung muß alle 15 Minuten für etwa fünf Minuten gelockert werden. Bei Bewußtseinsverlust den Patienten in die ›stabile Seitenlage‹ bringen (vgl. S. 152f.).

● Äußerlich sichtbare Blutungen verbinden oder durch Abbinden zum Stillstand bringen (vgl. S. 157 f.), Knochenbrüche ruhigstellen (vgl. S. 138 ff.), Verbrennungen mit sterilem Tuch abdecken. Bis zum Erreichen der Klinik dem Kranken behilflich sein, Tee zu trinken, jedoch nur, solange er bei gutem Bewußtsein ist. Einem Bewußtlosen nie Getränke einflößen! Da der Schluckreflex versagt, kann die Flüssigkeit in Luftröhre oder Lungen laufen, die Atmung beeinträchtigen und später zu Lungenentzündung führen.

● Bei einem schweren Schock mit Bewußtlosigkeit müssen Atmung und Kreislauffunktionen beobachtet werden – eventuell künstliche Beatmung (vgl. S. 154) oder, wenn kein Puls festzustellen ist, Herzmassage (vgl. S. 156) vornehmen!

Unterkühlung

Zur Unterkühlung kommt es am schnellsten durch Aufenthalt in kaltem Wasser. Der Wärmeentzug des Körpers durch Wasser ist wesentlich höher als durch Luft, so daß ein Mensch in eiskaltem Wasser schon nach 15 bis 20 Minuten lebensgefährlich unterkühlt. Aber auch angenehm temperiertes Wasser läßt nach einiger Zeit die Körpertemperatur unter einen kritischen Wert fallen. Ebenso führt längerer Aufenthalt in nur leicht er-

niedrigter Lufttemperatur (12–16 °C können genügen), etwa in bewußtlosem Zustand oder unter Alkoholeinfluß, zu Symptomen einer Unterkühlung.

Symptome

● Bei Körpertemperaturen über 33 °C: Hautblässe, die Haut ist fleckig blau-rot marmoriert, Kälteschauer, Apathie, verengte Pupillen, Atmung und Herzschlag sind verlangsamt, Blutdruckabfall, Muskelzittern, oft auch Entwicklung von Ödemen (schmerzlose Anschwellung unter der Haut durch Ansammlung von Gewebeflüssigkeit).

● Bei Körpertemperaturen unter 33 °C: Bewußtseinstrübung oder Bewußtlosigkeit; dazu eventuell Krämpfe, Verflachung der Atmung bis zu Atem- und Herzstillstand.

Behandlung: Ist der Patient bei vollem Bewußtsein und zeigt normale Reaktionen, erhält er reichlich warme Getränke (eventuell mit Traubenzucker), die in kleinen Schlukken getrunken werden sollten. Die äußere Aufwärmung sollte langsam, etwa in einen Schlafsack eingewickelt, erfolgen. Geben Sie einem Unterkühlten keinen Alkohol, keine Schmerzmittel und führen Sie keine Massage durch, auch kein Abreiben mit Schnee.

Eine ›schnelle Aufwärmung‹ (warmes Wannenbad) senkt zwar das Risiko von Gewebedauerschäden, jedoch kann dadurch leicht ein Schock ausgelöst werden. Sie sollte daher nur unter ärztlicher Kontrolle geschehen. Bei Körpertemperaturen von unter 33 °C oder wenn der Verunglückte bewußtlos oder bewußtseinsgetrübt ist, muß er auf alle Fälle in ein Krankenhaus transportiert werden. Der Zustand von Herz, Kreislauf und Atmung kann sich jederzeit verschlechtern und bedarf dringend ärztlicher Kontrolle, eventuell sogar sofortigen Wiederbelebungsmaßnahmen. Den Patienten in Decken einwickeln und heiße Getränke zuführen, jedoch nur bei erhaltenem Bewußtsein!

Eine ausreichende Erwärmung ist eingetreten, wenn die Körpertemperatur auf Werte zwischen 34–35 °C klettert. Den Betroffenen jedoch noch mindestens für einen Tag in einem gut gewärmten Bett betreuen.

! Einem Bewußtlosen oder Bewußtseinsgetrübten niemals Getränke einflößen!

Erfrierungen/Frostbeulen

Die Gefahr, sich Erfrierungen zuzuziehen, besteht besonders bei nasser Kälte auf Bergwanderungen oder bei Expeditionen in polare Zonen.

Frostbeulen stellen eine eher harmlose Form von Kälteschäden dar, doch handelt es sich schon um das erste Stadium einer Erfrierung.

Sie sitzen häufig an den äußeren Spitzen des Körpers, an Fersen, Zehen, Unterschenkeln, Ohren oder an den Fingern und sind münzgroße, schmutzigrote, geschwollene Flecken, die jucken und brennen. Die Kälte vermindert die Blutzirkulation und führt zur Durchblutungsstörungen, was sich anfänglich in zunehmender Schmerzhaftigkeit, im zweiten Stadium dann in Gefühllosigkeit zeigt. Erfrorene Körperteile sind gerötet, geschwollen; es bilden sich Blasen und oberflächliche Geschwüre, in schweren Fällen sterben die betroffenen Teile ab.

Vorbeugung: Ausreichend warme, gut schließende Kleidung, nicht zu enge, gut gefütterte Handschuhe und Schuhwerk tragen. Eine Kopfbedeckung mit entsprechendem Ohrenschutz sollte bei allen Ausflügen in kalten Gebieten zur Standardausrüstung gehören.

Behandlung: Bei allen Zeichen von Erfrierungen gilt absolutes Rauchverbot! Die durch Kälte ausgelöste krampfhafte Verengung der Blutgefäße wird durch Nikotin verstärkt. Sowohl Frostbeulen als auch leichtere Erfrierungen werden zunächst am besten mit kalten und lauwarmen Wechselbädern behandelt, wobei das lauwarme Wasser nach einer ersten, vorsichtigen Erwärmung der betroffenen Glieder durch Zugießen von heißem Wasser auf eine Temperatur bis zu 42 °C gebracht werden kann. Die Wassertemperatur mit einem Fieberthermometer kontrollieren! Für Erfrierungen an Ohren und Nase können entsprechende Kompressen verwendet werden. Wenn die Erfrierung noch nicht zu lange andauert, öffnen sich die Blutgefäße durch die Wärmezufuhr und die Durchblutung setzt wieder ein, was sich mit Jucken, Kribbeln, oft auch mit Schmerzhaftigkeit bemerkbar macht.

Wichtig ist es, den Körper zunächst durch heiße Getränke zu erwärmen. Darüber hinaus empfehlen wir, um die Erweiterung der Blutgefäße zu unterstützen, alle drei bis vier Stunden ein wenig Alkohol (ungefähr 30 ml Whisky oder Cognac) zusammen mit einer Tablette ASPIRIN® einzunehmen, weil es dann nicht mehr so leicht zur Bildung von Blutgerinnseln in den betroffenen Gefäßen kommen kann. Bei stärkeren Erfrierungen mit Bildung von Geschwüren oder stärkeren Gewebeschäden, die als gräulich-schwarze Hautflecken erscheinen, muß sobald wie möglich ärztliche Hilfe in Anspruch genommen werden.

Magen-Darm-Blutung

Befindet sich im Magen oder Darm eine Blutungsquelle, so kommt es zu unterschiedlichen Symptomen, je nachdem, wo die Blutung sitzt (vgl. Symptomkatalog: Blut im Stuhl, S. 160).

● Bei einer Blutung im Magen, einem blutenden Geschwür beispielsweise oder einer zur Blutung neigenden Gastritis, kann es zu Bluterbrechen kommen. Da die Magensäure dieses Blut sofort zersetzt, sieht das Erbrochene braun und wie geronnen aus – man spricht daher von ›Kaffeesatzerbrechen‹.
● Wenn die Blutung so stark ist, daß die Magensäure nicht ausreicht, das Blut zur Gerinnung zu bringen, wird auch frisches rotes Blut erbrochen. Blutiges Erbrechen ist also ein Zeichen für eine spontane, heftige Blutung im Magen oder eine Blutung aus der Speiseröhre, bei der das Blut gar nicht in den Magen gelangt.
● Blutiges, schaumiges Erbrechen kann ebenso auch aus der Lunge kommen, setzt jedoch schwerste Erkrankung oder Verletzung voraus.
● Bei einer Magenblutung wird freilich nicht alles Blut erbrochen, ein Teil geht, wie bei allen Blutungen, die im Dünn- oder Dickdarm auftreten, auf dem natürlichen Verdauungsweg durch den Darm ab. Das Blut wird auf diesem Weg zu einer schwarzen Masse verdaut, der Stuhl nimmt eine feste, schwarze Beschaffenheit an – man spricht daher von ›Teerstuhl‹. Allerdings deutet nicht jede Schwarzfärbung des Stuhls auf eine Blutung hin, denn auch die Einnahme von Eisenpräparaten oder Kohletabletten, sogar Heidelbeeren können den Stuhl dunkel färben.

● Sitzt die Blutung relativ nahe am Darmausgang, wo keine Verdauungsvorgänge mehr stattfinden, wird das Blut zusammen mit dem Stuhl als rotes, frisches oder leicht geklumptes Blut ausgeschieden.

Behandlung: Es gibt viele Krankheiten oder Ursachen, die zu solchen Blutungen führen können, etwa Magen- oder Darmgeschwüre, manche Darminfektionskrankheiten oder Hämorrhoiden. Jedes der aufgeführten Krankheitszeichen macht es erforderlich, sich unverzüglich in ärztliche Behandlung zu begeben. Vom Arzt muß der Sitz der Blutung und die Ursache ausgemacht und entsprechend behandelt werden.

Sollte es ausgerechnet auf einer Reise zu einer Blutung in der beschriebenen Art kommen, sind bis zum Erreichen eines Arztes folgende **Sofortmaßnahmen** möglich: Bei blutigem oder Kaffeesatzerbrechen eiskalte Getränke zu sich nehmen, wenn möglich Eiswürfel aus abgekochtem Wasser lutschen, nichts essen! Bei Teerstuhl oder Beimengung von frischem Blut im Stuhl nur noch Flüssigkeit zu sich nehmen, um den Darm erst einmal zu entlasten. So rasch wie möglich zur Abklärung der Ursache in ein Krankenhaus!

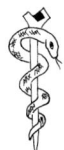

Höhenkrankheit

Da mit zunehmender Höhe der Luftdruck und damit auch der Sauerstoffgehalt der Luft kontinuierlich abnehmen, kann bei jedem Aufenthalt in großen Höhen Sauerstoffmangel auftreten, vor allem dann, wenn der Aufstieg relativ rasch erfolgt und der Organismus wenig Zeit zur Anpassung hat. Nicht nur auf extremen Bergexpeditionen, auch nach Flugzeuglandungen in hochgelegenen Städten Südamerikas, bei einer Andendurchquerung oder bei Hubschrauberflügen besteht die Gefahr, einen ›Höhenrausch‹ zu erleiden. Weitere Faktoren, die ein Auftreten der Höhenkrankheit begünstigen, sind körperliche Belastung (Bergsteigen, Bergwandern), falsche Ernährung, starke Unterschiede von Temperatur und Luftfeuchtigkeit sowie ein geschwächter Gesundheitszustand. Der Sauerstoffmangel wird unterschiedlich gut vertragen, manche Menschen sprechen stark darauf an.

Leichte Mangelerscheinungen können bereits ab 1750 m Höhe auftreten, zu schweren Zuständen kommt es erst über 3000 m, eine Höhe, die bei Reisen in viele Anden- und Himalajaorte erreicht wird. Bei vernünftiger Eingewöhnungszeit werden die Erscheinungen dieser Krankheit kaum auftreten. Der Körper hat sich durch die vermehrte Bildung roter Blutkörperchen angepaßt, so daß eine bessere Sauerstoffausnutzung möglich ist.

Symptome: Bei einer akuten Höhenkrankheit kann es in der Reihenfolge der Häufigkeit zu folgenden Symptomen kommen: Schwindelgefühle, Kopfschmerzen, Abnahme der Konzentrationsfähigkeit, Schwäche, Übelkeit, hochgradige Ermüdung, Atemnot, Hautblässe sowie Herzbeschwerden mit schnellem Puls. Im weiteren Verlauf treten Gesichtsrötung, Ohrensausen, Seh- und Hörstörungen, Appetitverlust, Schlaflosigkeit, zunehmende Atemnot, Muskelschwäche, Erbrechen, schließlich Bewußtlosigkeit auf. Besonders gefährlich sind im fortgeschrittenen Zustand Veränderungen der Psyche, wie anfänglich vermehrte Reizbarkeit, kritiklose Einschätzung der Situation, Euphorie (unangemessenes Wohlbefinden), Verwirrtheit, schließlich Deliriumszustände; eventuell Krampfanfälle, ähnlich denen bei Epilepsie. Betroffene haben in diesem Zustand auch Gefühle von Todessehnsucht beschrieben.

Verhaltensregeln: Voraussetzung für eine entsprechende Reise ist ein optimaler körperlicher Zustand. Beim Aufstieg in große Höhen reichlich Gewöhnungszeit einplanen! Die beste Anpassung an den Höhenunterschied erfolgt durch einen etappenweisen Aufstieg. In Höhen über 3000 m einige Tage echte Ruhepause für jede weiteren 1000 m Höhenunterschied einschalten. Langsame Gewöhnung an die Muskelarbeit, nur schrittweise Steigerung körperlicher Be-

lastung! Häufig fühlt man sich zuerst noch fit und behält auch weiterhin die gewohnte Aktivität bei. Der Rückschlag kommt dann kurze Zeit später, denn die Anzeichen einer Höhenkrankheit treten erst vier bis sechs Stunden nach dem Aufstieg oder dem Überschreiten der kritischen Höhe auf.

Am Vortag des Aufstiegs ist für ausreichend Ruhe und Schlaf zu sorgen, gleichfalls sollte auf opulente Mahlzeiten verzichtet werden, um eine Überlastung des Magens zu vermeiden. Alkohol und Nikotin in dieser Zeit unbedingt vermeiden, denn beide Mittel mindern die optimale Sättigung des Blutes mit Sauerstoff. Eine sinnvolle Ernährung besteht aus leicht verdaulichen Kohlenhydraten wie Reis und Haferflocken, Milchpulver, Rosinen, getrockneten Aprikosen (kaliumhaltig), dazu ausreichende Mengen von magerem Fleisch mit Salz (z. B. Corned beef). Damit die Nierenfunktion intakt bleibt, sollte die zusätzliche Flüssigkeitszufuhr pro 1000 Höhenmeter mindestens einen Liter betragen.

Behandlung: Sauerstoffzufuhr behebt praktisch alle Beschwerden der Höhenkrankheit. Bei allen schweren Krankheitszuständen ist eine Sauerstoffzufuhr mit Hilfe von Sauerstoff-Flaschen und Atemmaske (in den Krankenhäusern der entsprechenden Gebiete meist vorhanden) unumgänglich! Nach Besserung der akuten Situation unbedingt Abstieg oder Abtransport in geringere Höhe. Nachwirkungen einer akuten Höhenkrankheit können noch bis zu mehreren Tagen mit Kopfschmerzen, Abgeschlagenheit, Übelkeit anhalten. Bei leichten Zuständen können die Beschwerden durch bewußtes, besonders tiefes Einatmen mit etwa 15 bis 20 Atemzügen pro Minute gemildert werden. Oberflächliche, schnelle Atmung (Hecheln) auf jeden Fall vermeiden, ebenso jede körperliche Anstrengung. Am besten häufige Ruhepausen im Liegen. Meist klingen die Beschwerden innerhalb von ein bis zwei Tagen ab. Hält der Zustand jedoch an oder verschlimmert sich gar, muß unbedingt die Rückkehr in geringere Höhe angetreten werden. Auf keinen Fall einfach nur Schmerzmittel einnehmen, da dadurch zwar die Krankheitssymptome verdeckt, jedoch nicht sinnvoll behandelt werden. Der oft auftretende lästige Reizhusten sollte nicht mit codeinhaltigen Präparaten kuriert werden, da die Nebenwirkungen wie Müdigkeit und Beeinträchtigung des Reaktionsvermögens die Höhenkrankheit noch verschlimmern können. Zur Vorbeugung besser Eukalyptusbonbons lutschen.

! Heftiger Reizhusten kann aber auch erstes Anzeichen eines beginnenden Lungenödems sein.

Lungenödem

Diese Komplikation der Höhenkrankheit tritt erst bei Höhen über 3000 m auf und wird durch starke körperliche Anstrengung und Kälte (Bergsteigen) begünstigt. Innerhalb von sechs bis 36 Stunden nach Erreichen der Höhe kommt es neben den Symptomen der Höhenkrankheit zu einem Austritt von Blutwasser (Serum) aus den Lungenkapillaren in die Lungenbläschen.

Symptome: Reizhusten ist meist das erste Anzeichen, oft nimmt auch die Harnausscheidung ab, die allgemeinen Symptome der Höhenkrankheit wie Übelkeit, Kopfschmerz, Abgeschlagenheit verstärken sich. Atemnot tritt jetzt auch in Ruhepausen auf, die Störung der Lungenfunktion führt zu blassen oder leicht bläulichen Lippen und Fingernägeln, rasselnder Atmung mit schaumigem Auswurf (der auch blutig sein kann) bei starkem Hustenreiz.

Behandlung: Höchste Alarmstufe! Bettruhe mit aufgerichtetem Oberkörper, Sauerstoffzufuhr ist jetzt unbedingt nötig. Unter ärztlicher Kontrolle sind Medikamente, die die Urinausscheidung fördern, sowie Herzmedikamente einzunehmen. Rascher Abtransport in geringere Höhe, wodurch die Symptome meist schnell zurückgehen.

Notfälle

In Notfällen können richtiges Verhalten und die Kenntnis grundlegender Erste-Hilfe-Maßnahmen das Leben eines Verunglückten erhalten. An dieser Stelle sollen daher die wichtigsten Situationen, bei denen einfache Handlungen auch ohne medizinische Vorkenntnisse lebensrettend sein können, dargestellt werden.

Lagerung eines Bewußtlosen

Da ein Bewußtloser keine Kontrolle über den Schluckvorgang mehr hat, besteht immer, auch in banalen Situationen, die Gefahr, daß die Atemwege mit Erbrochenem oder geronnenem Blut verlegt werden, oder daß der Inhalt der Mundhöhle in die Lunge eingeatmet wird. Dies kann zu schweren Lungenentzündungen, im schlimmsten Falle zum Ersticken führen. Liegt ein Bewußtloser auf dem Rücken, fällt die Zunge zudem leicht nach hinten und kann dann ebenfalls die Atmung blockieren. Um dies zu verhindern, muß der Bewußtlose in eine bestimmte Körperhaltung, die sogenannte ›**stabile Seitenlage**‹ (vgl. Abb. 14) gebracht werden.

Diese Lage erreicht man am einfachsten mit folgenden Schritten:

● In Rückenlage wird der Arm des Bewußtlosen auf der Seite, neben der man steht, unter das Gesäß gelegt, anschließend das Bein der gleichen Seite hochgestellt (Fuß am Gesäß).

● Nun den Bewußtlosen an Hüften und Schulter der gegenüberliegenden Seite, zum Helfer herüber in die Seitenlage ziehen.

● Der untenliegende Arm wird vom Rücken abgewinkelt, der Handrücken gegen den Rücken gelegt.

● Den Kopf zum Schluß mit seitwärts gewandtem Gesicht leicht in den Nacken strecken.

Das rechtwinklig gebeugte Knie und der zur Abstützung abgewinkelte Arm verhindern, daß der Bewußtlose aus der Seitenlage kippt. Bei dieser Lagerung können Speichel, Blut oder Erbrochenes nicht in den Rachen fließen und die Zunge kann nicht über die Luftröhre fallen.

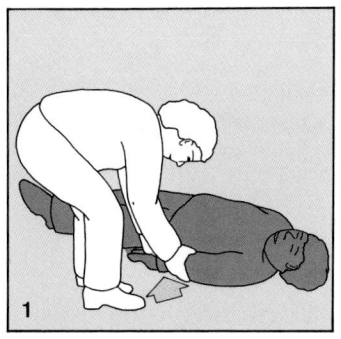
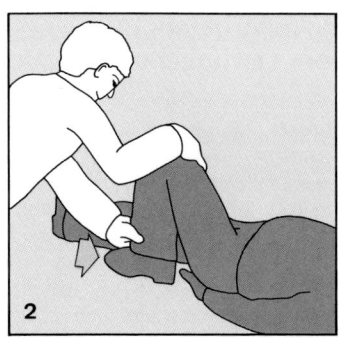
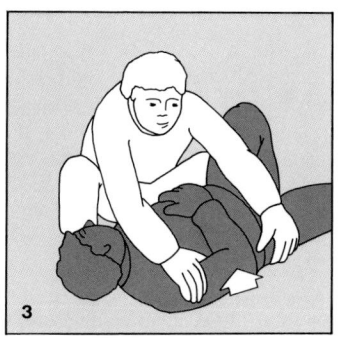
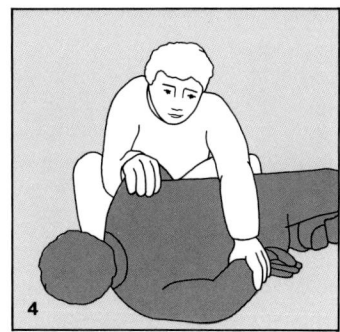

Abb. 14 Stabile Seitenlage: Vorgehen (1–4) und Endstellung (5)

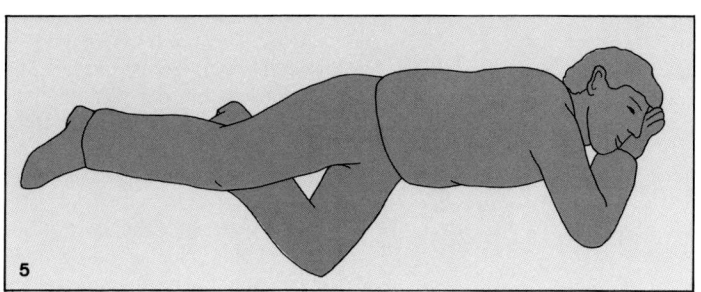

Wiederbelebung bei Ertrunkenen

Diese Maßnahmen sollten sofort nach der Bergung eines Ertrunkenen eingeleitet werden, gleichgültig ob Lebenszeichen vorhanden sind oder nicht. Ein Helfer muß den Verunglückten so über das hochgestellte Knie legen, daß das Wasser aus Luftröhre und Lunge abfließen kann (vgl. Abb. 15). Man unterstützt den Vorgang durch Schläge auf den Rücken mit der flachen Hand.

Stellen sich hierbei die Atmung und der Puls wieder ein, sollte der Verunglückte auf den Rücken gelagert und seine Atmung durch Hochheben (Einatmung) und Senken (Ausatmung) der Arme bis zum Wiedererlangen des Bewußtseins unterstützt werden. Tritt jedoch die Atmung nach spätestens einer Minute nicht ein, so muß augenblicklich mit einer Beatmung begonnen werden, die jeder zumindest versuchen sollte.

Wiederbelebung bei Atemstillstand

Hat die Atmung eines Verletzten ausgesetzt, kann seine Sauerstoffversorgung durch **Fremdbeatmung** aufrechterhalten werden, bis die eigene Spontanatmung wieder einsetzt. In der Ausatmungsluft eines Helfers ist noch ausreichend Sauerstoff für den, der beatmet wird, enthalten. Der Helfer beatmet von Mund zu Mund oder meist von Mund zu Nase. Den Verunglückten hierzu auf den Rücken legen und die Atemwege durch leichtes Überstrecken des Kopfes nach hinten freimachen (vgl. Abb. 16). Vor jedem Beatmungsversuch zuerst kontrollieren, ob Mundhöhle und Rachen frei von Fremdkörpern sind. Danach den Mund des Verunglückten mit der flachen Hand verschließen und nach tiefer Einatmung die Ausatmungsluft in die Nase des Bewußtlosen einpressen (Mund-zu-Nase-Beatmung). Bei Mund-zu-Mund-Beatmung – immer wenn Verdacht auf Verstopfung der Nasenwege besteht –

Abb. 15   Sofortmaßnahmen nach Bergung eines Ertrunkenen

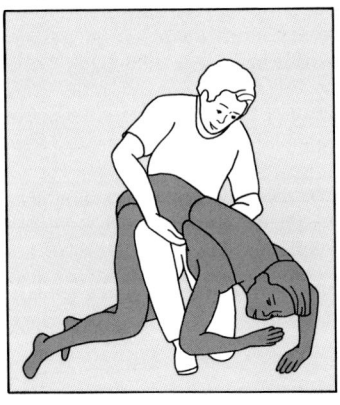

beim Einpressen der Luft die Nase mit Daumen und Zeigefinger zudrücken (vgl. Abb. 17). Die Ausatmung des Beatmeten geschieht passiv durch Zusammenfallen des Brustkorbes, die Luft entweicht durch den geöffneten Mund und durch die Nase.

Während der Beatmung muß in regelmäßigen Abständen kontrolliert werden, ob die Eigenatmung des Verunglückten wieder eingesetzt hat. Dazu wartet man vier oder fünf eigene Atemzüge ab und beobachtet die Brustkorbbewe-

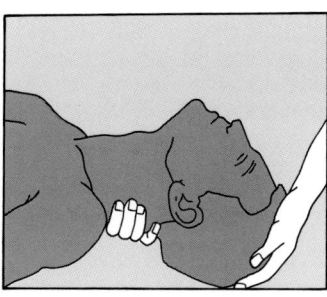
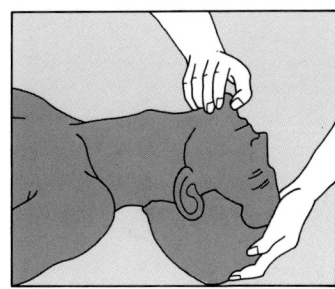

Abb. 16   Überstreckung des Kopfes zur Beatmung

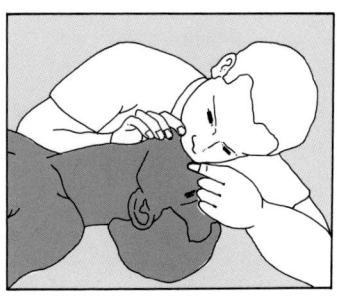

gung des Beatmeten. Es genügt, bei der Beatmung durchschnittlich alle drei bis vier Sekunden einen Atemstoß zu geben. Die Beatmung muß bis zum Wiedereinsetzen der spontanen Atmung des Bewußtlosen oder bis zum Erreichen einer Klinik fortgesetzt werden. Am besten ist es, wenn sich zwei Helfer abwechseln.

Abb. 17   Fremdbeatmung; Mund-zu-Mund: Verschließen der Nase mit Daumen und Zeigefinger; Mund-zu-Nase: Verschließen des Mundes mit der flachen Hand

Wiederbelebung bei Atem- und Herzstillstand

Ist bei einem Verunglückten auch kein Puls mehr tastbar, liegt also ein Herzversagen vor, muß zusätzlich zur Beatmung eine **Herzmas-**sage durchgeführt werden. Die Kombination von Beatmung und Herzmassage kann, wenn sie ausdauernd und bis zum Erreichen einer Klinik fortgesetzt wird, auch das Leben eines Verunglückten retten, der schon keine Lebenszeichen mehr zeigt. Da diese Wiederbelebung von einem Helfer allein nur kurze Zeit durchgehalten wer-

Abb. 18   Wiederbelebungsmaßnahmen bei Atem- und Herzstillstand

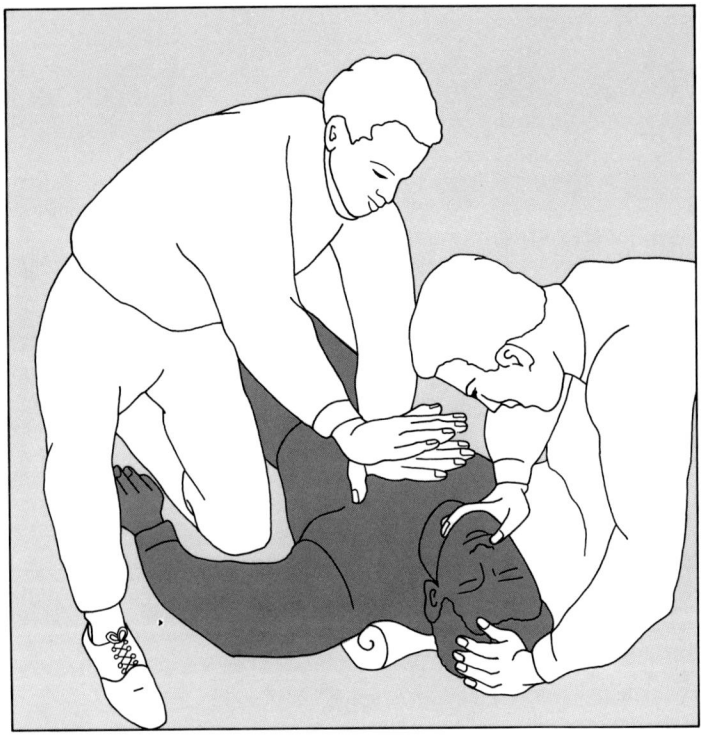

den kann, sollte sie von zwei Personen durchgeführt werden. Ein Helfer beatmet Mund-zu-Nase oder Mund-zu-Mund, der andere übernimmt die Herzmassage. Dazu kniet er seitlich des Bewußtlosen, der auf einer harten Unterlage gelagert werden muß, und preßt mit beiden Händen senkrecht von oben etwa einmal pro Sekunde auf das Brustbein des Verunglückten (vgl. Abb. 18). Der exakte Druckpunkt liegt etwa drei Fingerbreiten über dem unteren Ende des Brustbeins; die Drucktiefe darf 5 cm nicht überschreiten.

Beide Maßnahmen erfolgen im rhythmischen Wechsel, und zwar fünfmal Herzmassage auf eine Atemspende. Sobald der erste Helfer die Atemspende gegeben hat, beginnt der zweite, das Brustbein fünfmal hintereinander fest einzupressen, dann wird der Zyklus etwa zehnmal in der Minute wiederholt. Die Positionen alle fünf bis zehn Minuten wechseln, da die Herzmassage anstrengender als die Atemspende ist.

Blutungen

Blutungen aus arteriellen Blutgefäßen (Schlagadern) können in kurzer Zeit zu schweren Blutverlusten mit Schock und Bewußtseinsverlust, letztlich sogar zur Verblutung führen. Die Blutung aus einer Arterie ist an der hellroten Farbe des

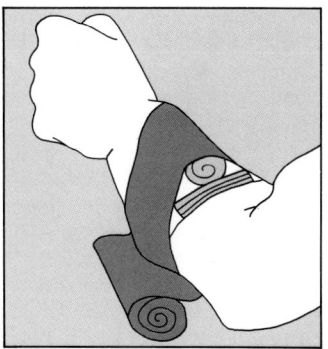

Abb. 19 Kompressionsverband bei stärkeren Blutungen

Blutes und oft an einem rhythmischen Spritzen aus der Wunde zu erkennen. Aber auch Blutverluste aus Venen, in denen das Blut zum Herzen zurückfließt, können ohne Behandlung lebensbedrohlich sein. Das Blut ist hier von dunkelroter Farbe; es fließt ohne größeren Druck, jedoch gleichmäßig aus. Bei jeder schweren Blutung ist selbstverständlich ein chirurgischer Eingriff und eine operative Versorgung der Wunde notwendig.

Bis zum Erreichen einer Klinik muß die blutende Stelle hochgelagert werden. Venöse und kleine Blutungen aus Schlagadern können meist durch einen **Kompressionsverband** zum Stillstand gebracht werden. Dazu wird eine dicke Lage Mull auf die Verletzungsstelle und darüber ein ganzes Päckchen Verbandmull gelegt, anschließend beides mit einer Binde (Tuch, Riemen) so fixiert, daß Druck genau auf die Blutungsstelle ausgeübt wird (vgl. Abb. 19). Dadurch kommt es meist zum Stillstand der Blutung. Die Binde darf jedoch nicht so fest angezogen werden, daß auch die Blutversorgung der Gliedmaße unterbrochen wird: die Haut vor dem Druckverband darf sich nicht blau oder weiß färben.

Kommt die Blutung hingegen nicht zum Stehen oder handelt es sich um ein größeres Gefäß, muß das Glied körpernah über der Verletzungsstelle abgebunden werden. Zum **Abbinden** jedoch niemals tief einschneidende Schnur oder Draht verwenden, sondern breite Binden, etwa Gürtel, Hemdärmel oder Halstücher, am besten ein zu einer Krawatte gewickeltes

Dreieckstuch. Die Binde wird mit einer einfachen Schlaufe an der entsprechenden Stelle befestigt, darüber bringt man durch einen Knoten einen kurzen Stab an, mit dem dann die Binde durch Drehung angezogen wird. Nur so lange drehen, bis der Blutungsfluß versiegt! Zum Schluß den Stab mit einer zweiten Binde feststellen.

! Die Abbindung einer arteriellen Blutung darf höchstens für zwei Stunden ununterbrochen liegenbleiben, da sonst das Glied abzusterben droht. Die Binde deshalb für einige Minuten öffnen, danach Lockerung jede weitere Stunde. Bei guter Bewußtseinslage kann der Verletzte Flüssigkeit zu sich nehmen.

Symptomkatalog von A bis Z

Bauchschmerzen

Jedes innere Organ ruft im Fall von Störungen Bauchschmerzen hervor. An dieser Stelle sollen nur Hinweise auf Erkrankungen gegeben werden, die erfahrungsgemäß die häufigsten Ursachen für Bauchschmerzen darstellen. Die unten aufgeführte Lokalisation von

Bauchschmerzen muß mit der Einschränkung verstanden werden, daß Schmerzen bestimmter Organe manchmal nicht in der Umgebung des Organs gespürt werden, sondern ausstrahlen und Beschwerden an anderer Stelle auslösen.

Bei allen Erkrankungen, die als akute Bauchschmerzen aufgeführt werden, ist die Diagnose durch einen Arzt zu stellen. Alle Krankheiten werden an anderer Stelle im Buch behandelt.

Akute Bauchschmerzen

Rechter Oberbauch: Magen- und Zwölffingerdarmgeschwür, Gallenblasenentzündung, Nierenbeckensteine rechts

Linker Oberbauch: Bauchspeicheldrüsenentzündung, Nierenbeckensteine links, Magengeschwür

Mittelbauch: Bauchspeicheldrüsenentzündung, Magen- und Zwölffingerdarmgeschwür, Blinddarmentzündung

Rechter Unterbauch: Blinddarmentzündung, Eierstock- oder Eileiterentzündung, Harnleitersteine rechts, Eileiterschwangerschaft

Linker Unterbauch: Eierstock- oder Eileiterentzündung, Harnleitersteine links, Eileiterschwangerschaft

Sonstige Bauchschmerzen

Entzündungen der Magen-Darm-Schleimhaut, Wurmerkrankungen, Harnwegsinfektionen, Menstruationsbeschwerden; auch viele Durchfallerkrankungen gehen mit Darmkrämpfen einher.

! Bei Bauchschmerzen unklarer Ursache niemals ohne ärztlichen Rat Schmerzmittel einnehmen, weil sie die Krankheit nicht heilen, sondern nur die Symptome verschleiern können.

Blasen durch Wundlaufen

Blasen sind alltägliche Bagatellen, die jedoch durch falsche Behandlung unnötige Schmerzen bereiten können. Sie entstehen durch ungewohnte Belastungen der Haut, wobei sich die oberste Hautschicht abhebt. Darunter sammelt sich Gewebsflüssigkeit an, die den Heilungsprozeß unterstützt. Zur Vorbeugung sollte man auf eine gute Polsterung belasteter Hautstellen achten (Füße, Hände sowie Schulter und Rücken bei Rucksackreisen) und längere Fußmärsche nur mit entsprechend festem Schuhwerk unternehmen.

Behandlung: Schneiden Sie eine kleine, unversehrte Blase niemals auf! Wie im Kapitel Sonnenbrand schon erwähnt, stellt die Blasendecke einen perfekten sterilen Schutz für die darunter liegende Wunde dar. Druck und Reibung können mit einer Mullschicht, die man mit Pflaster an der unversehrten Haut der Umgebung befestigt, vermieden werden.

Ist die Blase jedoch sehr groß und bereits wie ein pralles, unangenehm spannendes Wasserkissen gefüllt, so können Sie mit einer zuvor ausgeglühten Nadel ein kleines Loch in die Blasendecke stechen und mit zwei sterilen Mullkompressen die Flüssigkeit ausdrücken. Danach sofort sterilen Verband auflegen!

Nur wenn die Blasendecke eingerissen ist, muß vorsichtig die restliche Blasendecke möglichst vollständig abgetragen werden, da Keime in der feuchten Nische zwischen Wunde und Blasendecke zu Infektionen führen können. Die Wunde mit einem Mullverband und antibiotischem Puder (NEBA-CETIN®) trockenhalten. Keinen Alkohol oder desinfizierende Lösungen verwenden!

Blut im Stuhl

Was den Reisenden betrifft, können Darmblutungen bei bakterieller Ruhr, Amöbenruhr sowie Darmbilharziose vorkommen – blutungsauslösend sind Geschwüre der Darmschleimhaut. Auch beim Typhus können als Komplikationen Darmblutungen auftreten. Kennzeichnend für all diese Krankheiten ist, daß das Blut mehr oder weniger mit dem Stuhl vermischt erscheint.
● Rotes Blut im Stuhl findet sich bei Blutungen, die aus dem unteren Darmbereich stammen. Auf den Stuhl aufgesetztes, flüssiges oder klumpiges Blut kommt meistens aus einem geplatzten Hämorrhoidenknoten (oft schmerzlos, vgl. S. 76), aus einem Polypen (ein gutartiges Schleimhautgeschwulst) in der Nähe des Darmausganges oder aus einer ›Analfissur‹ oder Afterschrunde (starker Schmerz beim Stuhlgang).

● Schwarz gefärbter Stuhl tritt auf, wenn eine Blutung im oberen Magen-Darm-Bereich stattfindet, etwa bei Speiseröhrenblutung, Blutung bei schwerer Magenschleimhautentzündung, Magen- und Zwölffingerdarmgeschwür (vgl. Akutmedizin: Magen-Darm-Blutung, S. 148).

! Stuhlschwarzfärbung ist auch bei Einnahme von Eisen- und Kohletabletten, nach Genuß von Heidelbeeren und anderen Nahrungsmitteln möglich; gleichmäßige Rotfärbung kann nach dem Genuß von Roten Beten auftreten.

Blut im Urin

Tumore und Nierenverletzungen der Harnwege sowie akute oder chronische Nierenentzündungen können mit blutigem Urin einhergehen. Eine seltene Ursache für blutigen Urin kann eine Harnwegtuberkulose sein. Bei Reisenden kommen eigentlich nur vier Möglichkeiten in Betracht:
● Nierensteine, vor allem wenn ein Stein den Harnleiter verletzt (vgl. S. 83); geht immer mit Kolikschmerzen einher
● Harnblasenentzündung (vgl. S. 82)
● blutiger Urin nach Giftschlangenbiß (vgl. S. 121)
● Blasenbilharziose (vgl. S. 111)

Bluterguß unter den Nägeln

Führt eine Verletzung mit stumpfen Gegenständen im Nagelbereich zu einer nur schwachen Blutung, kommt sie durch den unter dem Nagel rasch ansteigenden Druck von selbst zum Stehen. Der Schmerz nimmt dann allmählich ab, der Bluterguß wächst langsam mit dem Nagel nach oben. Wurde aber ein etwas stärkeres Blutgefäß verletzt, wird es unter dem Nagel weiter bluten, und es entsteht ein klopfendes, sehr schmerzendes Spannungsgefühl. Zusätzlich besteht die Gefahr einer Infektion, die zu einer Vereiterung des Fingers oder des Zehs führen kann.

Behandlung: Das Spannungsgefühl kann sofort beseitigt werden, wenn dem Blut unter dem Nagel ein Abfluß geschaffen wird. Hierzu nehmen Sie einen dünnen Draht und bringen das Ende in einer Flamme zum Glühen. Diese glühende Spitze sofort über dem Bluterguß auf den Nagel pressen. Aus dem kleinen Brandloch kann das unter Druck stehende Blut jetzt aussickern. Gleichzeitig haben Sie die Garantie, steril vorgegangen zu sein. Keine Angst – durch das Blutkissen zwischen Nagel und Nagelbett ist die Prozedur absolut schmerzlos! Allerdings sollten Sie keine Nadeln oder spitzen Gegenstände verwenden, die eine Verletzung des Nagelbettes verursachen

können. Der Finger/Zeh muß fest auf einer Unterlage aufliegen.

Danach durch seitliches Drücken dem Ausfließen des Blutes ein wenig nachhelfen, nicht jedoch die aufgebrannte oder aufgebohrte Stelle berühren! Anschließend sterile Mullkompresse auf den Nagel auflegen und für zwei Tage einen Verband anlegen.

Brennen beim Wasserlassen

Eine Infektion der Harnwege geht fast immer mit Brennen beim Wasserlassen einher, da die entzündete Schleimhaut der Harnröhre durch den Urin gereizt wird. Gleichzeitig besteht meist ein vermehrter Drang zum Wasserlassen, oft auch schmerzhaft schneidende Beschwerden im Unterbauch.

● Es kann sich nur um eine Harnröhrenentzündung handeln: Entweder als banale Entzündung durch Erkältung, die in der Regel in zwei Tagen wieder abklingt, oder als Entzündung mit eitrigem Ausfluß bei der Gonorrhöe (vgl. S. 86 f.).

● Es kann eine Entzündung der Harnblase vorliegen. Häufiger Harndrang ist das wichtigste Symptom. Der Urin kann trüb aussehen (vgl. S. 82).

● Es kann eine Nierenbeckenentzündung vorliegen (vgl. S. 82 f.).

● Es kann sich um eine Blasenbilharziose handeln: Es kommt zu vermehrtem Harndrang, Brennen beim Wasserlassen, später tritt auch blutiger Urin auf (vgl. S. 111).

Behandlung: Zur Spülung der Harnwege viel trinken, am besten Tee. Zusätzlich Wärmebehandlung: Wenn keine Wärmflasche verfügbar ist, eine Flasche mit heißem Wasser füllen und auf die Blase legen. Behandlung der Grundkrankheit (vgl. Harnwegsinfekte, Gonorrhöe, Blasenbilharziose).

Durchfall

Die bei jedem Menschen natürlich vorkommende und zur normalen Verdauung notwendige Bakterienflora des Darms unterscheidet sich je nach Reiseland, Klima und Umweltbedingungen. Das Darmsystem eines Europäers muß sich auf Reisen mit den neuen Bakterien ›auseinandersetzen‹, dabei spielen auch Faktoren wie Klimaumstellung, ungewohnte Speisen, kalte Getränke und psychischer Streß eine Rolle. Hauptsächlich werden solche Durchfälle jedoch durch Nahrungsmittel oder Trinkwasser hervorgerufen, die mit Bakterien verunreinigt sind (vgl. S. 70f.).

Die normale Magensäure stellt einen Schutz gegen krankheitserregende Keime dar; durch große Mengen vor allem kalter Getränke wird sie soweit verdünnt, daß sie die Bakterien nicht mehr zerstören

kann. Dagegen fördern herzhaft gewürzte Speisen die Magensaftproduktion.

Symptome: Meist plötzlich einsetzender, oft heftiger Durchfall ohne Beimengung von Blut oder Schleim, zehn bis 20 Stuhlentleerungen pro Tag sind keine Seltenheit. Ziehende Leibschmerzen und Darmkrämpfe können sich einstellen, oft begleitet von Übelkeit oder Mattigkeit. Die Körpertemperatur liegt nicht höher als 38 °C. Obwohl die Stuhlgänge selbst nicht schmerzhaft sind, zehrt der Verlust von Flüssigkeit jedoch an den Kräften und kann schnell zu Kreislaufstörungen (vgl. Kollaps, S. 144f.) führen.

Rezept für Elektrolyt-Lösung (ORS)

1 l	abgekochtes oder Mineralwasser
20 g	(2 Eßl.) Zucker
3,5 g	($^3/_4$ Teel.) Kochsalz
2,5 g	($^1/_2$ Teel.) *Bicarbonat* (z. B. NaHCO$_3$)
1,5 g	($^1/_4$ Teel.) *Kaliumchlorid* (KCL)

Bicarbonat und *Kaliumchlorid* können durch ein Glas Orangensaft ersetzt werden. Alternativ besteht die Möglichkeit, eine Lösung aus 1 l Fleischbrühe mit 4 Tabletten DEXTRO-ENERGEN® herzustellen.

Stufenplan zur allgemeinen Behandlung

1. Tag: Teepause, also 24 Stunden ausschließlich gesüßten Tee oder ORS-Lösung trinken! Keine körperlichen Anstrengungen; bei Bauchkrämpfen: Schmerzzäpfchen (BUSCOPAN®).

2. Tag: Weiterhin Tee oder ORS-Lösung in unbegrenzten Mengen. Um den Darmreinigungseffekt des Durchfalls nicht zu behindern, sollte erst jetzt mit der Einnahme von Kohletabletten begonnen werden. Bis zu zehn Tabletten pro Tag; vor dem Schlucken auflösen oder zu Brei zerkauen. Wenn die Durchfälle nachgelassen haben und kein Widerwille besteht: leichte Breikost wie Porridge, Reisbrei, Milchreis, Apfelmus. Oft gehen die Erscheinungen schon an diesem Tag deutlich zurück; wenn nicht, kann mit der angegebenen medikamentösen Therapie begonnen werden. Körperlich schonen!

3. Tag: Die Erscheinungen eines einfachen Reisedurchfalls gehen unter der Diät meist schon deutlich zurück. Weiterhin reichlich trinken, Toast, Pudding, weiches Ei sind nun wieder erlaubt. Ausreichende Salzzufuhr!

4. Tag: Ein einfacher Reisedurchfall müßte sich inzwischen weitgehend gebessert haben. Jetzt sind auch leichte Gemüse (gekochter Lauch, Karotten), Kartoffelbrei und Bananen erlaubt.

5. Tag: Der Reisedurchfall sollte abgeklungen sein. Langsame Gewöhnung an normale Kost. Noch einige Tage kein Fett, Öl, scharf gewürzte Speisen.

Als **Not-Diät** ist auch geeignet: Fleischbrühe, Cola-Getränke (Zimmertemperatur!), Fruchtsaft und Salzstangen.

Behandlung: Bei allen heftigen und erst recht bei langandauernden Durchfällen müssen die verlorene Flüssigkeit und die Elektrolyte wie Natrium und Kalium ersetzt werden. Dazu gibt es zwar spezielle Präparate (z. B. ELOTRANS®), ein entsprechendes Getränk, eine ›oral rehydration solution‹ (ORS-Elektrolyt-Lösung) läßt sich auch relativ einfach selbst herstellen.

Medikamente sollten erst ab dem zweiten Tag eingenommen werden, wenn der Durchfall durch die Diät des Stufenplans nach dem ersten Tag noch nicht nachgelassen hat.

... für leichtere Fälle: IMODIUM®, Anfangsdosis 2 Kapseln (Kinder ab acht Jahren 1 Kapsel), danach 1 Kapsel nach jedem dünnflüssigen Stuhlgang, jedoch nicht mehr als 6 Kapseln pro Tag, Kinder maximal 4 Kapseln! IMODIUM® tötet keine Krankheitskeime ab, sondern stellt lediglich das Darmsystem ruhig. Die Leibkrämpfe lassen nach, der Wasser- und Elektrolytverlust fällt nicht so stark aus. Jedoch sollte das Präparat in der Schwangerschaft nicht genommen werden.

... für schwere Fälle mit Fieber: antibakterielle Medikamente, etwa TARIVID® für fünf Tage. Zur symptomatischen Ruhigstellung des Darmes können zusätzlich noch 2–3 Kapseln IMODIUM® genommen werden.

❗ Krankheiten, die **stets** mit Durchfällen einhergehen: Typhus, Paratyphus, Cholera, Bazillenruhr, Amöbenruhr, Lebensmittelvergiftung.

Weitere Krankheiten, die **oft** mit Durchfällen einhergehen: Bandwürmer und andere Wurmerkrankungen wie Spulwürmer, Madenwürmer, Bilharziose und Lamblien.

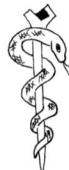

Erbrechen

Zum Erbrechen kommt es durch krampfartiges Zusammenziehen des Zwerchfells und der Bauchmuskeln bei gleichzeitigem Erschlaffen der Muskulatur des Magens und der Speiseröhre. Die Auslösung erfolgt unkontrolliert über das Zentralnervensystem, kann jedoch auch über eine Reizung des Zäpfchens im Rachen mit den Fingern bewußt herbeigeführt werden.

Erbrechen ist ein Symptom für eine Unzahl von Erkrankungen, seien es Infektionen oder Reizungen im Magen-Darm-Bereich (z. B. Blinddarmentzündung) sowie der inneren Organe wie Leber, Bauchspeicheldrüse, Gallenblase, oder seien es Reizungen des Nervensystems, wie zu starke Sonnenbestrahlung, Reisekrankheit, oder Gehirnhautentzündung. Auch starke Schmerzen oder hormonelle Veränderungen (Schwangerschaft) können Erbrechen auslösen. Manche Personen reagieren zudem auf seelische Störungen, emotionalen Streß und Überanstrengung mit Brechreiz. Als Begleiterscheinungen treten meist Schwächegefühl, Speichelfluß, Hautblässe, schneller Herzschlag und Schweißausbrüche auf.

Behandlung: Es muß immer auch die Ursache behandelt werden; hier soll nur aufgeführt werden, wie stärkeres Erbrechen gelindert werden kann: Kühlen, schattigen Ort aufsuchen; hinlegen mit halbaufgerichtetem Oberkörper (nicht flach liegen). Keinerlei Magenbelastung, daher einen Tag nur gesüßten Tee, anschließend eine Diät mit Zwieback, Toast, Bouillon und gesalzenem Haferbrei. Bei Koliken (Krämpfen der Magen-, Darm-, Gallenblasen- oder Harnleitermuskulatur) BUSCOPAN®-Zäpfchen (3 × tägl.) verabreichen. Als Medikament wirkt *Metoclopramid* (GASTROSIL®) sehr gut bei Brechreiz und Übelkeit, die von Störungen im Magen-Darm-Bereich verursacht wurden (3 × tägl. bis zu 30 Tropfen).

Bei anhaltendem und schwerem Erbrechen kommt es rasch zu einem Flüssigkeits- und Kochsalzverlust: Die Atmung verlangsamt sich, der Kranke neigt zu übersteigerten Muskelreflexen und Muskelkrämpfen. In diesem Fall ist eine sofortige Krankenhausbehandlung mit Infusionstherapie notwendig!

Tritt Übelkeit während der Reise auf (Fliegen, Autofahren, Seefahrt), für ausreichend Frischluft sorgen, einen möglichst ruhigen Platz einnehmen und einen festen Punkt am Horizont fixieren (vgl. S. 37).

Fieber

Die menschliche Körpertemperatur unterliegt normalen Tagesschwankungen bis zu 1 °C mit einem Minimum am frühen Morgen und einem Maximum an späten Nachmittag. Am Spätnachmittag gemessen, liegt die durchschnittliche Körpertemperatur bei 37 °C im Mund, 36,5 °C unter der Achsel, 37,5 °C im Darm. Auch der Gesunde zeigt Schwankungen durch körperliche Anstrengung, Verdauung, plötzlichen Wechsel der Umgebungstemperatur.

Fieber tritt immer als Symptom einer ursächlich zugrundeliegenden Krankheit auf; fast alle Infektionen mit Bakterien, Viren oder Parasiten gehen mit Fieber einher. Außerdem kann Fieber auch erscheinen bei: Stoffwechselkrankheiten, Erkrankungen des Zentralnervensystems, Tumoren, Blutkrankheiten, Vergiftungen oder Wasserverlust. Die richtige Behandlung der Grundkrankheit beseitigt daher auch die Fieberzustände. Nur wenn Sie sicher sind, welche Störungen dem Fieber zugrunde liegen, oder wenn hohe und anhaltende Fieberzustände vorliegen, können Sie zusätzlich zur Behandlung der Grundkrankheit Medikamente zur Fiebersenkung (z. B. *Paracetamol*) verwenden.

! Jeder mehrere Tage anhaltende Fieberzustand unbekannter Ursache bedarf ärztlicher Behandlung! Bei Temperaturen über 40 °C müssen in jedem Fall fiebersenkende Maßnahmen (Wadenwickel, Medikamente) getroffen werden! Bei unklaren oder regelmäßig wiederkehrenden Fieberzuständen kann eine Malaria vorliegen.

Behandlung: Bei Fieber über 39 °C sollte folgende Grundbehandlung vorgenommen werden:

● Bettruhe in schattigem Raum, für gute Durchlüftung sorgen; in den Tropen möglichst ein Zimmer mit Ventilator. Reichliche Flüssigkeitszufuhr (auf helle Harnfarbe achten), wenn erreichbar, Eisbeutel auf Stirn und Leistenbeugen.
● Wadenwickel werden als angenehm empfunden und bewirken eine gute Fiebersenkung. Tücher mit kaltem Leitungswasser tränken, nur leicht auswringen und um die Unterschenkel wickeln – alle zehn bis 15 Minuten erneuern!
● Die beim Schwitzen besonders in Mitleidenschaft gezogenen Hautpartien wie Achselhöhlen, Schenkelbeugen und das Gesäß sollten täglich gewaschen werden.
● Waschungen des ganzen Körpers mit Essigwasser (1 Eßl. Essig auf 1 l Wasser) wirken erfrischend bei Fieberzuständen.
● Weiterhin sollte das Fieber medikamentös gesenkt werden: z. B. *Paracetamol,* 3–4 × tägl. 1 Tablette.

Gelenkschmerzen

Folgende Infektionskrankheiten können Gelenkschmerzen hervorrufen: Grippe, Scharlach, Ruhr, Typhus, Syphilis, Gonorrhöe (Tripper), Tuberkulose, Brucellose, Hepatitis, Gicht (vgl. jeweils dort).

Die **Behandlung** erfolgt durch die Heilung der Grundkrankheit. Wie bei Gelenkbeschwerden durch Schleimbeutelentzündungen (vgl. S. 142) gilt als Grundbehandlung für jedes schmerzende Gelenk: Ruhigstellung, soweit möglich, hochlagern!

Akuter Gelenkrheumatismus

Rheumatisches Fieber entwickelt sich meist im Anschluß an eine akute oder chronische Mandelentzündung.

Symptome: Kennzeichnend sind Schwellung, schmerzhafte Bewegungseinschränkung meist mehrerer Gelenke, wobei der ganze Körper betroffen sein kann. Das Gelenk fühlt sich heiß an, gleichzeitig tritt hohes Fieber (bis 40 °C) mit starkem Schwitzen und Pulsbeschleunigung ein. Manchmal kommt es beim akuten Gelenkrheumatismus auch zu Schmerzen in der Herzgegend, Engegefühl, Pulsunregelmäßigkeit und körperlicher Leistungsschwäche. In diesem Fall hat die Erkrankung auf das Herz übergegriffen (Herzmuskelentzündung).

Der Verlauf des akuten Gelenkrheumatismus kann sehr unterschiedlich sein; manchmal sind die Beschwerden nur angedeutet und verschwinden nach einigen Tagen, manchmal ziehen sie sich mit häufigen Rückfällen über Wochen hin. Gelenkbeschwerden und Herzbeschwerden ein bis drei Wochen nach einer Mandelentzündung sollten immer an Gelenkrheumatismus denken lassen.

Behandlung: Unbedingt Bettruhe für mindestens drei Wochen, schmerzende Gelenke hochlagern! Die genaue Diagnose muß durch den Arzt mit Hilfe von Blutuntersuchungen gestellt werden, der auch die Behandlung mit hohen Gaben von *Penicillin, Cortison* und weiteren Präparaten vornimmt. Nach der akuten Phase der ersten Wochen muß bei Anzeichen für Herzbeteiligung noch über Monate hinaus mit *Penicillin* weiterbehandelt werden. Auf jeden Fall bis zum völligen Abklingen aller Gelenkschmerzen im Bett bleiben, auch danach körperliche Belastung vermeiden.

! Wenn eine entsprechende ärztliche Betreuung im Reiseland nicht möglich ist, muß der Aufenthalt abgebrochen werden. Eine falsch oder nicht behandelte Herzmuskelentzündung kann zu einem bleibenden Herzfehler führen!

Akuter Gichtanfall

Wer schon einmal einen Gichtanfall hatte und seine Anfälligkeit für diese Krankheit kennt, wird nicht ganz ratlos sein, wenn er plötzlich nachts starke Gelenkschmerzen bekommt. Für den, der möglicherweise unterwegs seine erste Bekanntschaft mit der Gicht macht, hier einige Informationen: Die Gicht ist eine Stoffwechselstörung, bei der der Harnsäuregehalt im Blut erhöht ist. Die Harnsäure setzt sich dann in den Gelenken ab und führt dort zu schmerzhaften Entzündungen.

Symptome: Gelenkschmerzen (hauptsächlich nachts) treten am häufigsten im Großzehengrundgelenk, oft aber auch in den Knöcheln sowie den Knie-, Hand- und Ellbogengelenken auf. Beim ersten Anfall schmerzt meist nur ein Gelenk, später können mehrere Gelenke gleichzeitig betroffen sein. Das schmerzende Gelenk ist angeschwollen, die Haut darüber ist gespannt, heiß, glänzend und dunkelrot verfärbt. Als Begleiterscheinung kann Schüttelfrost mit allgemeinem Krankheitsgefühl bestehen.

Behandlung: Bis Sie vom Arzt nach genauer Blutuntersuchung spezielle Medikamente (z. B. *Allopurinol)* erhalten haben, die den Harnsäurespiegel senken, können Sie sich beim akuten Anfall mit kühlen Umschlägen, Hochlagern des betroffenen Gliedes und einem Schmerzmittel (ASPIRIN®) helfen. Mindestens zwei Liter Flüssigkeit am Tag trinken, am besten Pfefferminztee.

Von jetzt an müssen Sie solche Nahrungsmittel meiden, die bei der Verdauung zu besonders hoher Harnsäureproduktion führen. Verboten sind alle Innereien (Leber, Niere, Lunge, Herz) fetter Fisch und Käse, Wein (vor allem alte Dessertweine). Auch Hülsenfrüchte (Bohnen, Erbsen, Linsen) sollten gemieden werden. Ihr Hausarzt wird Ihnen später einen genauen Diätplan geben; grundsätzlich ist eine Umstellung auf Vollwertkost ratsam.

Geschwollene Knöchel

In den Tropen sind Hitzeödeme, Stauungen der Gewebsflüssigkeit, die häufigste Ursache für geschwollene Knöchel. Besonders in der ersten Woche nach Ankunft in heißen Ländern schwellen, vor allem nach längerem Stehen oder ausgedehnten Spaziergängen, die Beine in der Knöchelgegend an.

Die Erscheinung wird vor allem abends sichtbar, ist am Morgen wieder verschwunden und tritt nach vollständiger Akklimatisation (vgl. S. 36) nicht mehr auf. Eventuell vor dem Aufstehen beide Knöchel bis zum Unterschenkel mit einer elastischen Binde umwickeln.

Schwellungen der Knöchel können weiterhin als Begleiterscheinung von Venenentzündungen, Krampfadern und allergischen Reaktionen, bei mangelnder Herzleistung oder auch während eines Aufenthalts in großen Höhen auftreten. Eine sehr starke, langsam zunehmende einseitige Beinanschwellung kann auf eine Filariose (vgl. S. 58 f.) hindeuten.

Behandlung: Im Fall von langanhaltend angeschwollenen Beinen und Verdacht auf Herzleistungsschwäche muß die Grundkrankheit durch den Arzt behandelt werden.

Festsitzender Fingerring

In tropischer, feuchtheißer Luft können natürlich auch die Finger anschwellen, so daß sich ein Ring selbst bei größter Mühe und trotz Einseifen des Fingers nicht mehr abziehen läßt. Lassen Sie alle gewaltsamen Versuche, die nur die Schmerzen und die Schwellung verstärken!

Nehmen Sie statt dessen einen festen, dünnen Faden (Zwirn) und wickeln Sie ihn gleichmäßig fortlaufend von der Fingerkuppe auf den Ring zu bis zum Rand des Ringes. Jetzt können Sie ihn mühelos über den eingewickelten Finger streifen, denn Sie haben die Schwellung langsam unter dem Ring hindurch aus dem Finger gedrückt. Den Faden sogleich wieder vom Finger lösen!

Im Fall von teilweiser oder einseitiger Anschwellung bei Insektenstich, Venenentzündung und allergischen Reaktionen: Hochlagern des Glieds, kühlende Umschläge, ev. Auftragen von DOLOMOBILAT®-Salbe (Venenentzündung) oder SOVENTOL®-Gel (Insektenstich, allergische Reaktion). Tritt Fieber, Schmerzhaftigkeit und Hautrötung hinzu, sollte, wenn möglich, ein Arzt aufgesucht werden.

Halsschmerzen

Zu Halsschmerzen kommt es bei Schnupfen, Grippe, Angina (Mandelentzündung), sie können aber auch im Anfangsstadium vieler anderer, seltener Infektionskrankheiten auftreten.

Behandlung: Mehrmals täglich gurgeln, etwa mit Salbeitee; Desinfektionstabletten (IMPOSIT®) lutschen, wenig sprechen, nicht rauchen, durch die Nase atmen. Behandlung der Grundkrankheit!

Husten

Fast alle Erkrankungen der Atemwege gehen mit Husten einher, also vor allem Grippe (vgl. S. 68 f.), Entzündungen oder Reizungen der Schleimhaut des Rachens oder Kehlkopfes, Bronchitis (vgl. S. 69) und Lungenentzündung (vgl. S. 69 f.). Mit quälendem Hustenreiz in größeren Höhen beginnt das Lungenödem im Rahmen der Höhenkrankheit (vgl. S. 151). Die gesamten Atemwege, von der Rachenschleimhaut abwärts bis zu den Lungenbläschen, reagieren äußerst empfindlich auf alle Störungen und Veränderungen; Fremdstoffe wie Schleim, Eiter, Gewebsflüssigkeit werden durch Husten ausgestoßen.

Behandlung: Bei Husten ist stets die zugrundeliegende Krankheit zu behandeln, darüber hinaus ist folgende Grundbehandlung nützlich:
● Auf keinen Fall rauchen und alle Reizungen vermeiden.
● Einatmen von heißen Kamillendämpfen löst den Husten, wenn er im Anfangsstadium sehr trocken ist (Kamillendampfbad, vgl. S. 64).
● Bei einem hartnäckigen, trockenen Husten kann man den Schleim auch durch Medikamente (AMBROXOL®, tägl. 3 × 1–2 Tabl.) lösen.
● Feuchten Husten (also mit Schleimauswurf) nicht durch Hustenmittel oder -saft unterdrücken; was nicht abgehustet wird, bleibt in den Atemwegen zurück und kann sich mit Bakterien infizieren.
● Nur bei sehr starkem Husten oder bei quälendem trockenen Reizhusten codeinhaltigen Hustensaft oder Hustentropfen (CODIPRONT®) einnehmen (vor allem nachts). Beachten Sie jedoch, daß Codein schläfrig macht und das Reaktionsvermögen sowie die Fahrtauglichkeit beeinträchtigt.

! Blutiger Husten oder Auswurf sind immer ein Grund, sich umgehend in ärztliche Behandlung zu begeben (zum Beispiel zum Ausschluß einer Lungentuberkulose).

Kopfschmerzen

Krankheitsbilder mit Kopfschmerz und kopfschmerzauslösenden Ursachen gibt es zahlreich, die Hintergründe sind oft schwer zu durchleuchten und verständlich zu machen. Kopfschmerz muß in den meisten Fällen als ein Symptom angesehen werden, welches sich etwa bei fieberhaften Allgemeinerkrankungen, körperlichen Unpäßlichkeiten, manchmal aber auch bei seelischen Konfliktsituationen einstellt: »Ich zerbreche mir den Kopf«. Dann beruht der Kopfschmerz nicht auf organischen Veränderungen; es liegt also keine nachweisbare körperliche Störung vor – die Schmerzen verschwinden, wenn die psychischen Probleme gelöst sind.

Kopfschmerzen, die auf Reisen öfter vorkommen können:
● Diffuser Kopfschmerz: Tritt im Rahmen von Allgemeinerkrankungen (Grippe, Durchfälle), bei zu intensiver Sonnenbestrahlung (Sonnenstich) oder Hormonumstellungen bei Frauen (Periode) auf. Kühle Stirnumschläge wirken oft lindernd, Schmerztabletten nur vorübergehend, maximal 2–3 Tabl. (ASPIRIN®) pro Tag.
● Schläfenkopfschmerz bei Migräne: Setzt plötzlich, meist halbseitig ein und hält über einige Stunden an, oft verbunden mit Lichtscheu, Schwindelgefühl, Übelkeit. Wenn diese Kopfschmerzen sich periodisch mehrmals pro Monat wiederholen, müssen sie zu Hause vom Facharzt abgeklärt werden. Wer unter Migränekopfschmerzen leidet, wird sich von zu Hause entsprechende Tabletten mitnehmen.
● Spannungskopfschmerz: Oft im Hinterkopf sitzend, kann von dort auf den ganzen Kopf ausstrahlen. Er wird durch eine Verspannung der Nackenmuskulatur ausgelöst, die zu einer Reizung der darunterliegenden Nerven führt. Bei langem Rucksacktragen, bei stärkerer körperlicher Belastung keine Seltenheit. Massage (»Weichkneten«) lockert die verspannte Nackenmuskulatur.
● Psychogener Kopfschmerz: Tritt häufig bei seelischen Spannungen, Konfliktsituationen oder Reisepartnerproblemen auf.
● Kopfschmerz durch optische oder akustische Überreizung: Hier kann oft die konzentrierte Selbstentspannung und Akupressur helfen: Entspanntes Hinsetzen, besser Hinlegen in entspannter Lage – den Körper richtig schwer werden lassen (Muskelschlaffheit) – Augen schließen – langsames, rhythmisches und konzentriertes Massieren der Nasenwurzel in Augenhö-

he mit Daumen und Zeigefinger für fünf Minuten – ruhig, langsam und tief durchatmen.

Krampfanfälle

Krampfanfälle sind Symptome, die sich im Rahmen mancher Erkrankungen einstellen können, etwa bei Epilepsie, bei einem Hirntumor oder nach einer Gehirnhautentzündung. Meist treten in mehr oder weniger unregelmäßigen Zeitabständen (Tage bis Monate) wiederholte Anfälle auf.

Zu gelegentlichen Krampfanfällen kommt es aber auch bei schweren Stoffwechselstörungen, z. B. bei hohem Fieber, bei stark erniedrigten Blutzucker- und Blutkalziumwerten, bei intensiven Wasser- und Salzverlusten im Rahmen von anhaltenden Durchfällen, nach zu intensiver Sonnenbestrahlung des Kopfes, schließlich auch im Entzugsstadium nach Alkohol- oder auch Tablettenmißbrauch.

Bei den zuletzt genannten Ursachen wird der Krampfanfall ein einmaliges Ereignis sein, das sich in der Regel nicht wiederholt und keine schweren körperlichen Schäden zurückläßt. Der einzelne Krampfanfall ist nicht lebensbedrohend, wenn er auch für den Laien sehr gefährlich aussehen mag.

Symptome: Der Betroffene kann vor Anfallsbeginn einen Schrei ausstoßen. Meist stürzt er plötzlich bewußtlos zu Boden – dies führt oft zu Verletzungen. Es kommt zu Muskelkrämpfen oder Zuckungen, meist des ganzen Körpers, vor dem Mund kann sich Schaum bilden, unwillkürlich können Stuhl und Urin abgehen. Häufig ist der Kranke während des Anfalls wegen Sauerstoffmangels im Gesicht blau angelaufen.

Nach dem Anfall, der Sekunden bis maximal wenige Minuten dauert, setzt die Atmung von selbst wieder normal ein. Da für einige Zeit Bewußtseinstrübung und Schlafbedürfnis besteht, sollte der Betroffene nach einem Anfall stets einige Zeit ruhen. Der Kranke selbst hat an den Anfall keine Erinnerung!

Erste Hilfe:

● Den Betroffenen auf dem Boden liegenlassen und alle Gegenstände in Reichweite wegräumen, um die Verletzungsgefahr zu verringern.

● Bei Beginn des Anfalls sofort einen Knebel zwischen die Zähne schieben (z. B. Taschentuch, Brieftasche, umwickelter Stock), um einen Zungenbiß (häufigste Verletzung) zu verhindern.

● Atmung erleichtern durch Lokkerung von Gürtel, Krawatte und Hemd. Eventuell versuchen, den Kopf seitlich zu lagern.

! Jeder Krampfanfall ist ein ernstzunehmender Anlaß, sich in ärztliche Behandlung zu begeben, um die Ursache abzuklären.

Wadenkrampf

Die Gefahr eines Wadenkrampfs ist besonders beim Schwimmen in kaltem Wasser gegeben, sie kann unter Umständen lebensbedrohend sein. Vermeiden Sie es daher, sich unter solchen Umständen allzu weit von der Küste zu entfernen! Wie für jeden Muskelkrampf gilt auch hier das Prinzip »Entspannung durch maximale Spannung«. Dies bedeutet in diesem Fall, den Fuß mit aller Kraft gegen den Krampf zu strecken; am besten an den Zehen anfassen, nach oben ziehen und einige Zeit so festhalten – der Krampf geht dann in der Regel zurück.

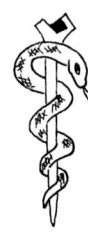

Anhang:

Adressen und Länder-informa-tionen

Allgemeine Hinweise

Die Informationen geben den Stand Anfang 1997 wieder. Erkundigen Sie sich vor Reisebeginn noch einmal beim Gesundheitsamt oder einer anderen Informationsstelle über die aktuelle Lage.

Gelbfieber: Die Gelbfieber-Impfbescheinigung ist die einzige Bescheinigung, die im internationalen Reiseverkehr gegenwärtig noch häufig verlangt wird, wobei einige Länder mit ihren Anforderungen sogar über den Rahmen der ›International Health Regulations‹ hinausgehen. Eine Gelbfieberimpfung wird allen Reisenden dringend empfohlen, die beabsichtigen, in Ländern, in denen Gelbfieber vorkommt, Gebiete außerhalb der großen Städte zu besuchen. Folgende Länder gelten als Infektionsgebiete:

Afrika: Angola, Äquatorialguinea, Äthiopien, Benin, Botswana, Burkina Faso, Burundi, Elfenbeinküste, Gabun, Gambia, Ghana, Guinea, Guinea-Bissau, Kamerum, Kenia, Kongo, Liberia, Malawi, Mali, Mauretanien, Niger, Nigeria, Ruanda, Sambia, São Tomé und Principe, Senegal, Sierra Leone, Somalia, Sudan (südlich 15° nördlicher Breite), Togo, Tschad, Uganda, Tansania, Zaïre und Zentralafrikanische Republik.

Amerika: Belize, Bolivien, Brasilien, Costa Rica, Ecuador, Französisch-Guyana, Guatemala, Guyana, Honduras, Kolumbien, Nicaragua, Panama, Peru, Surinam, Trinidad und Tobago, Venezuela.

In den Ländern, die eine Gelbfieber-Impfbescheinigung bei der Einreise verlangen, dürfen Flugreisende auf der Durchreise, die nicht im Besitz einer Impfbescheinigung sind, bis zum Weiterflug das Flughafengelände nicht verlassen.

Malaria: Für alle Länder in Endemiegebieten (vgl. Klappenkarten) werden Einzelheiten zur Malariasituation aufgelistet (geographische und jahreszeitliche Verbreitung und Malaria-Art). Was das Vorkommen und die Verbreitung von Resistenzen gegen Malariamittel anbelangt, orientieren Sie sich bitte an den Karten der Weltgesundheitsorganisation, die in den Umschlagklappen abgebildet sind. Die Prophylaxe – und eventuelle Selbstbehandlungsempfehlungen für die drei Länderzonen A, B und C finden Sie auf den Seiten 26 und 27.

Alle Länder, die nachfolgend nicht genannt werden, verlangen weder Impfnachweise im Reiseverkehr, noch besteht dort ein Malariarisiko.

Länderapparat:
Impfbestimmungen und Malariasituation

Afghanistan

Gelbfieber: Impfbescheinigung bei Einreise aus Infektionsgebieten erforderlich.

Malaria: Ein Malariarisiko – hauptsächlich Malaria tertiana – besteht von Mai bis einschl. November in Gebieten unter 2000 m Höhe.

Ägypten

Gelbfieber: Impfbescheinigung bei Einreise aus Infektionsgebieten ab dem 1. Lebensjahr erforderlich.
   Zusätzlich zu den bekannten Gelbfieberendemiegebieten wird in Ägypten auch bei der Einreise aus folgenden Ländern eine Impfung verlangt: Botswana, Malawi, Mauretanien, Belize, Costa Rica, Guatemala, Honduras, Nicaragua, Trinidad und Tobago.

Malaria: Ein Malariarisiko – hauptsächlich Malaria tertiana, im Gebiet von El Faiyûm auch Malaria tropica (P. falciparum) – besteht von Juni bis Ende Oktober.

Albanien

Gelbfieber: Impfbescheinigung bei Einreise aus Infektionsgebieten ab dem 1. Lebensjahr erforderlich.

Algerien

Gelbfieber: Impfbescheinigung bei Einreise aus Infektionsgebieten ab dem 1. Lebensjahr erforderlich.

Malaria: Ein Malariarisiko (Malaria tertiana) kann in der Sahara-Region nicht ausgeschlossen werden (Oktober–Mai).

Angola

Gelbfieber: Impfbescheinigung bei Einreise aus Infektionsgebieten ab dem 1. Lebensjahr erforderlich.

Malaria: Ein Malariarisiko – v. a. Malaria tropica, P. falciparum – besteht das ganze Jahr im gesamten Land.

Cholera: Abweichend von den offiziellen Bestimmungen wird manchmal eine Choleraimpfung bei Einreise aus einem Infektionsgebiet verlangt.

Antigua und Barbuda

Gelbfieber: Impfbescheinigung bei Einreise aus Infektionsgebieten ab dem 1. Lebensjahr erforderlich.

Äquatorialguinea

Gelbfieber: Impfbescheinigung bei Einreise aus Infektionsgebieten erforderlich.

175

Malaria: Ein Malariarisiko – überwiegend Malaria tropica, P. falciparum – besteht das ganze Jahr im gesamten Land.

Argentinien

Keine Impfvorschriften im internationalen Reiseverkehr.

Malaria: Ein Malariarisiko – fast ausschließlich Malaria tertiana – besteht von Oktober bis einschl. Mai unter 1200 m Höhe in ländlichen Gebieten der Departamentos Iruya, Orín, San Martín, Santa Victoria (Provinz Salta) sowie in Ledesma, San Pedro und im Dep. Santa Barbara (Provinz Jujuy).

Aserbaidschan

Keine Impfvorschriften im internationalen Reiseverkehr.

Malaria: Ein geringes Malariarisiko (ausschließlich Malaria tertiana) besteht im Nordosten, im Süden des Landes sowie in der Umgebung von Baku.

Äthiopien

Gelbfieber: Abweichend von den offiziellen Bestimmungen wird häufig eine Gelbfieberimpfung von allen Einreisenden, die älter als ein Jahr sind, verlangt.

Malaria: Ein Malariarisiko – überwiegend Malaria tropica, P. falciparum – besteht das ganze Jahr über im gesamten Land in Höhen über 2000 m.

Australien

Gelbfieber: Impfbescheinigung wird von allen Reisenden über 1 Jahr verlangt, die sich in den 6 Tagen vor der Ankunft in Australien in einem Land aufgehalten haben, in dem während der letzten 10 Jahre Gelbfiebervorkommen gemeldet wurde.

Bahamas

Gelbfieber: Impfbescheinigung bei Einreise aus Infektionsgebieten ab dem 1. Lebensjahr erforderlich.

Bangladesch

Gelbfieber: Impfbescheinigung bei Einreise aus Endemiegebieten ab dem 1. Lebensjahr erforderlich.

Zur Beachtung: Zusätzlich zu den bekannten Gelbfieber-Endemiegebieten wird in Bangladesch auch bei der Einreise aus folgenden Ländern eine Impfung verlangt: Botswana, Malawi, Mauretanien, Belize, Costa Rica, Guatemala, Honduras, Nicaragua, Trinidas & Tobago.

Malaria: Ein Malariarisiko besteht das ganze Jahr über im gesamten Land, mit Ausnahme der Stadt Dacca.

Barbados

Gelbfieber: Impfbescheinigung bei Einreise aus Infektionsgebieten ab dem 1. Lebensjahr erforderlich.

Belize

Gelbfieber: Impfbescheinigung bei Einreise aus Infektionsgebieten erforderlich.

Cholera: Abweichend von den offiziellen Bestimmungen wird häufig bei der Einreise und Ausreise eine Choleraimpfung verlangt. Alle Reisenden sollten deshalb schon bei Einreise eine gültige Impfung mitbringen.

Malaria: Ein Malariarisiko – überwiegend Malaria tertiana – besteht das ganze Jahr über, mit Ausnahme des Distrikts Belize sowie der Stadtgebiete.

Benin

Gelbfieber: Für alle Reisenden im Alter von über 1 Jahr ist eine Impfbescheinigung vorgeschrieben.

Cholera: Abweichend von den offiziellen Bestimmungen wird häufig bei der Einreise und Ausreise eine Choleraimpfung verlangt. Alle Reisenden sollten deshalb schon vor Einreise eine gültige Impfung mitbringen.

Malaria: Ein Malariarisiko – überwiegend Malaria tropica, P. falciparum – besteht das ganze Jahr über.

Bhutan

Gelbfieber: Impfbescheinigung bei Einreise aus Infektionsgebieten erforderlich.

Malaria: Ein Malariarisiko besteht ganzjährig im südlichen Gürtel der Distrikte Chirang, Gaylephug, Samchi, Samdrupjongkar, Shemgang.

Birma s. Myanmar

Bolivien

Gelbfieber: Eine Impfbescheinigung ist bei Einreise aus Infektionsgebieten erforderlich. Reisenden aus infektionsfreien Gebieten wird die Impfung empfohlen.

Cholera: Abweichend von den offiziellen Bestimmungen wird häufig bei der Einreise und Ausreise eine Choleraimpfung verlangt. Alle Reisenden sollten deshalb schon bei Einreise eine gültige Impfung mitbringen.

Malaria: Ein Malariarisiko – überwiegend Malaria tertiana – besteht das ganze Jahr über in Höhen unter 2500 m, mit Ausnahme der städtischen Gebiete, des Dep. Oruro, der Provinzen Ingawi, Los Andes, Omasuyos, ferner von Pacajes (Dep. La Paz) sowie der südlichen und zentralen Teile des Dep. Potosí.

Botswana

Keine Impfvorschriften im internationalen Reiseverkehr.

Malaria: Ein Malariarisiko – überwiegend Malaria tropica, P. falciparum – besteht ganzjährig in den nördlichen Teilen des Landes in den Bezirken Boteti, Chobe, Ngamiland, Okavango, Tutume. In den anderen Landesteilen besteht ein Malariarisiko hauptsächlich in der Regenzeit (November bis Mai).

Brasilien

Gelbfieber: Bei Einreise aus Infektionsgebieten ist eine Impfbescheinigung für

Reisende im Alter von über 9 Monaten erforderlich. Die Schutzimpfung wird allen Personen empfohlen, die die ländlichen Gebiete der Bundesstaaten Acre, Amapá, Amazonas, Goiás, Maranhão, Mato Grosso, Mato Grosso do Sul, Pará, Rondônia und Roraima bereisen.

Malaria: Ein Malariarisiko besteht das ganze Jahr über in Höhen unter 900 m in den Bundesstaaten Acre, Amapá, Rondônia und Roraima sowie teilweise in ländlichen Gegenden der Bundesstaaten Amazonas, Goiás, Maranhão, Mato Grosso und Pará.

Brunei Darussalam

Gelbfieber: Eine Impfbescheinigung ist für Reisende im Alter von über 1 Jahr erforderlich, die aus Infektionsgebieten einreisen.

Burkina Faso

Gelbfieber: Eine Impfbescheinigung ist bei Einreise grundsätzlich für Reisende im Alter von über 1 Jahr erforderlich.

Malaria: Ein Malariarisiko – überwiegend Malaria tropica, P. falciparum – besteht das ganze Jahr über im gesamten Land.

Burundi

Gelbfieber: Impfbescheinigung bei Einreise aus Infektionsgebieten ab dem 1. Lebensjahr erforderlich.

Malaria: Ein Malariarisiko – überwiegend Malaria tropica, P. falciparum – besteht das ganze Jahr über im gesamten Land.

Chile

Gelbfieber: Keine Impfvorschriften im internationalen Reiseverkehr.

Cholera: Abweichend von den offiziellen Bestimmungen wird häufig bei der Einreise und Ausreise eine Choleraimpfung verlangt. Alle Reisenden sollten deshalb schon bei Einreise eine gültige Impfung mitbringen.

China (VR)

Gelbfieber: Impfbescheinigung bei Einreise aus Infektionsgebieten erforderlich.

Malaria: Ein Malariarisiko – überwiegend Malaria tertiana – besteht das ganze Jahr über in Höhen unter 1500 m, mit Ausnahme von Heilongjiang, Jilin, Nei Mongol, Gansu, Beijing, Shanxi, Ningxia, Qinghai, Xinjiang (außer im Jili-Flußtal) und Xizang (außer im Zangbo-Flußtal im äußersten Südosten). Malariaübertragung: Nördlich 33° NB von Juli bis November; zwischen 33° und 25° NB von Mai bis Dezember; südlich 25° NB das ganze Jahr über. Malaria tropica tritt hauptsächlich in Guangzhou (Kanton), Guizhou, Hainan und Yunnan auf.

Costa Rica

Keine Impfvorschriften im internationalen Reiseverkehr.

Cholera: Abweichend von den offiziellen Bestimmungen wird häufig bei der Einreise und Ausreise eine Choleraimpfung verlangt. Alle Reisenden sollten deshalb schon bei Einreise eine gültige Impfung mitbringen.

Malaria: Ein Malariarisiko – fast ausschließlich Malaria tertiana – besteht das ganze Jahr über in ländlichen Gebieten unterhalb 500 m in den Provinzen Alajuela, Guanacaste, Limón und Puntarenas.

Dominica

Gelbfieber: Impfbescheinigung bei Einreise aus Infektionsgebieten ab dem 1. Lebensjahr erforderlich.

Dominikanische Republik

Keine Impfvorschriften im internationalen Reiseverkehr.

Malaria: Ein Malariarisiko – ausschließlich Malaria tropica, P. falciparum – besteht das ganze Jahr über in den Stadtgebieten von Barahona und Gabral (Prov. Barahona), in der Provinz Dajabon, im Stadtgebiet von Comendador (Prov. Elias Piña), im Stadtgebiet von Jimani (Prov. Independencia), in der Provinz Montecristi und im Stadtgebiet Pedernales (Provinz Pedernales).

Dschibuti

Gelbfieber: Eine Impfbescheinigung ist bei Einreise aus Infektionsgebieten für Reisende ab dem 1. Lebensjahr erforderlich.

Malaria: Ein Malariarisiko – überwiegend Malaria tropica, P. falciparum – besteht das ganze Jahr über im gesamten Land.

Ecuador

Gelbfieber: Impfbescheinigung bei Einreise aus Infektionsgebieten ab dem 1. Lebensjahr erforderlich.

Cholera: Abweichend von den offiziellen Bestimmungen wird häufig bei der Einreise und Ausreise eine Choleraimpfung verlangt. Alle Reisenden sollten deshalb schon bei Einreise eine gültige Impfung mitbringen.

Malaria: Ein Malariarisiko – überwiegend Malaria tertiana – besteht ganzjährig in Höhen unter 1500 m in den Provinzen Esmeraldas, Guayas, Manabí, El Oro, Los Ríos, Morona Santiago, Napo, Pastaza, Zamora Chinchipe und Pichincha.

Elfenbeinküste

Gelbfieber: Eine Impfbescheinigung ist bei Einreise für Reisende im Alter von über 1 Jahr erforderlich.

Malaria: Ein Malariarisiko – überwiegend Malaria tropica, P. falciparum – besteht das ganze Jahr über im gesamten Land.

El Salvador

Gelbfieber: Bei Einreise aus Infektionsgebieten ist eine Impfbescheinigung für Reisende im Alter von über 6 Monaten erforderlich.

Cholera: Abweichend von den offiziellen Bestimmungen wird häufig bei der Einreise und Ausreise eine Choleraimpfung verlangt. Alle Reisenden sollten deshalb schon bei Einreise eine gültige Impfung mitbringen.

179

Malaria: Ein Malariarisiko – überwiegend Malaria tertiana – besteht das ganze Jahr über im gesamten Land, besonders aber während der Regenzeit in Gebieten unter 600 m Höhe.

Eritrea

Gelbfieber: Impfbescheinigung bei Einreise aus Infektionsgebieten ab dem 1. Lebensjahr erforderlich.

Malaria: Ein Malariarisiko – überwiegend Malaria tropica, P. falciparum – besteht ganzjährig in allen Gebieten unter 2000 m Höhe.

Fidschi

Gelbfieber: Impfbescheinigung bei Einreise aus Infektionsgebieten ab dem 1. Lebensjahr erforderlich.

Französisch-Guayana

Gelbfieber: Eine Impfbescheinigung ist bei Einreise aus sämtlichen Ländern für Reisende im Alter von über 1 Jahr erforderlich.

Malaria: Ein Malariarisiko – überwiegend Malaria tropica, P. falciparum – besteht das ganze Jahr über im gesamten Land.

Französisch-Polynesien

Gelbfieber: Impfbescheinigung bei Einreise aus Infektionsgebieten ab dem 1. Lebensjahr erforderlich.

Gabun

Gelbfieber: Eine Impfbescheinigung ist bei Einreise aus sämtlichen Ländern für Reisende im Alter von über 1 Jahr erforderlich.

Cholera: Abweichend von den offiziellen Bestimmungen wird häufig bei der Einreise und Ausreise eine Choleraimpfung verlangt. Alle Reisenden sollten deshalb schon bei Einreise eine gültige Impfung mitbringen.

Malaria: Ein Malariarisiko – überwiegend Malaria tropica, P. falciparum – besteht das ganze Jahr über im gesamten Land.

Gambia

Gelbfieber: Eine Impfbescheinigung ist für Reisende im Alter von über 1 Jahr erforderlich, die aus Endemie- bzw. Infektionsgebieten einreisen (Endemiegebiete vgl. S. 19 u. 20).

Malaria: Ein Malariarisiko – überwiegend Malaria tropica, P. falciparum – besteht das ganze Jahr über im gesamten Land.

Ghana

Gelbfieber: Eine Gelbfieber-Impfbescheinigung ist für Reisende aus sämtlichen Ländern erforderlich.

Malaria: Ein Malariarisiko – überwiegend Malaria tropica, P. falciparum – besteht das ganze Jahr über im gesamten Land.

Grenada

Gelbfieber: Impfbescheinigung bei Einreise aus Infektionsgebieten erforderlich.

Griechenland

Gelbfieber: Bei Einreise aus Infektionsgebieten ist eine Impfbescheinigung für Reisende im Alter von über 6 Monaten erforderlich.

Guadeloupe

Gelbfieber: Impfbescheinigung bei Einreise aus Infektionsgebieten ab dem 1. Lebensjahr erforderlich.

Guatemala

Gelbfieber: Impfbescheinigung bei Einreise aus Infektionsgebieten für alle Reisende ab dem 1. Lebensjahr erforderlich.

Cholera: Abweichend von den offiziellen Bestimmungen wird häufig bei der Einreise und Ausreise eine Choleraimpfung verlangt. Alle Reisenden sollten deshalb schon bei Einreise eine gültige Impfung mitbringen.

Malaria: Ein Malariarisiko – überwiegend Malaria tertiana – besteht das ganze Jahr über in Höhen unter 1500 m in folgenden Departamentos: Alta Verapaz, Baja Verapaz, Chimaltenango, Huehuetenango, Izabal, Petén, Quiché, San Marcos, Santa Rosa und Sololá.

Guinea

Gelbfieber: Eine Impfbescheinigung ist für alle Reisenden im Alter von über 1 Jahr erforderlich, die aus einem Infektionsgebiet kommen.

Malaria: Ein Malariarisiko – überwiegend Malaria tropica, P. falciparum – besteht das ganze Jahr über im gesamten Land.

Guinea-Bissau

Gelbfieber: Impfbescheinigung bei Einreise aus Infektionsgebieten für alle Reisenden ab dem 1. Lebensjahr erforderlich.

Zur Beachtung: Zusätzlich zu den bekannten Gelbfieber-Endemiegebieten wird in Guinea-Bissau auch bei der Einreise aus folgenden Ländern eine Impfung verlangt: Kapverdische Inseln, Dschibuti, Madagaskar, Mauretanien, Mozambique.

Malaria: Ein Malariarisiko – überwiegend Malaria tropica, P. falciparum – besteht das ganze Jahr über im gesamten Land.

Guyana

Gelbfieber: Impfbescheinigung bei Einreise aus Infektionsgebieten erforderlich.

Zur Beachtung: Zusätzlich zu den bekannten Gelbfieber-Endemiegebieten wird in Guyana auch bei Einreise aus folgenden Ländern eine Impfung verlangt: Belize, Costa Rica, Guatemala, Honduras, Nicaragua.

Cholera: Abweichend von den offiziellen Bestimmungen wird häufig bei der Einreise und Ausreise eine Choleraimpfung verlangt. Alle Reisenden sollten deshalb schon bei Einreise eine gültige Impfung mitbringen.

Malaria: Ein Malariarisiko besteht das ganze Jahr über in der Nordwestregion und in der Region von Rupununi.

Haiti

Gelbfieber: Impfbescheinigung bei Einreise aus Infektionsgebieten erforderlich.

Malaria: Ein Malariarisiko – ausschließlich Malaria tropica, P. falciparum – besteht das ganze Jahr über in unterhalb 300 m Höhe gelegenen Gebieten.

Honduras

Gelbfieber: Impfbescheinigung bei Einreise aus Infektionsgebieten erforderlich.

Cholera: Abweichend von den offiziellen Bestimmungen wird häufig bei der Einreise und Ausreise eine Choleraimpfung verlangt. Alle Reisenden sollten deshalb schon bei Einreise eine gültige Impfung mitbringen.

Malaria: Ein Malariarisiko – überwiegend Malaria tertiana – besteht das ganze Jahr über (von Mai bis Dezember in den Departamentos Altántida, Choluteca, Colón, Cortés, El Paraiso, Gracias a Dios, Olancho, Valle und Yoro), besonders in ländlichen Gebieten.

Hongkong

Keine Impfvorschriften im internationalen Reiseverkehr.

Malaria: In den städtischen Gebieten wird keine Malariagefahr angenommen. In ländlichen Gegenden kann ein Risiko nicht ausgeschlossen werden.

Indien

Gelbfieber: Impfbescheinigung bei Einreise aus Infektionsgebieten sowie bei Einreise aus Südafrika, Trinidad und Tobago erforderlich.

Malaria: Ein Malariarisiko – überwiegend Malaria tertiana, P. vivax – besteht das ganze Jahr über im gesamten Land, mit Ausnahme von Teilen folgender Bundesstaaten: Himachal Pradesh, Jammu und Kaschmir sowie Sikkim.

Indonesien

Gelbfieber: Impfbescheinigung bei Einreise aus Infektionsgebieten erforderlich.

Malaria: Ein Malariarisiko besteht das ganze Jahr über im gesamten Land, mit Ausnahme bestimmter Teile von Java-Bali, des Stadtgebietes von Jakarta und der großen Städte.

Irak

Gelbfieber: Impfbescheinigung bei Einreise aus Infektionsgebieten erforderlich.

Malaria: Ein Malariarisiko – fast ausschließlich Malaria tertiana – besteht von Mai bis November in den südlichen Provinzen und in der Nordregion in Höhen unter 1000 m in folgenden Provinzen: Duhok, Erbil, Kirkuk, Ninawa und Sulaimaniya.

Iran

Malaria: Ein Malariarisiko – überwiegend Malaria tertiana – besteht von März bis November in den Provinzen Sistan-Belutschistan und Hormozgan, den südlichen Teilen der Provinzen bzw. Gouvernaten Fars, Kohgiliuyeh-Boyar, Lorestan und Tschahar Mahal-Bachtiari sowie im Norden von Khozistan.

Jamaika

Gelbfieber: Impfbescheinigung bei Einreise aus Infektionsgebieten ab dem 1. Lebensjahr erforderlich.

Jemen

Gelbfieber: Impfbescheinigung bei Einreise aus Infektionsgebieten ab dem 1. Lebensjahr erforderlich.

Malaria: Ein Malariarisiko – fast ausschließlich Malaria tropica, P. falciparum – besteht von September bis Februar im Norden (nicht in den Provinzen Hajja und Sada) und ganzjährig im Südjemen.

Kamerun

Gelbfieber: Impfbescheinigung bei Einreise aus Infektionsgebieten ab dem 7. Lebensmonat erforderlich.

Cholera: Abweichend von den offiziellen Bestimmungen wird häufig bei der Einreise und Ausreise eine Choleraimpfung verlangt. Alle Reisenden sollten deshalb schon bei Einreise eine gültige Impfung mitbringen.

Malaria: Ein Malariarisiko – überwiegend Malaria tropica, P. falciparum – besteht das ganze Jahr über im gesamten Land.

Kampuchea

Gelbfieber: Impfbescheinigung bei Einreise aus Infektionsgebieten erforderlich.

Malaria: Ein Malariarisiko – überwiegend Malaria tropica, P. falciparum – besteht das ganze Jahr über im gesamten Land.

Kap Verde

Gelbfieber: Impfbescheinigung bei Einreise aus Infektionsgebieten ab dem 1. Lebensjahr erforderlich.

Malaria: Geringes Risiko auf Sao Tiago; die übrigen Inseln sind malariafrei.

Kasachstan

Gelbfieber: Impfbescheinigung bei Einreise aus Infektionsgebieten erforderlich.

Malaria: Ein geringes Malariarisiko - ausschließlich Malaria tertiana - besteht im Hochsommer in den Grenzgebieten zu Kirgisien.

Katar

Gelbfieber: Impfbescheinigung bei Einreise aus Infektionsgebieten ab dem 1. Lebensjahr erforderlich.

Kenia

Gelbfieber: Impfbescheinigung bei Einreise aus Infektionsgebieten ab dem 1. Lebensjahr erforderlich. Eine Impfung wird zur Zeit (1994) allen Reisenden empfohlen.

Malaria: Ein Malariarisiko – überwiegend Malaria tropica, P. falciparum – besteht das ganze Jahr über im gesamten Land. Geringe Malariagefahr in der Stadt Nairobi, im Hochland (oberhalb 2500 m) der Provinzen Central, Rift Valley, Eastern, Nyanza und Western.

Kirgisien

Malaria: Ein geringes Malariarisiko - ausschließlich Malaria tertiana - besteht im Spätsommer in den Grenzgebieten zu Kasachstan.

Kiribati

Gelbfieber: Impfbescheinigung bei Einreise aus Infektionsgebieten ab dem 1. Lebensjahr erforderlich.

Kolumbien

Gelbfieber: Eine Impfung wird allen Reisenden empfohlen, die die folgenden als endemisch angesehenen Gebiete bereisen möchten: den mittleren Talabschnitt des Magdalena-Flusses, die östlichen Vorgebirge der Cordillera Oriental von der ecuadorianischen bis zur venezolanischen Grenze, Urabá, den südöstlichen Teil der Sierra Nevada de Santa Marta sowie den Waldgürtel entlang des Guaviare-Flusses.

Cholera: Abweichend von den offiziellen Bestimmungen wird häufig bei der Einreise und Ausreise eine Choleraimpfung verlangt. Alle Reisenden sollten deshalb schon bei Einreise eine gültige Impfung mitbringen.

Malaria: Ein Malariarisiko besteht das ganze Jahr über in folgenden unterhalb 800 m Höhe gelegenen ländlichen Gebieten: Urabá (Dep. Antioquia), Bajo Cauca-Nechí (Dep. Cauca und Antioquia), Magdalena Medio, Caquetá (Intendencia Caquetá), Sarare (Intendencia Arauca), Catatumbo (Dep. Norte de Santander), im gesamten Küstengebiet des Pazifik, Putumayo (Intendencia Putumayo), Ariari (Dep. Meta), Alto Vaupés (Comisaría Vaupés), Comisaría Amazonas und Comisaría Guainía.

Komoren

Keine Impfvorschriften im internationalen Reiseverkehr.

Malaria: Ein Malariarisiko – überwiegend Malaria tropica, P. falciparum – besteht das ganze Jahr über im gesamten Land.

Kongo

Gelbfieber: Eine Impfbescheinigung ist bei Einreise aus sämtlichen Ländern für Reisende im Alter von über 1 Jahr erforderlich.

Cholera: Abweichend von den offiziellen Bestimmungen wird häufig bei der

Einreise und Ausreise eine Choleraimpfung verlangt. Alle Reisenden sollten deshalb schon bei Einreise eine gültige Impfung mitbringen.

Malaria: Ein Malariarisiko – überwiegend Malaria tropica, P. falciparum – besteht das ganze Jahr über im gesamten Land.

Demokratische Republik Kongo

Gelbfieber: Impfbescheinigung für alle Reisenden ab dem 1. Lebensjahr erforderlich.

Malaria: Ein Malariarisiko – überwiegend Malaria tropica, P. falciparum – besteht ganzjährig im gesamten Land.

Laos

Gelbfieber: Impfbescheinigung bei Einreise aus Infektionsgebieten erforderlich.

Malaria: Ein Malariarisiko – überwiegend Malaria tropica, P. falciparum – besteht das ganze Jahr über im gesamten Land, mit Ausnahme von Vientiane.

Lesotho

Gelbfieber: Impfbescheinigung bei Einreise aus Infektionsgebieten erforderlich.

Libanon

Gelbfieber: Impfbescheinigung bei Einreise aus Infektionsgebieten erforderlich.

Liberia

Gelbfieber: Impfbescheinigung bei Einreise aus sämtlichen Ländern ab dem 1. Lebensjahr erforderlich.

Malaria: Ein Malariarisiko – überwiegend Malaria tropica, P. falciparum – besteht das ganze Jahr über im gesamten Land.

Libyen

Gelbfieber: Impfbescheinigung bei Einreise aus Infektionsgebieten ab dem 1. Lebensjahr erforderlich.

Cholera: Abweichend von den offiziellen Bestimmungen wird häufig bei der Einreise und Ausreise eine Choleraimpfung verlangt. Alle Reisenden sollten deshalb schon bei Einreise eine gültige Impfung mitbringen.

Malaria: Ein sehr begrenztes Malariarisiko besteht in zwei kleinen Gebieten im Südwesten des Landes von Februar bis August.

Madagaskar

Gelbfieber: Eine Impfbescheinigung ist für Reisende aus Infektionsgebieten erforderlich.

Malaria: Ein Malariarisiko – überwiegend Malaria tropica, P. falciparum – besteht ganzjährig im gesamten Land, besonders in den Küstenregionen.

Malawi

Gelbfieber: Impfbescheinigung bei Einreise aus Infektionsgebieten erforderlich.

Malaria: Ein Malariarisiko – überwiegend Malaria tropica, P. falciparum – besteht das ganze Jahr über im gesamten Land.

Malaysia

Gelbfieber: Impfbescheinigung bei Einreise aus Infektionsgebieten ab dem 1. Lebensjahr erforderlich.

Malaria: Ein Malariarisiko besteht nur begrenzt, tief im Inneren des Landes. Die Stadt- und Küstengebiete sind malariafrei, mit Ausnahme von Saba, wo das ganze Jahr über ein Malariarisiko – überwiegend Malaria tropica, P. falciparum – besteht.

Malediven

Gelbfieber: Impfbescheinigung bei Einreise aus Infektionsgebieten erforderlich.

Mali

Gelbfieber: Eine Impfbescheinigung ist bei Einreise aus sämtlichen Ländern für Reisende über 1 Jahr erforderlich.

Malaria: Ein Malariarisiko – überwiegend Malaria tropica, P. falciparum – besteht das ganze Jahr über im gesamten Land.

Malta

Gelbfieber: Bei Einreise aus Infektionsgebieten ist eine Impfbescheinigung für Reisende im Alter von über 9 Monaten erforderlich.

Marokko

Keine Impfvorschriften im internationalen Reiseverkehr.

Malaria: Ein Malariarisiko – ausschließlich Malaria tertiana, P. vivax – besteht von Mai bis Oktober in ländlichen Gebieten einiger Provinzen.

Martinique

Gelbfieber: Impfbescheinigung bei Einreise aus Infektionsgebieten ab dem 1. Lebensjahr erforderlich.

Mauretanien

Gelbfieber: Eine Impfbescheinigung ist bei Einreise aus sämtlichen Ländern für Reisende im Alter von über 1 Jahr erforderlich. Ausgenommen sind Reisende, die aus einem infektionsfreien Gebiet kommen und sich weniger als 2 Wochen im Land aufhalten.

Malaria: Ein Malariarisiko – überwiegend Malaria tropica – besteht das ganze Jahr über im gesamten Land, mit Ausnahme der nördlichen Gebiete.

Mauritius

Gelbfieber: Impfbescheinigung bei Einreise aus Infektionsgebieten ab dem 1. Lebensjahr erforderlich.

Malaria: Ein Malariarisiko – ausschließlich Malaria tertiana – besteht das ganze Jahr über in ländlichen Gebieten im Norden, mit Ausnahme der Insel Rodrigues.

Mexiko

Gelbfieber: Bei Einreise aus Infektionsgebieten wird eine Impfbescheinigung von Reisenden im Alter von über 6 Monaten verlangt.

Malaria: Ein Malariarisiko – fast ausschließlich Malaria tertiana – besteht in einigen ländlichen, von Touristen selten besuchten Gebieten. Am stärksten sind folgende (in der Reihenfolge der Vorkommenshäufigkeit aufgeführten) Bundesstaaten betroffen: Oaxaca, Chiapas, Guerrero, Campeche, Quintana Roo, Sinaloa, Michoacán, Nayarit, Colima, Tabasco, P. falciparum-Malariaherde bestehen hauptsächlich in Chiapas.

Montserrat

Gelbfieber: Impfbescheinigung bei Einreise aus Infektionsgebieten ab dem 1. Lebensjahr erforderlich.

Mosambik

Gelbfieber: Impfbescheinigung bei Einreise aus Infektionsgebieten ab dem 1. Lebensjahr erforderlich.

Malaria: Ein Malariarisiko – überwiegend Malaria tropica, P. falciparum – besteht das ganze Jahr über im gesamten Land.

Myanmar (ehem. Birma)

Gelbfieber: Impfbescheinigung bei Einreise aus Infektionsgebieten erforderlich.

Malaria: Im allgemeinen besteht ein Malariarisiko – überwiegend Malaria

tropica, P. falciparum – in Gebieten unterhalb 1000 m Höhe während der folgenden Jahreszeiten: a) das ganze Jahr über im Staat Karen; b) von März bis einschließlich Dezember in den Staaten Chin, Kachin, Kajak, Mon, Rachin und Schan, in Pegu und in den Stadtgemeinden Hlegu, Hmawbi und Taikkyi (Yangon Div.); c) von April bis Dezember in den ländlichen Gebieten von Tenasserim Div.; d) von Mai bis Dezember in den Irawadi Div. und in den ländlichen Gebieten von Mandalay Div. ; e) von Juni bis November in den ländlichen Gebieten von Magwe Div. und in Sagaing Div.

Namibia

Gelbfieber: Impfbescheinigung bei Einreise aus Infektionsgebieten erforderlich. Bestimmungen für Reisende im Flugverkehr vgl. Südafrika.

Malaria: Ein Malariarisiko – überwiegend Malaria tropica, P. falciparum – besteht von November bis Juni in ländlichen Gegenden im Norden.

Nauru

Gelbfieber: Impfbescheinigung bei Einreise aus Infektionsgebieten ab dem 1. Lebensjahr erforderlich.

Nepal

Gelbfieber: Impfbescheinigung bei Einreise aus Infektionsgebieten erforderlich.

Malaria: Ein Malariarisiko – überwiegend Malaria tertiana – besteht das ganze Jahr über in ländlichen Gebieten der Terai-Distrikte (einschl. des bewaldeten Hügellands und der Waldgebiete) von Danuka, Mahotari, Sarlahi, Rautahat, Bara, Parsa, Rupendehi, Kapilvastu und insbesondere entlang der indischen Grenze.

Neukaledonien (und abhängige Gebiete)

Gelbfieber: Eine Impfbescheinigung ist bei Einreise aus Infektionsgebieten für alle Reisenden ab dem 1. Lebensjahr erforderlich.

Nicaragua

Gelbfieber: Impfbescheinigung bei Einreise aus Infektionsgebieten ab dem 1. Lebensjahr erforderlich.

Cholera: Abweichend von den offiziellen Bestimmungen wird häufig bei der Einreise und Ausreise eine Choleraimpfung verlangt. Alle Reisenden sollten deshalb schon bei Einreise eine gültige Impfung mitbringen (insbesondere bei Einreise auf dem Land- oder Seeweg).

Malaria: Ein Malariarisiko – überwiegend Malaria tertiana – besteht von Juni bis Dezember in ländlichen Gebieten sowie am Stadtrand von Bluefields, Bonanza, Chinandega, León, Puerto Cabezas, Rosita und Siuna.

Niederländische Antillen

Gelbfieber: Bei Einreise aus Infektionsgebieten ist eine Impfbescheinigung für Reisende im Alter von über 1 Jahr erforderlich.

Niger

Gelbfieber: Impfbescheinigung bei Einreise für Reisende im Alter von über 1 Jahr erforderlich.

Malaria: Ein Malariarisiko – überwiegend Malaria tropica, P. falciparum – besteht das ganze Jahr über im gesamten Land.

Nigeria

Gelbfieber: Impfbescheinigung bei Einreise aus Infektionsgebieten ab dem 1. Lebensjahr erforderlich.

Abweichend von den offiziellen Bestimmungen wird häufig bei der Einreise eine Gelbfieber- und Choleraimpfung verlangt. Zur Zeit wird allen Reisenden empfohlen, die entsprechenden Impfdokumente mitzuführen.

Malaria: Ein Malariarisiko – überwiegend Malaria tropica, P. falciparum – besteht das ganze Jahr über im gesamten Land.

Niue

Gelbfieber: Impfbescheinigung bei Einreise aus Infektionsgebieten ab dem 1. Lebensjahr erforderlich.

Oman

Gelbfieber: Impfbescheinigung bei Einreise aus Infektionsgebieten erforderlich.

Malaria: Ein Malariarisiko – überwiegend Malaria tropica, P. falciparum – besteht das ganze Jahr über im gesamten Land.

Pakistan

Gelbfieber: Impfbescheinigung bei Einreise aus Infektionsgebieten erforderlich. Kleinkinder bis zum Alter von 6 Monaten sind von dieser Regelung ausgenommen, wenn aus der Impfbescheinigung der Mutter hervorgeht, daß diese vor der Geburt des Kindes vorschriftsmäßig geimpft wurde.

Malaria: Ein Malariarisiko besteht das ganze Jahr über im gesamten Land in Höhen unter 2000 m.

Panama

Gelbfieber: Eine Impfung wird allen Reisenden empfohlen, da Panama in der Gelbfieber-Endemiezone liegt.

Cholera: Abweichend von den offiziellen Bestimmungen wird häufig bei der Einreise und Ausreise eine Choleraimpfung verlangt. Alle Reisenden sollten deshalb schon bei Einreise eine gültige Impfung mitbringen (insbesondere bei Einreise auf dem Land- oder Seeweg).

Malaria: Ein Malariarisiko – überwiegend Malaria tertiana – besteht das ganze Jahr über in ländlichen Gegenden im Gebiet des Boyana-Sees und des Gatun-Sees; im Gebiet von Alto Chucunaque und Darién (Prov. Darién) und auf dem Festland im Gebiet von San Blas (Playón Chico, Mandinga usw.).

Papua-Neuguinea

Gelbfieber: Impfbescheinigung bei Einreise aus Infektionsgebieten ab dem 1. Lebensjahr erforderlich.

Malaria: Ein Malariarisiko – überwiegend Malaria tropica, P. falciparum – besteht das ganze Jahr über im gesamten Land.

Paraguay

Gelbfieber: Bei Einreise aus Infektionsgebieten ist eine Impfbescheinigung erforderlich.

Malaria: Ein Malariarisiko – überwiegend Malaria tertiana – besteht von Oktober bis Mai in einigen ländlichen Gebieten der Departamentos Alto Paraná, Amambay, Caaguazú, Canendiyú und San Pedro.

Peru

Gelbfieber: Eine Impfbescheinigung ist für Reisende im Alter von über 6 Monaten, die aus Endemie- bzw. Infektionsgebieten kommen, erforderlich bzw. wird Reisenden empfohlen, die ländliche Gegenden des Landes besuchen wollen.

Cholera: Abweichend von den offiziellen Bestimmungen wird häufig bei der Einreise und Ausreise eine Choleraimpfung verlangt. Alle Reisenden sollten deshalb schon bei Einreise eine gültige Impfung mitbringen (insbesondere bei Einreise auf dem Land- oder Seeweg).

Malaria: Ein Malariarisiko – fast ausschließlich Malaria tertiana – besteht das ganze Jahr über in den unterhalb 1500 m Höhe gelegenen ländlichen Gebieten (im Küstenstreifen und in den inneren Andentälern sowie im Amazonasbecken). Falciparum-Malaria tritt sporadisch in den Grenzgebieten zu Bolivien (am Madre de Dios), Brasilien (an Yavari und Acre), Kolumbien (Pata-mayo), Ecuador (am Napo) sowie in der Provinz Zarumilla (Dep. Tumbes) auf.

Philippinen

Gelbfieber: Impfbescheinigung bei Ein-reise aus Infektionsgebieten ab dem 1. Lebensjahr erforderlich.

Malaria: Ein Malariarisiko besteht das ganze Jahr über in Gebieten unterhalb von 600 m Höhe, mit Ausnahme der Provinzen Bohol, Catanduanes, Cebu und Leyte. Stadtgebiete und die Ebenen werden als risikofrei betrachtet.

Pitcairn

Gelbfieber: Impfbescheinigung bei Ein-reise aus Infektionsgebieten ab dem 1. Lebensjahr erforderlich.

Portugal

Gelbfieber: Impfbescheinigung bei Ein-reise aus Infektionsgebieten ab dem 1. Lebensjahr erforderlich. Diese Bestim-mung gilt nur für Reisende, die auf den Azoren oder auf Madeira einreisen bzw. dorthin weiterreisen. Transitreisende in Funchal, Porto Santo und Santa Maria benötigen keine Impfbescheinigung.

Reunion

Gelbfieber: Impfbescheinigung bei Ein-reise aus Infektionsgebieten ab dem 1. Lebensjahr erforderlich.

Ruanda

Gelbfieber: Eine Impfbescheinigung ist für alle Reisenden im Alter von über 1 Jahr erforderlich.

Malaria: Ein Malariarisiko – überwiegend Malaria tropica, P. falciparum – besteht das ganze Jahr über im gesamten Land.

Salomonen

Gelbfieber: Impfbescheinigung bei Ein-reise aus Infektionsgebieten erforder-lich.

Malaria: Ein Malariarisiko besteht das ganze Jahr über, ausgenommen einige Inseln im Osten und Süden.

Sambia

Gelbfieber: Abweichend von den offi-ziellen Bestimmungen wird gelegent-lich bei der Einreise eine Gelbfieber- und Choleraimpfung verlangt.

Malaria: Ein Malariarisiko – überwie-gend Malaria tropica, P. falciparum – besteht ganzjährig im gesamten Land.

Samoa (Amerikan. Samoa)

Gelbfieber: Impfbescheinigung bei Ein-reise aus Infektionsgebieten ab dem 1. Lebensjahr erforderlich.

Samoa (Westsamoa)

Gelbfieber: Impfbescheinigung bei Ein-reise aus Infektionsgebieten ab dem 1. Lebensjahr erforderlich.

São Tomé und Principe

Gelbfieber: Eine Impfbescheinigung ist bei Einreise aus sämtlichen Ländern für Reisende im Alter von über 1 Jahr erforderlich.

Malaria: Ein Malariarisiko besteht das ganze Jahr über.

Saudi-Arabien

Gelbfieber: Impfbescheinigung bei Einreise aus Infektionsgebieten erforderlich.

Meningitis: Impfnachweis bei Einreise aus Endemiegebieten (vgl. S. 23) erforderlich.
  Außerdem wird ein Impfnachweis von allen Pilgern und Besuchern der Pilgerstätten verlangt.

Malaria: Ein Malariarisiko – überwiegend Malaria tropica, P. falciparum – besteht das ganze Jahr über in allen Gegenden, mit Ausnahme der Ost-, Nord- und Zentralprovinz, der hochgelegenen Gebiete der Provinz Asir und der Stadtgebiete der Westprovinz (Dschidda, Mekka, Medina, Taif).

Senegal

Gelbfieber: Eine Impfbescheinigung ist bei Einreise aus sämtlichen Ländern für Reisende im Alter von über 1 Jahr erforderlich.

Malaria: Ein Malariarisiko – überwiegend Malaria tropica, P. falciparum – besteht das ganze Jahr über im gesamten Land.

Seychellen

Gelbfieber: Impfbescheinigung bei Einreise aus Infektionsgebieten erforderlich.

Sierra Leone

Gelbfieber: Impfbescheinigung bei Einreise aus Infektionsgebieten erforderlich.
  Bei Ausreise wird manchmal eine Gelbfieberimpfung verlangt. Alle Reisenden sollten deshalb schon bei Einreise eine gültige Impfung mitbringen.

Malaria: Ein Malariarisiko – überwiegend Malaria tropica, P. falciparum – besteht das ganze Jahr über im gesamten Land.

Simbabwe

Gelbfieber: Impfbescheinigung bei Einreise aus Infektionsgebieten erforderlich.

Malaria: Ein Malariarisiko – überwiegend Malaria tropica, P. falciparum – besteht von November bis Juni in Gebieten unter 1200 m Höhe und das ganze Jahr im Sambesi-Tal.

Singapur

Gelbfieber: Impfbescheinigung bei Einreise aus Infektionsgebieten ab dem 1. Lebensjahr erforderlich.

Somalia

Gelbfieber: Impfbescheinigung bei Einreise aus Infektionsgebieten erforderlich.

Bei Reisen ins Landesinnere wird die Gelbfieberimpfung empfohlen.

Abweichend von den offiziellen Bestimmungen wird häufig bei der Einreise eine Gelbfieber- und Choleraimpfung verlangt. Alle Reisenden sollten deshalb schon bei der Einreise eine gültige Impfbescheinigung mitbringen.

Malaria: Ein Malariarisiko – überwiegend Malaria tropica, P. falciparum – besteht das ganze Jahr über im gesamten Land.

Sri Lanka

Gelbfieber: Impfbescheinigung bei Einreise aus Infektionsgebieten ab dem 1. Lebensjahr erforderlich.

Malaria: Ein Malariarisiko – überwiegend Malaria tertiana – besteht das ganze Jahr über in den Distrikten Amparai, Anuradhapura, Badulla (gebietsweise), Batticaloa, Hambantota, Jaffna, Kandy, Kegalle, Kurunegala, Mannar, Matale, Matara, Moneragala, Polonnaruwa, Puttalam, Ratnapura, Trincomalee und Vavuniya.

St. Kitts und Nevis

Gelbfieber: Impfbescheinigung bei Einreise aus Infektionsgebieten ab dem 1. Lebensjahr erforderlich.

St. Lucia

Gelbfieber: Impfbescheinigung bei Einreise aus Infektionsgebieten ab dem 1. Lebensjahr erforderlich.

St. Vincent und die Grenadinen

Gelbfieber: Impfbescheinigung bei Einreise aus Infektionsgebieten ab dem 1. Lebensjahr erforderlich.

Sudan

Gelbfieber: Bei Einreise aus Infektionsgebieten ist eine Impfbescheinigung für Reisende im Alter von über 1 Jahr erforderlich. Endemische Zonen werden vom Sudan als Infektionsgebiet betrachtet.

Abweichend von den offiziellen Bestimmungen wird häufig bei der Einreise und Ausreise eine Gelbfieber- und Choleraimpfung verlangt. Alle Reisenden sollten deshalb schon bei Einreise eine gültige Impfung mitbringen.

Malaria: Ein Malariarisiko – überwiegend Malaria tropica, P. falciparum – besteht das ganze Jahr über im gesamten Land.

Südafrika

Gelbfieber: Eine Impfbescheinigung ist bei Einreise aus Infektionsgebieten ab dem 1. Lebensjahr erforderlich.

Malaria: Ein Malariarisiko – überwiegend Malaria tropica, P. falciparum – besteht das ganze Jahr über in den nördlichen, östlichen und westlichen tiefergelegenen Gebieten von Transvaal sowie in den Küstengebieten von Natal nördlich des 28. Breitengrads SB (Richards Bay).

Surinam

Gelbfieber: Impfbescheinigung bei Einreise aus Infektionsgebieten erforderlich.

Malaria: Ein Malariarisiko – überwiegend Malaria tropica, P. falciparum – besteht das ganze Jahr über, mit Ausnahme des Distrikts Paramaribo und der nördlich von 5° NB gelegenen Küstengebiete.

Swasiland

Gelbfieber: Impfbescheinigung bei Einreise aus Infektionsgebieten erforderlich.

Malaria: Ein Malariarisiko – überwiegend Malaria tropica, P. falciparum – besteht das ganze Jahr über im gesamten Tiefland (Lowveld).

Syrien

Gelbfieber: Impfbescheinigung bei Einreise aus Infektionsgebieten erforderlich.

Malaria: Ein geringes Malariarisiko – ausschließlich Malaria tertiana – besteht von Mai bis Oktober in einzelnen Gebieten im Norden.

Tadschikistan

Ein Malariarisiko – vorwiegend Malaria tertiana – besteht hauptsächlich im Spätsommer in den südlichen Landesteilen.

Tahiti

Gelbfieber: Impfbescheinigung bei Einreise aus Infektionsgebieten erforderlich.

Tansania

Gelbfieber: Impfbescheinigung bei Einreise aus Infektionsgebieten ab dem 1. Lebensjahr erforderlich.
  Abweichend von den offiziellen Bestimmungen wird häufig bei der Einreise und Ausreise eine Gelbfieber- und Choleraimpfung verlangt. Alle Reisenden sollten deshalb schon bei der Einreise eine gültige Impfung mitbringen. Eine Gelbfieberimpfung wird allen Reisenden ab dem 1. Lebensjahr empfohlen.

Malaria: Ein Malariarisiko – überwiegend Malaria tropica, P. falciparum – besteht das ganze Jahr über im gesamten Land in Höhen unter 1800 m.

Thailand

Gelbfieber: Impfbescheinigung bei Einreise aus Infektionsgebieten ab dem 1. Lebensjahr erforderlich.

Malaria: Ein Malariarisiko besteht das ganze Jahr über im gesamten Land in ländlichen Gegenden, insbesondere in bewaldeten und hügeligen Gebieten.

Togo

Gelbfieber: Eine Impfbescheinigung ist bei Einreise aus sämtlichen Ländern für Reisende im Alter von über 1 Jahr erforderlich.

Malaria: Ein Malariarisiko – überwiegend Malaria tropica, P. falciparum – besteht das ganze Jahr über im gesamten Land.

Tonga

Gelbfieber: Impfbescheinigung bei Einreise aus Infektionsgebieten ab dem 1. Lebensjahr erforderlich.

Trinidad und Tobago

Gelbfieber: Impfbescheinigung bei Einreise aus Infektionsgebieten ab dem 1. Lebensjahr erforderlich.

Tschad

Gelbfieber: Eine Impfbescheinigung wird allen Reisenden im Alter von über 1 Jahr empfohlen.

Malaria: Ein Malariarisiko – überwiegend Malaria tropica, P. falciparum – besteht das ganze Jahr über im gesamten Land.

Tunesien

Gelbfieber: Impfbescheinigung bei Einreise aus Infektionsgebieten ab dem 1. Lebensjahr erforderlich.

Türkei

Malaria: Ein potentielles Malariarisiko – ausschließlich Malaria tertiana – besteht von März bis Ende November im Gebiet von Cukorova/Amikova und von Mitte Mai bis Mitte Oktober in Südostanatolien.

Turkmenistan

Gelbfieber: Eine Impfbescheinigung ist bei Einreise aus Infektionsgebieten erforderlich.

Uganda

Gelbfieber: Eine Impfbescheinigung für Reisende im Alter von über 1 Jahr erforderlich.

Malaria: Ein Malariarisiko – überwiegend Malaria tropica, P. falciparum – besteht das ganze Jahr über im gesamten Land.

Usbekistan

Malaria: Ein geringes Malariarisiko – ausschließlich Malaria tertiana – besteht während der Sommer- und Herbstmonate im Grenzgebiet zu Afghanistan.

Vanuatu

Keine Impfvorschriften im internationalen Reiseverkehr
Malaria: Ein Malariarisiko – überwiegend Malaria tropica, P. falciparum – besteht das ganze Jahr über im gesamten Land, mit Ausnahme der Insel Futuna.

Venezuela

Keine Impfvorschriften im internationalen Reiseverkehr.

Cholera: Abweichend von den offiziellen Bestimmungen wird häufig bei der Einreise und Ausreise eine Gelbfieber- und Choleraimpfung verlangt. Alle Reisenden sollten deshalb schon bei der Einreise eine gültige Impfung mitbringen. Eine Gelbfieberimpfung wird allen Reisenden ab dem 1. Lebensjahr empfohlen.

Malaria: Ein Malariarisiko besteht das ganze Jahr über in ländlichen Gegenden in Teilen der Bundesstaaten Apure, Barinas, Bolívar, Mérida, Moragas, Portuguesa, Sucre, Táchira und Zulia sowie in den Bundesterritorien Amazonas und Delta Amacuro.

Vereinigte Arabische Emirate

Keine Impfvorschriften im internationalen Reiseverkehr.

Malaria: Das Emirat Abu Dhabi und die Städte Dubai, Scharja, Ajman und Umm al-Kaiwain gelten als nicht malariagefährdet. Ein Malariarisiko – überwiegend Malaria tertiana – besteht im Gebirgsvorland und in den Tälern

der gebirgigen Regionen der nördlichen Emirate.

Vietnam

Gelbfieber: Impfbescheinigung bei Einreise aus Infektionsgebieten ab dem 1. Lebensjahr erforderlich.

Malaria: Ein Malariarisiko besteht im gesamten Land – überwiegend Malaria tropica – mit Ausnahme der Stadtzentren.

Zentralafrikanische Republik

Gelbfieber: Eine Impfbescheinigung ist für alle Reisenden im Alter von über 1 Jahr erforderlich.

Malaria: Ein Malariarisiko – überwiegend Malaria tropica, P. falciparum – besteht das ganze Jahr über im gesamten Land.

Tropenmedizinische Institute und Abteilungen

Landesinstitut für Tropenmedizin
Engeldamm 62/64
10179 Berlin
✆ 0 30/2 74 60

Universitätsklinikum Rudolf Virchow
Standort Wedding, II. Med. Abteilung
Augustenburger Platz 1
13353 Berlin
✆ 0 30/45 05-0

Institut für medizinische Parasitologie
der Universität
Sigmund-Freud-Str. 25
53127 Bonn
✆ 02 28/2 87-56 73

Institut für Tropenmedizin
Städtisches Klinikum Dresden-
Friedrichstadt
Friedrichstraße 39
01067 Dresden
✆ 03 51/4 80 38 01

Bernhard-Nocht-Institut
Bernhard-Nocht-Str. 74
20359 Hamburg
✆ 0 40/31 18 20

Institut für Tropenhygiene am Ost-
asieninstitut der Universität
Im Neuenheimer Feld 324
69120 Heidelberg
✆ 0 62 21/56 29 05

Abteilung Infektions- und Tropenmedizin der Klinik für Innere Medizin IV der
Universität Leipzig
Härtelstraße 16-18
04107 Leipzig
✆ 03 41/9 72 49 71

Institut für Infektions- und Tropenmedizin der Universität und Landesimpf-
anstalt
Leopoldstr. 5
80802 München
✆ 0 89/21 80-35 17 und 38 30

Abteilung für Tropenmedizin und
Infektionskrankheiten der Universität
Rostock
Ernst-Heydemann-Straße 6
18057 Rostock
✆ 03 81/49 40

Tropenklinik Paul-Lechler-Krankenhaus
Paul-Lechler-Straße 24
72076 Tübingen
✆ 0 70 71/20 60

Institut für Tropenmedizin der
Universität Tübingen
Keplerstraße 15
72074 Tübingen
✆ 0 70 71/29 23 65

Medizinische Universitätsklinik und Poliklinik
Tropenmedizinische Abteilung
Oberer Eselsberg
Robert-Koch-Straße 8
89081 Ulm
✆ 07 31/5 02 44 27

Missionsärztliche Klinik
Tropenmedizinische Abteilung
Salvatorstraße 7
97074 Würzburg
✆ 09 31/7 91-28 21

Gelbfieber-Impfstellen

Aachen: Abteilung Med. Mikrobiologie der Technischen Hochschule

Augsburg: Städtisches Gesundheitsamt

Aurich: Staatliches Medizinaluntersuchungsamt

Baden-Baden: DRK-Blutspendedienst

Bayreuth: Medizinische Klinik I am Klinikum Bayreuth; Dr. W. Krause, Kopernikusring 25; Dr. med. Fritz Seiler, Furtwänglerstr. 10

Beeskow: Innere Abteilung des Kreiskrankenhauses Beeskow, Prof. Dr. Horst Koch, Eugen-Richter-Str. 1–3

Berlin: Bezirksamt Tiergarten – Gesundheitsamt; Freie Universität, Institut für Hygiene; Klinikum Berlin-Buch, Institut für Infektions- und Tropenkrankheiten, Untersuchungs- und Impfstelle; Landesinstitut für Tropenmedizin Berlin; Gesundheitszentrum am Potsdamer Platz, Leipziger Str. 5–7; Robert-Koch-Institut des Bundesgesundheitsamtes; Dr. H. Tabel, Kirchhainer Damm 46

Bielefeld: Dr. G. Schröder-Lange, Gesundheitsamt

Bochum: Hygiene-Institut der Ruhr-Universität; Dr. Feodora Hoffmann, Marienplatz 2

Bonn: Auswärtiges Amt – Impfstation; Hygiene-Institut der Universität

Borken: Dr. Ettlinger, Gesundheitsamt, Burloer Str. 93

Brake: Staatliches Gesundheitsamt Wesermarsch

Braunschweig: Staatliches Medizinaluntersuchungsamt

Bremen: Hafengesundheitsamt

Bremerhaven: Hafengesundheits- und Quarantäneamt

Chemnitz: Klinikum Küchwald, Bürgerstr. 2

Cottbus: Praxis Frau Heidetraut Griesbach, Görlitzer Str. 15

Deggendorf: Dr. med G. Meyer, beim Berufsgenossenschaftlichen Arbeitsmedizinischen Dienst, Bahnhofstr. 57

Dessau: Städtisches Krankenhaus Dessau »Robert-Koch-Haus«

Dortmund: Dr. H. Reinicke, Hovelstr. 8

Dresden: Städtisches Klinikum Dresden-Friedrichstadt, Schäferstr. 49/51

Duisburg: Dr. Udo Bernsdorf, Landfermannstr. 1

Düsseldorf: Gesundheitsamt – Hafen- und Flughafenärztlicher Dienst; Institut für Hygiene der Universität; Prof. Dr. E. Kröger, Centrum für Reisemedizin, Brehmstr. 23; Prof. Dr. H.-W. Schlipkoter, Auf Hennekamp 50; Dr. Eckhard Müller-Sacks, Flughafen Halle 4

Eberswalde-Finow: Gesundheitsamt Eberswalde-Finow, Dr. R. Burgatz, Heegermühler Str. 75

Emden: Hafenarzt

Erfurt: Magistrat der Stadt Erfurt; Gesundheitsamt; Impfstelle für Auslandsreisende, Turniergasse 17; Medizinische Akademie Erfurt; Poliklinik für Innere Medizin, Nordhäuser Str. 84

Erlangen: Institut für Umwelthygiene und Präventivmedizin der Universität; Kinder- und Poliklinik der Universität; Prof. Dr. med. Dr. rer. nat. habil. E. Fink, Hindenburgstr. 59

Essen: Institut für Med. Virologie und Immunologie des Universitätsklinikums

Euskirchen: Dr. Prömse, Gesundheitsamt, Jülicher Ring 32

Flensburg: Gesundheitsamt

Frankfurt/Main: Hygiene-Institut der Universität; Medizinischer Dienst der Deutschen Lufthansa AG; Stadtgesund-

197

heitsamt; Stadtgesundheitsamt – Flughafenarzt

Frankfurt/Oder: Zentrale Poliklinik, Untersuchungs- und Impfstelle für Auslandsreisende

Freiburg: Staatliches Gesundheitsamt

Friedrichshafen: Staatliches Gesundheitsamt

Gelsenkirchen: Dr. O. Schmidt, Pawicker Str. 30; Bernd Schubert, Pawicker Str. 30; Prof. Dr. Martin Exner, Hygieneinstitut

Gera: Klinikum Gera I; Medizinische Klinik, Abteilung Tropen- und Reisemedizin; Tollwutimpfstelle, Straße des Friedens 122; Friedrich-Schiller Universität Jena, Medizinische Poliklinik, Untersuchungs- und Impfstelle für Auslandsreisende

Gießen: Hygiene-Institut der Universität, Zentrum für Ökologie

Göttingen: Hygiene-Institut der Universität, Virologische Abteilung

Grevenbroich: Dr. Laumen, Kreisgesundheitsamt, Auf der Schanze 1

Gütersloh: Dr. K. H. Bründel, Alte Osnabrücker Landstr. 20

Halle: Gesundheitsamt der Stadt Halle, Niemeyer Str. 1

Hamburg: Bernhard-Nocht-Institut für Schiffs- und Tropenkrankheiten, Bernhard-Nocht-Str. 74; Institut für Impfwesen und Virologie, Hinrichsenstr. 1; Dr. A. Melenkeit, Johannisbollwerk 6; Institut für Medizinische Mikrobiologie und Immunologie am Universitäts-Krankenhaus Eppendorf, Martinistr. 52; Medizinische Untersuchungsstelle I der Bundeswehr, Lesserstr. 180; Hafen- und Flughafenärztlicher Dienst, Grossmannstr. 10

Hannover: Institut für Mikrobiologie der Med. Hochschule, Virologische Abteilung; Staatliches Medizinaluntersuchungsamt

Heide: Gesundheitsamt des Kreises Dithmarschen, Neue Anlage 18

Heidelberg: Institut für Tropenhygiene und öffentliches Gesundheitswesen am Südasien-Institut der Universität

Heinsberg: Dr. Karl-Heinz Feldhoff, Gesundheitsamt

Herford: Dr. H. Vollnberg, Schwarzenmoorstr. 70

Höxter: Dr. Helga Roth, Gesundheitsamt, Moltkestr. 12

Iserlohn: Dr. Dietz-Stadtfeld, Gesundheitsamt, Friedrichstr. 79

Kaiserlautern: Gelbfieberimpfstelle am Gesundheitsamt, Pfaffstr. 40–42

Karlsruhe: Staatliches Gesundheitsamt

Kassel: Magistrat der Stadt Kassel, Stadtgesundheitsamt, Obere Königstr. 3

Kempten: Medizinisch-Diagnostisches Institut, Prof. Dr. Haas

Kiel: Klinikum der Christian-Albrechts-Universität, Abteilung Immunologie; Schiffahrtmedizinisches Institut der Marine

Koblenz: Institut für Wehrmedizin und Hygiene, Ernst-Rodenwaldt-Institut

Köln: Flugbereitschaft des BMVg Wahn, Militärflughafen; Prof. Dr. H. Eggers, Fürst-Pückler-Str. 56; Dr. Jan Leidel, Neumarkt 15/21

Krefeld: Hygiene-Institut, Impfstation

Leinsweiler: Dr. G. Hentsch, Slevogtstr. 5

Leipzig: Bezirkskrankenhaus St. Georg; Klinik für Infektionskrankheiten, Straße der DSF 141

Leverkusen: Dr. Linstaedt, Gesundheitsamt, Miselohstr. 4

Lübeck: Medizinische Universität – Institut für Immunologie und Transfusionsmedizin – Vaccinating Centre

Lüdenscheid: Dr. K. Bauer-Hack, Duisbergweg 2

Lüneburg: Staatliches Medizinaluntersuchungsamt

Magdeburg: Gesundheitsamt Magdeburg, Frau R. Sattler, Lübecker Str. 32

Mainz: Hygiene-Institut der Universität

Mannheim: Institut für Med. Mikrobiologie und Hygiene des Klinikums

Marburg: Hygiene-Institut der Universität

Moers: Dr. W. Klietmann, Zum Schürmanngraben 30; Dr. med. Oswald, Medizinaluntersuchungsstelle, Zum Schürmanngraben 30

Mönchengladbach: Dr. S. Feldhoff, Gesundheitsamt, Am Steinberg 55

Mühlheim: Dr. Adelheit Geppert, Ruhrstr. 40–42

München: Institut für Infektions- und Tropenmedizin der Universität, Leopoldstr. 5; Kinderklinik der Universität, Lindwurmstr. 4; Kinderklinik und Poliklinik der Technischen Universität, Kölner Platz 1; Kinderpoliklinik der Universität, Pettenkoferstr. 8a; Max-von-Pettenkofer-Institut für Hygiene und Medizinische Mikrobiologie der Universität, Pettenkoferstr. 9a; Medizinischer Dienst der Deutschen Lufthansa AG, Südallee 15 – Flughafen; Dr. D. Dettmann, Nymphenburger Str. 87/I; Dr. F. Frühwein, Briennerstr. 11; Dr. R. von Goeldel, Friedrichstr. 21; Dr. K. Herrligkoffer, Plinganserstr. 120 A; Dr. E. Holthausen, Graf-Lehndorff-Str. 11; Dr. E. Holzer, Kölner Platz 1; Dr. P. N. Kessler, Kornwegerstr. 3; Dr. G. Kerscher, Staatliches Gesundheitsamt, Am Neudeck 6; Dr. V. Serbu, Plinganserstr. 120a; Dr. H. Sommerfeld, Hedwigstr. 4; Dr. G. Sothmann, Boschetsrieder Str. 40; Dr. med. Univ. Zürich A. J. Meszticzki, Rotenbuchenstr. 8

Münster: Hygiene-Institut der Universität

Neubrandenburg: II. Medizinische Klinik des Klinikums Neubrandenburg

Neuruppin: Gesundheitsamt Neuruppin; Dr. Thomas Münchow, Dr. Klaus-Erwin Franz, Neustädter Str. 44

Neustraubling: Dr. med. A. Becher, Böhmerwaldstr. 5

Nürnberg: Hygienisches Institut der Stadt; Dr. H. Blenk, Heimerichstr. 20; Dr. Th. Schleich, Rohrmannstr. 12

Oberasbach: Dr. H. Kunstmann, Sirndorfer Str. 7

Oberhausen: Dr. Kromarek-Jaeschock, Gesundheitsamt, Tannenbergstr. 11/13

Oldenburg: Landes-Hygiene-Institut; Gesundheitsamt, Rummelsweg 18

Olpe: Dr. G. Reichenbach, Kölner Str. 2

Osnabrück: Staatliches Medizinaluntersuchungsamt

Paderborn: Dr. Bolle, Kreisgesundheitsamt, Aldegreverstr. 10–14

Pegnitz: Dr. U. Goering, Rosengasse 2

Potsdam: Gesundheitsamt Potsdam, Friedrich-Ebert-Str. 79/81

Regensburg: Dr. P. Koch, Boessnerstr. 19; Institut für Medizinische Mikrobiologie und Hygiene der Universität Regensburg, Franz-Josef-Strauß-Allee 11

Remscheid: Dr. Christina F. Sauer-Bröhl, Gesundheitsamt

Rostock: Senat der Hansestadt Rostock; Gesundheitsamt, Hafenärztlicher Dienst; Hafenärztlicher Dienst, Überseehafen; Klinik für Innere Medizin, Universität Rostock, Ernst-Heydemann Str. 6

Saarbrücken: Staatliches Gesundheitsamt

Schorndorf: Dr. U. Werner, Rodinger Str. 1

Schwelm: Dr. L.-P. Lührmann, Gesundheitsamt

Schwerin: Landeshygieneinstitut Mecklenburg-Vorpommern, Schwerin »Gelbfieber-Impfstelle«

Soest: Dr. Almira Tigges, Gesundheitsamt

Spenge: Dr. Michael Krause

Stade: Staatliches Medizinaluntersuchungsamt

Steingaden: Privatdozent Dr. P. Stingl, Leckbrucker Str. 10

Stralsund: Gesundheitsamt der Hansestadt Stralsund

Straubing: Dr. T. Matschoss, Fraunhoferstr. 7; Dr. M. Huber, Viktualienmarkt 3

Stuttgart: Gesundheitsamt – Impfzentrum

Tübingen: Tropenklinik Paul-Lechler-Krankenhaus; Tropenmedizinisches Institut der Universität

Ulm: Zentrum für Innere Medizin und Kinderheilkunde der Universität – Tropenmedizinische Beratungsstelle

Wiesbaden: Landeshauptstadt – Gesundheitsamt

Wilhelmshaven: Dr. P. Köbke, Ölhafen

Wismar: Senat der Hansestadt Wismar; Gesundheitsamt; Hafenärztlicher Dienst, Am Holzhafen

Wuppertal: Dr. E. W. Joel, Höhne 79; Dr. J. Vesper, Kleine Klotzbahn; Dr. A. Witting, Erbschlöer Str. 8

Würzburg: Institut für Hygiene und Mikrobiologie der Universität; Missionsärztliche Klinik

Antiseren gegen Schlangengifte

Afrika

Algerien:
Institut Pasteur d'Algerie, Rue de Docteur Laveran, Algier

Südafrika:
South African Institute for Medical Research, P. O. Box 1038, Johannesburg 2000, Hospital Street

Asien

Indien:
Central Research Institute, Kasauli 173205, H. P., Punjab

Haffkine Bio-Pharmaceutical Dorporation, Parel, Bombay 400 012, Acharya Donde Marg

Indonesien:
Perusahaan Negara Bio Farma (Pasteur's Institute) 9 Djalan Pasteur, Postbox 47, Bandung

Iran:
Institut d'Etat des Serum et Vaccins Razi, Boîte postale 11365, Teheran 1558

Israel:
Rogoff Welcome Research Laboratories, Leilinson Hospital, P. O. Box 85, Petah Tikva

Taiwan:
Taiwan serum and Vaccine Laboratory, 151 Tongshin Street, Nang Kang, Taipei

Thailand:
Queen Saovabha Memorial Institute, Rama IV Street, Bangkok

Europa

Österreich:
Med. Universitätsklinik, Vergiftungszentrale, Lazarettgasse 14, 1100 X Wien

Frankreich:
Institut Pasteur, 3 Avenue Pasteur, B. P. 10, 92439 Marnes-La Coquette

BRD:
Behringwerke AG, Postfach 1140, 35001 Marburg-Lahn

Italien:
Instituto Sieroterapico e Vaccinogeno SCLAVO, Via Fiorentina 1, 53100 Siena

Kroatien:
Imunoloski Zavod, Rockefellerova 2, Zagreb

Schweiz:
Berner Seruminstitut, Rehagstr. 79, 3018 Bern

Mittelamerika

Mexiko:
Crupo Pharma SA., Lucerna 7, Col. Juárez, Deleg. Cuanhtemoc

Costa Rica:
Instituto Clodomiro Picado, Universi-

dad de Costa Rica, Ciudad Universitaria Rodrigo Facio

Nordamerika

USA:
Wyeth Laboratories, P. O. Box 304, Marietta, Pennsylvania 17547

Merck and Co. Inc., Rahway, New Jersey

Pazifik

Australien:
Commonwealth Serum Laboratories, Poplar Road, Parkville, Melbourne, Victoria 3052

Japan:
The Chemo-Sero-Therapeutic Research

Institute, Kumamoto City Takeda Chemical Industries, Osaka

Philippinen:
Serum and Vaccine Laboratories, Laabang, Muntinlupa, Rizal

Südamerika

Argentinien:
Instituto Nacional de Microbiologia, Velez Sarsfield 563, Buenos Aires

Brasilien:
Brazil. Institute Butantan, Caixa Postal 65, São Paulo

Kolumbien:
Instituto Nacional de Salud, Avenida El Dorado Con Carrera, 50, Zonas 6, Apartados Aerus 80080 Y, 80334 Bogotá DE

Antiseren gegen Spinnen- und Skorpiongifte

Ägypten:
Serum and Vaccine Institute, Agouza, Cairo

Algerien:
Institut Pasteur d'Algerie, Algier

Australien:
Department of Health, Commonwealth Serum Laboratories, Melbourne, Victoria

Brasilien:
Instituto Butantan, Caixa Postal 65, São Paulo

BRD:
Twyford Pharmaceutical, Postfach 210805, 67008 Ludwigshafen

Kroatien:
Imunoloski Zavod, Rockefellerova 2, Zagreb

Südafrika:
The South African Research Institute for Medical Research, Hospitalstreet, Johannesburg

Türkei:
Refik Saydam, Central Institute of Hygiene, Ankara

USA:
Merck Sharp & Dohme, Rahway, New Jersey

Medizinische Fachbegriffe

Akute Krankheiten	Plötzlich auftretende K. mit heftigem Verlauf, meist Infektionen mit hohem Fieber
Antibiotika	Medikamente, die K.-Erreger (Bakterien, Pilze, Viren) abtöten; langdauernde, vorbeugende Gabe ist problematisch, da Resistenzen der Erregerstämme entstehen können
Antihistaminika	Medikamente gegen allergische Reaktionen
Chronische Krankheiten	Im Ggs. zu akuten K. lange andauernd, doch meist ohne lebensbedrohlichen Zustand
Desinfektion	Abtötung oder Wachstumshemmung k.-erregender Kleinlebewesen
Endemische Krankheiten	In einem bestimmten Gebiet auftretende K., von denen ein größerer Teil der Bevölkerung regelmäßig erfaßt wird
Epidemie	Massenhaftes Auftreten einer K. (meist infektiös) in einem bestimmten Gebiet und Zeitraum
Infektion	Ansteckung, Eindringen lebender K.-Erreger in den Organismus
Inkubation	Zeit zwischen dem Eindringen von Erregern und dem Auftreten der ersten Symptome einer Infektionskrankheit
Immunität	Fähigkeit eines Organismus, eingedrungene K.-Erreger unschädlich zu machen. I. kann erworben werden durch Erkrankung oder durch passive sowie aktive Immunisierung (Schutzimpfung)
Immunisierung, passive	Übertragung von Abwehrstoffen anderer Menschen oder Tiere
Prophylaxe	Vorbeugung, man unterscheidet: die Expositionsprophylaxe (Vorbeugung gegen den Kontakt mit K.-Erregern), die Immunisierungsprophylaxe (vorbeugende Herstellung von Immunität) und die medikamentöse (Chemo-)Prophylaxe (vorbeugende Dauerbehandlung mit kleinster Medikamentendosis)

Resistenz	Angeborene bzw. vererbte Widerstandsfähigkeit eines Organismus gegen K.-Erreger oder Gifte. Die Resistenz der K.-Erreger gegen Arzneimittel (z. B. Antibiotika) beruht auf der genetischen Veränderung der Bakterienstämme
Schutzimpfung	Aktive Immunisierung eines Organismus durch Impfstoffe, die abgeschwächte lebende Erreger (Lebendimpfstoffe) oder inaktivierte Erreger (Totimpfstoffe) enthalten und die Entwicklung körpereigener Abwehrstoffe in Gang setzen
Steril	Keimfrei

Lexikon

Deutsch	Französisch	Spanisch	Portugiesisch	Englisch
Abmagerung	amaigrissement	adelgazamiento	emagrecimento	loss of weight
Abtreibung	avortement	aborto	aborto	abortion
AIDS	SIDA	SIDA	SIDA	AIDS
akut	aigu	agudo	agudo	acute
Alkoholismus	alcoolisme	alcoholismo	alcoolismo	alcohol abuse
Allergie	allergie	alergia	alergia	allergy
Amputation	amputation	amputación	amputação	amputation
Antibiotikum	antibiotique	antibiótico	antibiótico	antibiotic
Antiserum	antisérum	antisuero	antisoro	antiserum
Apotheke	pharmacie	farmacia	farmácia	pharmacy
Appetitlosigkeit	inappétence	inapetencia	falta de apetite	lack of appetite
Asthma	asthme	asma	asma	asthma
Atembeschwerden	troubles respiratoires	dificultad de respiración	dificultade respiratória	difficulty in breathing
Atmung	respiration	respiración	respiração	respiration
Aufstoßen	éructation	eructo	aerofagia	to belch
Auge	œil	ojo	olho	eye
Augenlid	paupière	párpados	pálpebra	eyelid
Ausfluß (Scheide)	écoulement	flujo	corrimento	discharge

Lexikon

Deutsch	Französisch	Spanisch	Portugiesisch	Englisch
Ausschlag	éruption	erupción	erupção	rash
Bänderverletzung	reniement de ligaments	lesión de ligamentos	lesào de ligamento	injured ligament
Bandscheibenschaden	déplacement des vertèbres	hernia discal	hérnia discal	intervertrebal disk lesion
Bandwurm	ténia	tenia/solitaria	ténia	tapeworm
Bauchkrämpfe	colique	cólico	cólicas intestinais	abdominal cramps
Bauchschmerzen	mal au ventre	dolor de vientre	dores de barriga	stomach ache
Bauchspeicheldrüsenentzündung	pancréatite	pancreatitis	pancreatite	pancreatitis
Beine, schwere	jambes, lourdes	piernas pesadas	pernas pesadas	heavy legs
Beule/Schwellung	bosse/enflure	chichón/hinchazón	hematoma/inchaço	bump
bewußtlos	évanoui	desmayado	inconsciente	unconscious
Binde	bandage	venda	ligadura	bandage
Bindehautentzündung	conjonctivite	conjunctivitis	conjunctivite	conjunctivitis
Blähungen	flatulence	flatulencia	flatulència	winds, flatulence
Blasenentzündung	cystite	cistitis	cistite	cystitis
Blasenkatheder	cathéter	cáteter	sonda vesical	catheder
Blasensteine	calculs vésicaux	cálculos	cálculos na bexiga	urinary calculus
Blinddarmentzündung	appendicite	apendicitis	apendicite	appendicitis
Blut	sang	sangre	sangue	blood
Blutbild	formule hématologique	cuadro sanguíneo	hemograma	haemogram
Blutdruck	tension artérielle	tensión arterial	tensão artèrial	blood pressure
hoher Blutdruck	hypertension artérielle	hipertensión arterial	hipertensão	high blood pressure
niedriger Blutdruck	hypotension artérielle	hipotensión arterial	hipotensão	low blood pressure
Blutdrucksenkung	diminuation de pression sanguine	disminuir la hipertensión	queda da tensão artèrial	lowering of the blood pressure
Blutdrucksteigerung	augmentation de pression sanguine	aumentar la hipotensión	aumento da tensão artèrial	rise in blood pressure

Deutsch	Französisch	Spanisch	Portugiesisch	Englisch
Blutmangel	disette de sang	anemia	anemia	anaemia
Blutprobe	analyse du sang	análisis de sangre	amostra de sangue	blood test
Blutsenkung	sédimentation sanguine	sedimentación de la sangre	sedimentação do sangue	blood sedimentation
Bluttransfusion	tranfusion réciproque	transfusión de sangre	transfusão de sangue	blood transfusion
Blutung	saignement	hemorragia	hemorragia	bleeding
Blutvergiftung	septicémie	septicemia	septicemia	sepsis
Brandblase	ampoule	ampolla	bolha	burn blister
Brandwunde	brûlure	quemadura	queimadura	burn
Brechreiz	nausée	náuseas	naúsea	nausea
Bronchitis	bronchite	bronquitis	bronquite	bronchitis
chronisch	chronique	crónico	crónico	chronic
Darmentleerung	évacution intestinale	defecatión	defecação	evacuation
Darmentzündung	entérite	enteritis	infecção intestinal	enteritis
Diät	régime	dieta	dieta	diet
Drogenabhängigkeit	addiction de drogues	drogadicción	toxicondependência	drug abuse
Druckgefühl	sensation de pression	sensación de pesantez	sensação de pressão	feeling of pressure
Durchfall	diarrhée	diarrea	diarreia	diarrhea
Eierstockentzündung	ovarite	ovaritis	ofórite	ovaritis
Eiter	pus	pus	pus	pus
Eiterbläschen	pustule	pústula	pústula	pustule
Eiterung	suppuration	supuración	supuração	purulence
Ekzem	eczéma	eczema	eczema	eczema
Entzündung	inflammation	inflamación	inflamação	inflammation
Epidemie	épidémie	epidemia	epidemia	epidemic
Epilepsie	épilepsie	epilepsia	epilepsia	epilepsy
erbrechen	vomir	vomitar	vomitar	to vomit
erfrieren	périr de froid	muerte por congelación	morrer de frio	to freeze to death
Erholung/ Heilung	convalescence	convalescencia	convalescença	convalescence
Erkältung	rhume	resfriado	resfriado	cold
sich erkälten	s'enrhumer	resfriarse	resfriar-se	to catch a cold
ertrinken	se noyer	ahogarse	afogar-se	to drown

Deutsch	Französisch	Spanisch	Portugiesisch	Englisch
fasten	jeûner	ayunar	jejuar	to fast
Fehlgeburt	avortement	aborto	aborto	miscarriage
Fieber	fièvre	fiebre	febre	fever
Flimmern vor den Augen	avoir des éblouissements	ver puntos luminosos	cintilizações visuais	my head swims
frieren	avoir froid	tener frío	ter frio	to be cold
frösteln	avoir des frissons	temblar de frío	ter calafrios	to feel chilly
Frühgeburt	accouchement prématuré	parto prematuro	parto prematuro	premature birth
Furunkel	furoncle	furúnculo	furúnculo	furuncle
Fußpilz	mycose du pied	micosis de los pies	micose no pé	athlete's foot
Galle	bile	bilis	bílis	bile
Gallenblasenentzündung	cholécystite	colecistitis	colecistite	cholecystitis
Gallensteine	calculs biliaires	cálculos biliares	cálculos biliares	biliary calculus
Gebißprothese	dentier	dentadura postiza	prótese dentária	denture
Geburt	accouchement	parto	parto	delivery
Geburtswehen	mal d'enfant	dolores del parto	contracções uterinas	labour pains
Gehirnerschütterung	commotion cérébrale	conmoción cerebral	traumatismo craneano	concussion
Gehirnschlag	embolie cérébrale	apoplejía	derrame cerebral	cerebral stroke
Gelbfieber	fièvre jaune	fiebre amarilla	febre amarela	yellow fever
Gelbsucht	jaunisse	ictericia	icterícia	jaundice
Gelenkrheumatismus	rhumatisme articulaire	reumatismo	artrite	articular rheumatism
Gelenkschmerzen	douleurs articulaires	dolores articulares	dores articulares	pain in the joints
Geschlechtskrankheit	maladie vénérienne	enfermedad venérea	doença venérea	venereal disease
Geschwür	ulcère	úlcera	úlcera	ulcer
Gesichtsfarbe	teint	tez	coloração do rosto	complexion
Gicht	goutte	gota	gota	gout
Gleichgewichtsstörungen	déséquilibres	pertubación de equilibrio	pertubações de equilíbrio	imbalance
Gonorrhöe	blennorragie	gonorrea	gonorreia	gonorrhea

Lexikon

Deutsch	Französisch	Spanisch	Portugiesisch	Englisch
Grippe	grippe/influenza	gripe	gripe	flu/influenza
Gürtelrose	herpès zoster	herpes zoster	herpes zoster	herpes zoster
Haare	cheveux	cabello	cabelo	hair
Halsschmerz	mal de gorge	dolor de garganta	dor de garganta	sore throat
Halsstarre	torticolis	torticolis	torticolo	wry neck
Hämorrhoiden	hémorroïdes	hemorroides	hemorrõida	haemorrhoids
Harn	urine	orina	urina	urine
Harndrang	strangurie	deseo de orinar	necessidade de urinar	strangury
Harnstau	rétention d'urine	retención de orina	retenção da urina	retention of urine
Harnvergiftung	urémie	uremia	uremia	uraemia
Hautfarbe	teint	color de la piel	cor da pele	colour of the skin
Hautkrankheit	maladie de la peau	enfermedad cutánea	doença da pele	skin disease
Hautrötung	érythème	eritema (solar)	eritema	erythema
Heiserkeit	enrouement	ronquera	rouquidão	hoarseness
Hepatitis	hépatite	hepatits	hepatite	hepatitis
Herzasthma	asthme cardiaque	asma cardiaco	asma cardíaca	cardiac asthma
Herzinfarkt	infarctus du myocarde	infarto del miocardio	enfarte cardíaco	cardiac infarction
Herzklappenfehler	affection valvulaire	defecto valvular	valvulapatia	valvular defect
Herzklopfen	palpitations	palpitaciones	palpitações	palpitation
Herzkrankheit	maladie de cœur	afección cardiaca	doença do coração	heart disease
Herzstillstand	arrêt du cœur	parada del corazón	parada cardíaca	cardiac arrest
Hitzewallungen	bouffée de chaleur	sofocos	sufocos	hot flushes
Hitzschlag	coup de chaleur	insolación	insolação	heatstroke
Hodenentzündung	orchite	orquitis	orquite	orchites
Höhenkrankheit	mal des montagnes	soroche	doença de altitude	mountain sickness
Husten	toux	tos	tosse	cough
Impfung	vaccination	vacunación	vacinação	vaccination
Infektion	infection	infección	infecção	infection

Deutsch	Französisch	Spanisch	Portugiesisch	Englisch
Ischias	goutte sciatique	ciática	ciática	sciatica
Jucken	démangeaison	picor	prurido	itch
Kaiserschnitt	césarienne	cesárea	cesariana	caesarean
Karies	carie	caries dental	cárie	caries
Katarrh	catarrhe	catarro	catarro	catarrh
Kater	avoir mal aux cheveux	resaca	ressaca	hangover
Kehlkopf-entzündung	laryngite	laringitis	laringite	laryngitis
Keuchhusten	coqueluche	tos ferina	coqueluche	pertussis
Kinderlähmung	poliomyélite	poliomielitis	poliomielite	polio
Knochen	os	huesos	osso	bone
Knochenbruch	fracture	fractura	fractura	fracture
Knochen-schmerzen	ostéodynie	dolores reumá-ticos	dores ósseas	bone-pain
Knoten	nodosité	nódulo	nódulo	lump
Kolik	colique	cólico	colica	colic
Kollaps	collapsus	colapso	colapso	collapse
Komplikation	accident	complicación	complicação	complication
Kopfschmerz	mal de tête	dolor de cabeza	dor de cabeça	headache
Krämpfe	crampes	calambres	cãibras	cramps
Krampfadern	varices	varices	varizes	varicose veins
krank	malade	enfermo	doente	ill
Krankenhaus	hôpital	hospital	hospital	hospital
Krankheit	maladie	enfermedad	doença	illness
Krebs	cancer	cáncer	cancer	cancer
Kreislauf	circulation	circulación	circulação	circulation
Kreislauf-schwäche	insuffisance de la circulation	debilidad circu-latoria	má circulação	circulatory insufficiency
Kribbeln	fourmillement	hormigueo	formigamento	to have pins and needles
Lähmung	paralysie	parálisis	paralisia	paralysis
Lebensmittel-vergiftung	empoisonne-ment de vivres	intoxicación alimentaria	intoxicação alimentar	food poisoning
Leistenbruch	hernie ingui-nale	hernia inguinal	hérnia inguinal	inguinal hernia
Lungenblutung	hémorragie	hemorragia pulmonar	hemorragia pulmonar	haemoysis
Lungen-entzündung	pneumonie	pulmonía	pneumonia	pneumonia

Deutsch	Französisch	Spanisch	Portugiesisch	Englisch
Magen-Darm-Entzündung	gastroentérite	gastroenteritis	gastroenterite	gastroenteritis
Magendrücken	pesanteur gastrique	pesadez de estómago	pressão gástrica	pressure over the stomach
Magengeschwür	ulcère gastrique	úlcera gástrica	úlcera gástrica	ulcer
Magensaft	suc gastrique	jugo gástrica	suco gástrica	gastric juice
Magensäure	acidité gastrique	acidez gástrica	ácido gástrico	gastric acid
Magenschleimhautentzündung	gastrite	gastritis	gastrite	gastritis
Magenspülung	lavage d'estomac	lavado gástrico	lavagem gástrica	gastric lavage
Malaria	malaria	malaria	malária	malaria
Mandelentzündung	amygdalite	amigdalitis	amigdalite	tonsillitis
Masern	rougeole	sarampión	sarampo	measles
Menstruationsbeschwerden	dysménorrhe	dolores menstruales	dores menstruais	menstrual pain
Migräne	migraine	jaqueca, migraña	enxaqueca	migraine
Milz	rate	bato	baço	spleen
Mittelohrentzündung	otite moyenne	otitis media	otite média	inflammation of the middle ear
Monatsbinde	serviette hygiénique	paño higiénico	penso higiénico	sanitary napkin
Mumps	oreillons	paperas	papeira	mumps
Mundgeruch	haleine fétide	aliento fétido	mau hálito	bad breath
Muskelrheumatismus	rhumatisme musculaire	reumatismo muscular	reumatismo muscular	muscular rheumatism
Muskelriß	déchirure musculaire	desgarro muscular	rotura muscular	laceration of muscle
Narbe	cicatrice	cicatriz	cicatriz	scar
Nasenbluten	saignement de nez	hemorragia nasal	hemorragia nasal	nosebleeding
Nasenpolypen	polypes nasales	pólipos nasales	pólipos no nariz	adenoids
Nervenentzündung	névrite	neuritis	neurite	neuritis
Nervenzusammenbruch	effondrement nerveux	depresión nerviosa	crise nervosa	nervous break down
Nervosität	nervosité	nerviosimo	nervosismo	nervousness
Nesselfieber	urticaire	urticaria	urticária	urticaria

Deutsch	Französisch	Spanisch	Portugiesisch	Englisch
Neuralgie	névralgie	neuralgia	neuralgia	neuralgia
Neurose	névrose	neurosis	neurose	neurosis
Nieren	reins	riñon	rins	kidneys
Nierenbecken-entzündung	pyélite	pielitis	pielonefrite	pyelitis
Nieren-entzündung	néphrite	nefritis	nefrite	nephritis
Notfall	cas d'urgence	caso urgente	urgência	emergency
Ödem	oedème	edema	edema	edema
Ohnmacht	évanouisse-ment	desmayo	desmaio	fainting
Ohren-entzündung	otite	inflamación del oído	otite	otitis
Ohrensausen	bourdonne-ment d'oreil-les	zumbidos de oídos	zumbido no ouvido	ringing in the ears
Ohren-schmerzen	douleur d'oreille	dolor del oído	otalgia	earache
Pflaster	emplâtre	emplasto	emplasto	plaster
Pilzerkrankung	mycose	enfermedad fúngica	micose	fungal disease
Pinzette	pincette	pinzas	pinça	tweezers
Prellung	contusion	contusión	contusão	bruise
Prostataleiden	affections de la prostate	prostatitis	prostatite	prostatism
Puder	poudre	polvos	pó (medicinal)	powder
Punktion	ponction	punción	punção	puncture
Qualle	méduse	medusa	medusa	jellyfish
Quetschung	contusion	contusión	contusão	bruise
Rachen-entzündung	pharyngite	faringitis	faringite	pharyngitis
Reizhusten	toux d'irritation	tos irritativa	tosse irritativa	dry cough
Rheuma	rhumatisme	reuma	reumatismo	rheumatism
Rippenfell-entzündung	pleurésis	pleuritis	pleurite	pleurisy
Röntgenbild	radiographie	radiografía	radiografia	X-ray
Röteln	rubéole	rubéola	rubéola	rubella
Rückfall	rechute	recaída	recaída	relapse
Ruhr	dysenterie	disentería	disenteria	dysentery
Salbe	pommade	ungüento	pomado	ointment

Deutsch	Französisch	Spanisch	Portugiesisch	Englisch
Scharlach	scarlatine	escarlatina	escarlatina	scarlet fever
Schlaflosigkeit	insomnie	insomnio	insónia	insomnia
Schleim	glaire	mucosidad	mucosidade	mucus
Schmerzen	douleurs	dolores	dor(es)	pains
Schnupfen	rhume	resfriado, res-frío (Am)	resfriado	cold
Schock	choc	choque	choque	shock
Schüttelfrost	frissons	escalofríos	calafrios	chills
Schwäche	faiblesse	debilidad	astenia	weakness
Schwanger-schaft	grossesse	embarazo	gravidez	pregnancy
Schweiß	transpiration	sudor	suor	perspiration
Schwerhörig-keit	dureté d'oreille	sordera	surdez	impaired hearing
Schwindel	vertige	vértigo	vertigem	dizziness
Sehnenschei-denentzün-dung	ténosynovite	tendovaginitis	tendinite do túnel cárpico	tendosynovitis
Sehstörung	troubles visuels	trastorno visual	pertubação visual	impaired vision
Sicherheits-nadel	épingle de sécurité	imperdible/ prendedor (Am)	alfinete	safety pin
Sodbrennen	aigreurs d'esto-mac	ardor de estómago	azia	heartburn
Sonnenbrand	coup de soleil	quemadura (fam)	queimadura solar	sunburn
Sonnenstich	insolation	insolación	insolação	sunstroke
Speichel	salive	saliva	saliva	saliva
Spritze (Injektion)	injection	inyección	injecção	injection
Stich (Insekten)	piqûre	picadura	picada de insecto	bite
Stirnhöhlen-entzündung	sinusite	sinusitis	sinusite frontal	sinusitis
Stuhl	selle	heces	fezes	faeces
Stuhlgang	selles	defecación	defecação	bowed move-ment
Syphillis	syphilis	sífilis	sífilis	syphilis
Tablette	comprimé	tableta	comprimido	pill
Tampon	tampon	tapón	tampão	tampon
Therapie	thérapie	terapia	terapia	therapy
Thermometer	thermomètre	termómetro	termómetro	thermometer
Thrombose	thrombose	trombosis	trombose	thrombosis

Deutsch	Französisch	Spanisch	Portugiesisch	Englisch
Tollwut	rage	rabia	raiva	rabies
Tuberkulose	tuberculose	tuberculosis	tuberculose	tuberculosis
Tumor	tumeur	tumor	tumor	tumor
– gutartig	– bénigne	– benigno	– benigno	– benign
– bösartig	– maligne	– maligno	– maligno	– malignant
Typhus	fièvre typhoïde	tifus	tifo	typhoid fever
Umschläge	compresses	compresas	compressa	compress
– heiße/kalte	– chaudes/froides	– calientes/frías	– quente/frio	– hot/cold
Venen-entzündung	phlébite	inflamación de las venas	flebite	phlebitis
Verätzung	cautérisation	cauterización	cauterização	acid burn
Verband	pansement/bandage	vendaje	bandagen	bandage
Verbrennung	brûlure	quemadura	queimadura	burn
Verdauung	digestion	digestión	digestão	digestion
Vergiftung	empoissonne-ment	intoxacación	intoxicação	poisoning
Verhütungs-mittel	préservatif	anticonceptivas	contraceptivo	contraceptive
– Pille	– pilule anti-conception-nelle	– píldora	– contracep-tivo oral	– pill
– Kondom	– préservatif	– preservativo	– preservativo	– condom
Verrenkung	luxation	luxación	dislocação	dislocation
Verstauchung	entorse	dislocación	entorse	spraining
Verstopfung	constipation	estreñimiento	constipação	constipation
Wasserlassen	uriner	orinar	urinar	to urinate
Watte	coton hydro-phile	algodón	algodão	cotton
Wundbrand	gangrène	gangrena	gangrena	gangrene
Wunde	blessure	herida	ferida	wound
Würmer	vers	lombrizes inte-stinales	vermes	worms
Zahnfleisch-entzündung	gingivite	gengivitis	gengivite	inflammation of the gums
Zahnfüllung	plombage den-taire	emplaste dental	obruração (den-tária)	filling
Zahnschmerz	mal de dents	dolor de mue-las	dor de dente(s)	toothache
Zittern	tremblement	tremor	tremor	tremor

Deutsch	Französisch	Spanisch	Portugiesisch	Englisch
Zucker-krankheit	diabète	diabetes	diabete	diabetes
Zwölffinger-darmge-schwür	ulcère duodé-nal	úlcera duode-nal	úlcera duode-nal	duodenal ulcer

Bitte schreiben Sie uns, wenn sich etwas geändert hat!

Alle in diesem Buch enthaltenen Angaben wurden nach bestem Wissen erstellt und mit größtmöglicher Sorgfalt überprüft. Gleichwohl sind – wie wir im Sinne des Produkthaftungsrechts betonen müssen – inhaltliche Fehler nicht vollständig auszuschließen. Anschriften, Telefonnummern, Impfbestimmungen und Malariasituation ändern sich oft kurzfristig. Daher erfolgen die Angaben ohne jegliche Verpflichtung oder Garantie des Verlages oder des Autors. Beide übernehmen keinerlei Verantwortung und Haftung für etwaige inhaltliche Unstimmigkeiten. Wir bitten dafür um Verständnis und werden Korrekturhinweise gerne aufgreifen: DuMont Buchverlag, Postfach 10 10 45, 50450 Köln.

Abbildungs- und Quellennachweis

Umschlagvorderseite: Look (Helmut Rüffler), München
Zeichnungen: Annette Bisanz, Wuppertal, nach Vorlagen von Dr. Wolf Lieb, Bremen
Innenklappe hinten: H.-J. Aubert (oben links); C. Schellemann, Eggenfelden (oben rechts); A. Sperber, Hamburg (oben rechts); G. Heil, Berlin (Mitte, unten).
Umschlagrückseite: Helga Lade, Frankfurt/M.

Frontispiz + S. 12: Helga Lade Fotoagentur (Klaus Beier) Frankfurt/M.
Karten: DuMont Buchverlag Köln, nach Vorlagen der WHO, Genf

Autor und Verlag bedanken sich bei dem Deutschen Grünen Kreuz, Schuhmarkt 4, 35037 Marburg sowie dem Reisemedizinischen Infodienst, Graf-Recke-Str. 25, 40239 Düsseldorf, für ihre freundliche Unterstützung und die zur Verfügung gestellten Informationen.

Register

Sachbegriffe, die über das Inhaltsverzeichnis S. 5 ff. erschlossen werden können, sind nicht erfaßt.

DUMONT
REISE-TASCHENBÜCHER

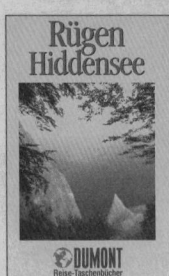
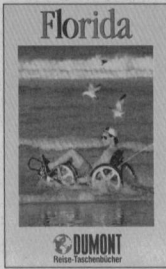
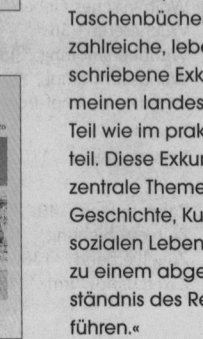
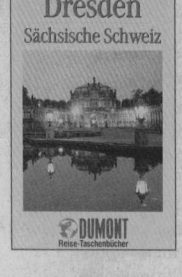
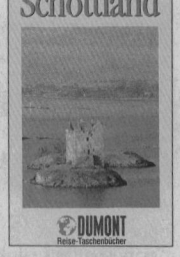
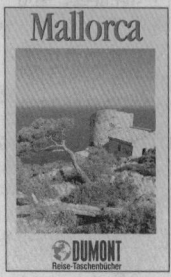
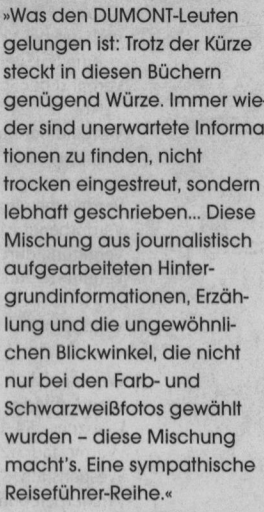